Delius Klasing
EDITION MOBY DICK

Michael Gressmann

FAHRRADPHYSIK UND BIOMECHANIK

Technik · Formeln · Gesetze

Delius Klasing
EDITION MOBY DICK

Die Deutsche Bibliothek – CIP-Einheitsaufnahme

Gressmann, Michael:
Fahrradphysik und Biomechanik: Technik, Formeln, Gesetze / Michael Gressmann. –
7. Aufl. – Kiel: Moby Dick Verlag, 2002
(Delius Klasing – Edition Moby Dick)
ISBN 3-89595-023-8

7. Auflage
ISBN 3-89595-023-8

Umschlaggestaltung: Buchholz/Hinsch/Hensinger, Hamburg
Druck: Druckerei Runge GmbH, Cloppenburg
Printed in Germany 2002

Vertrieb: Delius Klasing Verlag, Siekerwall 21, D-33602 Bielefeld
Tel. 0521/559-0, Fax 0521/559-113
e-mail: info@delius-klasing.de
www.delius-klasing.de

Inhalt

I Bewegung

II Kräfte und Momente

III Bremsen

IV Getriebe

V Muskeln

VI Anpassung

Vorwort

Das Fahrrad - so wie wir es heute kennen - hat die letzten zwölf Jahrzehnte überstanden, ohne dass die wesentlichen Baugruppen verändert werden mussten. Verbesserungen sind aber weiterhin möglich: Erhöhung der Fahrleistung durch Senkung der Fahrwiderstände, ergonomische Anpassung des Antriebsmechanismus an den Menschen, höherer Fahrkomfort durch schwingungsdämpfende Bauelemente, Wetterschutz, Erhöhung der aktiven und passiven Sicherheit und nicht zuletzt der Einsatz umweltverträglicher Werkstoffe.

Fast jeder von uns kann Radfahren und mit dem Rad umgehen. Aber haben wir damit schon das Radfahren verstanden? Je mehr wir uns mit der angeblich so einfachen und überschaubaren Technik des Radfahrens beschäftigen, desto komplizierter erscheinen uns die Zusammenhänge. Warum müssen wir zum Beispiel Schlangenlinien fahren, um das Gleichgewicht zu halten? Was passiert tatsächlich, wenn wir uns in die Kurve legen? Unter welchen Umständen verliert das Vorderrad beim Bergauffahren den Bodenkontakt und wann dreht das Hinterrad durch? Bei welcher Bremsverzögerung »gehen wir über den Lenker«? Wer ist bergab schneller: ein leichter oder ein schwerer Fahrer bei sonst gleichen Bedingungen? Warum lernen Kinder Radfahren leichter, wenn sie schneller fahren?

Das Fahrrad ist nicht nur ein Verkehrsmittel, sondern auch ein ausgezeichnetes Sportgerät. Aus dem Zusammenspiel zwischen Mensch und Maschine ergeben sich viele neue Fragen. Welche Fahrweise ist ökonomischer (gleiche Fahrgeschwindigkeit vorausgesetzt): kleine Übersetzung und hohe Kurbeldrehzahl oder große Übersetzung und geringe Drehzahl? Welche Rolle spielt dabei die Pulsfrequenz? Wie kann ich meine Dauerleistung messen? Und für Sportler und Nichtsportler gleichermaßen wichtig ist das Verständnis des »Runden Tritts«.

Auf diese und viele andere Fragen will das Buch eine Antwort geben und damit einen Beitrag leisten, das nur anscheinend so einfache Fahrradfahren besser verständlich zu machen. Dabei wird das Fahrrad berechtigterweise vom Niveau eines primitiven Gebrauchsgegenstandes, wie es der Begriff »Drahtesel« unterstellt, auf den Platz gehoben, der ihm zukommt: den einer großartigen Schöpfung menschlichen Erfindergeistes. Es waren viele Handwerker und Tüftler, die das Fahrrad immer weiter verbesserten, so dass wir heute sagen können: Es gibt keine Maschine, die die Muskelkraft auf Wegen und Straßen besser ausnutzt und intelligenter einsetzt, als das Fahrrad.

Vorwort zur siebten Auflage

Die »Fahrradphysik und Biomechanik« hat eine weite Verbreitung gefunden und viele Rezensionen und Leserbriefe zeigen das große Interesse an Themen rund um das Fahrrad. Die notwendige Neuauflage nimmt nützliche Anregungen aus der Korrespondenz mit den Lesern auf und beantwortet viele Fragen. Einen besonderen Schwerpunkt nimmt das Kapitel »Anatomie - Sitzposition – Bewegungsablauf« ein und die Kapitel »Bremsen« und »Runder Tritt« wurden vollständig überarbeitet.

Auf eine weitere intensive Zusammenarbeit mit Ihnen freue ich mich!

Michael Gressmann
Schlehenstraße 3
34582 Kleinenglis
Fax 05682-5915
E-mail: mgressmann@aol.com

I Bewegung

Geschwindigkeit

Arbeitserleichterung, Bequemlichkeit und das Streben nach Perfektion sind die Triebfedern der meisten Entdeckungen und Erfindungen. Auch auf viele Teile des Fahrrades und das Rad selbst treffen die Wünsche zu,

- bei der Fortbewegung Energie zu sparen und
- Strecken in kürzerer Zeit zu überwinden.

In letzter Zeit kommen neue Aspekte hinzu: das Fahrrad als Sportgerät, als Freizeitartikel, als umweltverträgliches Verkehrsmittel, als Statussymbol oder sogar als Kultobjekt. Während ein Fußgänger mit einer Leistung von ungefähr P = 50 Watt in einer Stunde 5 km zurücklegt (v = 5 km/h oder 1,4 m/s), erreicht ein Radfahrer mit einem normalen Stadtrad bei gleicher Leistung eine Geschwindigkeit von ca. 20 km/h oder 5,6 m/s. Unter »Leistung« versteht man in der Physik und Technik das Produkt aus »Kraft x Geschwindigkeit«. Der vierfache Geschwindigkeitszuwachs resultiert aus der Kraftersparnis, denn die Leistung ist in beiden Fällen die gleiche: 50 Watt.

$F_F \cdot v_F = F_R \cdot v_R$ ($_F$ für Fußgänger, $_R$ für Radfahrer) $\frac{F_F}{F_R} = \frac{v_R}{v_F} = \frac{20}{5} = 4:1$

Das Gewicht des Radfahrers wird von den beiden Laufrädern aufgenommen und braucht nicht wie beim Fußgänger dauernd auf- und abbewegt werden. Hierauf beruht in erster Linie die Kraftersparnis. Auch werden beim Gehen (und Laufen) größere Anteile der Muskulatur beansprucht, besonders der Stützmuskulatur und der Arme. Beim Radfahren ist der Körper - bis auf die Beine - weitgehend in Ruhe.

Hinzu kommen noch andere Vorteile: Die Hubarbeit der Beine ist beim Radfahren geringer. Außerdem verursachen beim Gehen und Laufen die unelastischen Stöße der Füße gegen den Boden Schwingungen, die zum Teil als Wärme verloren gehen.

Bleiben wir bei der physikalischen Größe »Geschwindigkeit«. Auf dem Tachometer - dem Bordcomputer beim Fahrrad - lesen wir während der Fahrt die Momentangeschwindigkeit v ab. Der Rechner teilt die zurückgelegte Strecke (z.B. 30 Radumdrehungen von je 2,1 m, s = 63 m) durch die dafür benötigte Zeitspanne (z.B. t = 6 Sekunden) und zeigt das Ergebnis an:

$$\text{Geschwindigkeit} = \frac{\text{Strecke}}{\text{Zeit}} \qquad v = \frac{s}{t} = \frac{63\text{ m}}{6\text{ s}} = 10{,}5\text{ m/s} \quad \text{oder} \quad v = 37{,}8\text{ km/h}$$

Die Momentangeschwindigkeit ist umso genauer, je kürzer die Dauer der Messzeit ist. Manche Computer speichern die Höchstgeschwindigkeit v_{max}, die wir auf Knopfdruck ablesen können.

Von Interesse ist noch die mittlere Geschwindigkeit v_m. Sie errechnet sich aus einer größeren Wegstrecke und der dafür benötigten Zeitspanne - auch wenn wir zwischendurch bummeln oder sprinten.

$$\text{Mittlere Geschwindigkeit} = \frac{\text{Gesamtweg}}{\text{Gesamtzeit}} \qquad v_m = \frac{s_2 - s_1}{t_2 - t_1}$$

Dabei ist s_1 der in der Zeit t_1 und s_2 der in der Zeit t_2 zurückgelegte Weg.

Ein Beispiel: Um 10.05 Uhr fährt der Radfahrer am Kilometerstein 18 vorbei und um 11.35 Uhr am Kilometerstein 42. Seine mittlere Geschwindigkeit v_m beträgt dann:

$$v_m = \frac{42\,\text{km} - 18\,\text{km}}{11.35\,\text{h} - 10.05\,\text{h}} = \frac{24\,\text{km}}{1{,}5\,\text{h}} = 16\,\text{km/h}$$

Dem Weg-Zeit-Diagramm (Bild 1) von zwei Radfahrern entnehmen wir mehrere Aussagen:

- Die Momentangeschwindigkeiten v der drei Etappen von Radfahrer 1 und der zwei Etappen von Radfahrer 2. Die Steigung der Geraden sagt etwas über die Geschwindigkeit aus: Je flacher sie verläuft, desto geringer ist die Geschwindigkeit; bei der Pause von Radfahrer 1 ist die Steigung Null und demnach auch die Geschwindigkeit Null.
- Die Dauer der Pause von Radfahrer 1. Die Zeit läuft zwar weiter, er legt aber keine Strecke zurück. Viele Fahrradcomputer unterbrechen im Stillstand die Zeiterfassung.
- Die mittlere Geschwindigkeit v_m als Gesamtweg geteilt durch die Gesamtzeit (gestrichelte Linie).

Bild 1

Weg-Zeit-Diagramm (s-t-Diagramm) von zwei Radfahrern

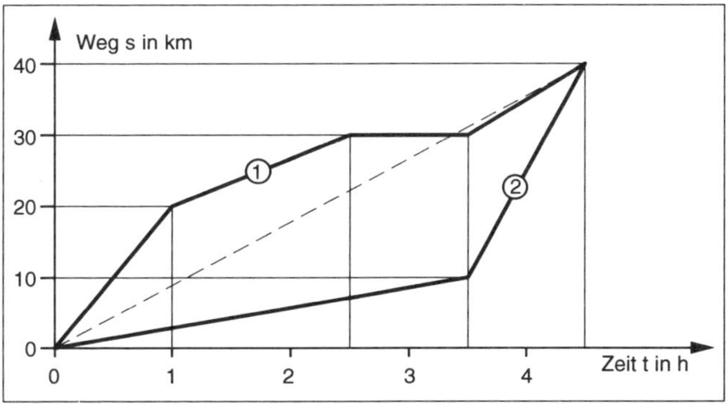

Fahrer 1 absolviert die erste Etappe sofort mit der Höchstgeschwindigkeit v_{max} = 20 km/h, Fahrer 2 fährt erst in der letzten Stunde mit der Höchstgeschwindigkeit von v_{max} = 30 km/h. Die mittlere Geschwindigkeit beider Fahrer ist die gleiche:

$$V_m = \frac{40\,\text{km}}{4{,}5\,\text{h}} = 8{,}9\,\text{km/h}$$

Fahrer 2 kann diese Durchschnittsgeschwindigkeit direkt von seinem Computer ablesen, Fahrer 1 dagegen liest einen größeren Wert ab: v_m = 40 km : 3,5 h = 11,4 km/h. Die Uhr in seinem Rechner hat sich eine Pause gegönnt.

Während der Fahrt zeigt der Fahrradcomputer ständig die »Momentangeschwindigkeit« an. Ein Impulsgeber (Reed-Kontakt) zählt die Radumdrehungen n, der Rechner multipliziert mit dem einprogrammierten Raddurchmesser d und der Zahl π und bestimmt so die zurückgelegte Strecke s: $s = d \cdot \pi \cdot n$

Anschließend teilt der Rechner das Produkt durch die dafür benötigte Zeit und das Ergebnis erscheint im Display. Für ganz Genaue: Ich habe die Momentangeschwindigkeit in Anführungszeichen gesetzt. In Wirklichkeit ist es die Durchschnittsgeschwindigkeit bezogen auf mindestens einen Radumlauf. Die meisten Fahrradcomputer zeigen auch nach Bedarf Durchschnittsgeschwindigkeiten über längere Zeiträume hinweg an.

Der Begriff »Durchschnittsgeschwindigkeit« ist nicht so einfach zu verstehen, wie es den Anschein hat. Dazu ein Beispiel: Ein Radfahrer fährt die s = 40 Kilometer lange Strecke von Adorf nach Behausen mit einer Geschwindigkeit von v_1 = 30 km/h. Auf dem Rückweg nach Adorf ist er müde geworden und fährt nur noch mit einer Geschwindigkeit von v_2 = 10 km/h. Wie groß ist jetzt seine Durchschnittsgeschwindigkeit v_m?

Ein (oberflächlicher) Betrachter rechnet den *arithmetischen* Mittelwert aus:

$$v_m = \frac{v_1 + v_2}{2} = \frac{30\,\text{km/h} + 10\,\text{km/h}}{2} = 20\,\text{km/h}$$

Aber nach genauer Überlegung merken wir, dass die Rechnung so nicht stimmt. Tatsächlich ist die Durchschnittsgeschwindigkeit kleiner! Warum? Nun, für den Hinweg benötigt der Radfahrer eine wesentlich kürzere Zeit als für den genauso langen Rückweg. Nur wenn beide Zeitspannen gleich lang sind, können wir mit dem *arithmetischen* Mittelwert rechnen.

Wie groß ist die korrekte Durchschnittsgeschwindigkeit? Dazu rechnen wir zuerst die Zeitspannen für die Hin- und Rückfahrt aus:

$$t_1 = \frac{s_1}{v_1} = \frac{40\,\text{km}}{30\,\text{km/h}} = 1{,}33\,\text{h} \qquad t_2 = \frac{s_2}{v_2} = \frac{40\,\text{km}}{10\,\text{km/h}} = 4\,\text{h}.$$

Der Rückweg dauert dreimal so lange: $t = t_1 + t_2 = 1{,}33\,\text{h} + 4\,\text{h} = 5{,}33\,\text{h}$

Durchschnittsgeschwindigkeit: $$v_m = \frac{s_1 + s_2}{t} = \frac{80\,\text{km}}{5{,}33\,\text{h}} = 15\,\text{km/h}$$

Geschwindigkeiten sind »gewichtete Größen«. Für Durchschnittsgeschwindigkeiten bestimmt man das *harmonische Mittel* - falls die zurückgelegten Wege gleich lang sind:

$$v_m = \frac{2 \cdot v_1 \cdot v_2}{v_1 + v_2} = \frac{2 \cdot 30\,\text{km/h} \cdot 10\,\text{km/h}}{30\,\text{km/h} + 10\,\text{km/h}} = 15\,\text{km/h}$$

und kommt auf das gleiche Ergebnis.

Jetzt können wir verstehen, warum bei Rundstreckenrennen die gefahrenen Zeiten immer schlechter sind, wenn ein gleichmäßiger Wind weht. Auch wenn der Geschwindigkeitsgewinn auf der Rückenwindgeraden den Geschwindigkeitsverlust auf der Gegenwindgeraden voll ausgleicht, sinkt die Durchschnittsgeschwindigkeit, denn für die gleich langen Teilstrecken braucht der Fahrer unterschiedliche Zeitspannen (Bild 2).

So ist auch zu verstehen, dass sich ein Zeitverlust beim Bergauffahren nicht mit dem Zeitgewinn bei der Bergabfahrt kompensieren lässt. Ein Radfahrer, der die 3 km lange Steigung von A nach B mit einer mittleren Geschwindigkeit von 10 km/h fährt und die gleich lange Strecke von B nach C bergab mit 40 km/h, benötigt eine wesentlich längere Zeit als der Fahrer, der die gesamte Strecke mit einer gleichmäßigen mittleren Geschwindigkeit von 30 km/h fährt (Bild 3).

Bild 2 Zeitverlust beim Rundstreckenrennen

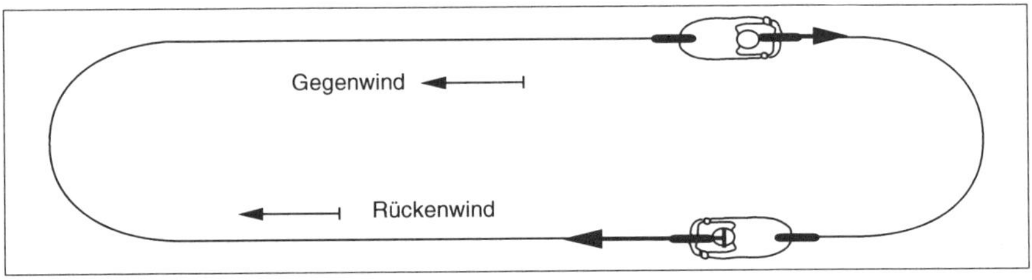

Bild 3 Zeitverlust beim Bergauf/Bergabfahren

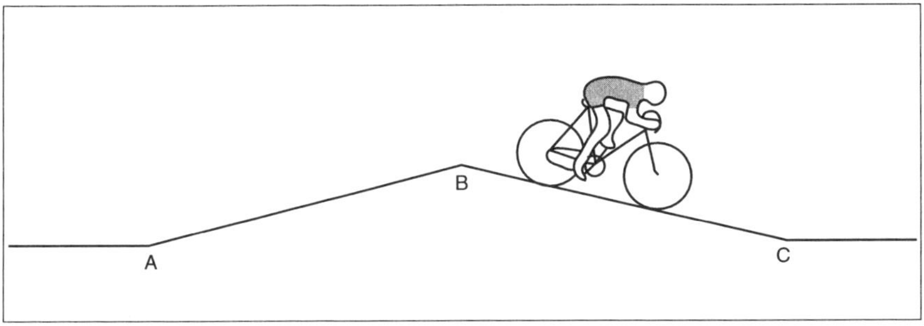

Zeitbedarf bei gleichmäßigen 30 km/h: $t = \frac{6\,\text{km}}{30\,\text{km/h}} = 0{,}2\,\text{h} = 12\,\text{min}$

Zeitbedarf beim Bergauf/Bergabfahren:

$$t = \frac{3\,\text{km}}{10\,\text{km/h}} + \frac{3\,\text{km}}{40\,\text{km/h}} = \frac{15\,\text{km}}{40\,\text{km/h}} = 0{,}375\,\text{h} = 22{,}5\,\text{min}$$

Geschwindigkeiten lassen sich gut als Pfeile darstellen. Der Pfeil gibt die Richtung des bewegten Körpers an und die Pfeillänge macht eine Aussage über den Betrag (oder die Größe) der Geschwindigkeit. In Bild 2 zeigen die dünnen Pfeile die Windrichtung an: von rechts nach links (oder von Ost nach West, wenn man das Buch in Nordrichtung hält). Und der Betrag der Windgeschwindigkeit? Wir legen einen Maßstab fest: z.B. entspricht 1 cm ≡ 2 m/s. Dann weht der Wind mit $v = 2\text{ m/s} \cdot 1{,}5 = 3\text{ m/s}$.

Wir unterscheiden zwischen *gleichförmiger* und *ungleichförmiger* Geschwindigkeit. Bei der gleichförmigen Geschwindigkeit ändern sich weder die Richtung noch der Betrag. Eine einmal angestoßene Kugel bewegt sich auf einer horizontalen Bahn anfangs gleichförmig - der Trägheit folgend. Aber irgendwann wird sie langsamer, weil Reibungskräfte sie abbremsen.

Wenn äußere Kräfte auf einen Körper einwirken, ist die Bewegung nicht mehr gleichförmig (Bild 4, I). Dann ist sie entweder beschleunigt (Bild 4, II), verzögert (Bild 4, III) oder es ändert sich die Bewegungsrichtung. Doch davon später mehr.

Bild 4 Gleichförmige (I) und ungleichförmige(II, III) Bewegung

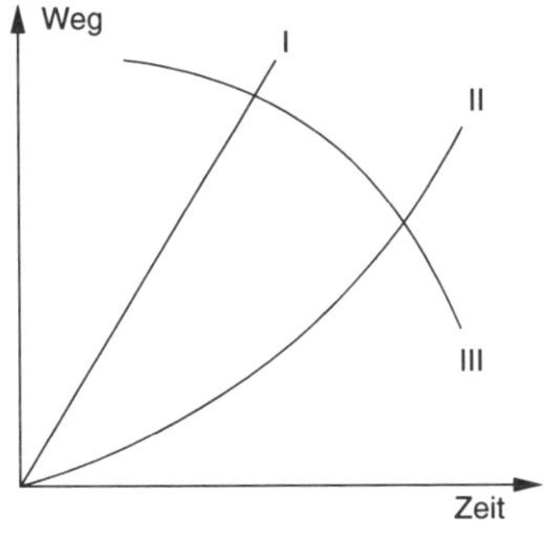

Bild 5 Isaak Newton

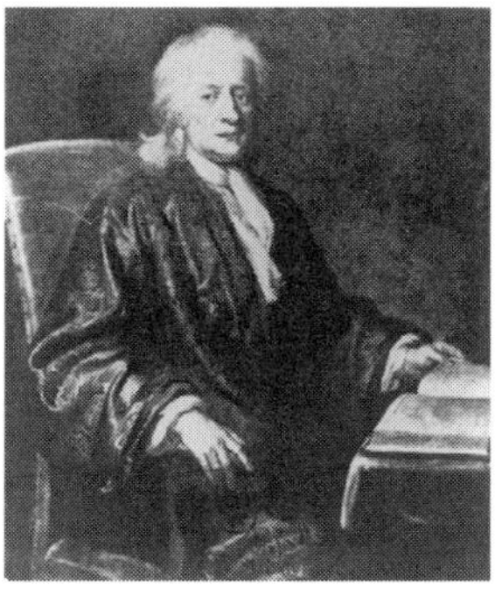

»Jeder Körper verharrt im Zustand der gleichförmigen, geradlinigen Bewegung, solange er nicht durch äußere Kräfte gezwungen wird, seinen Bewegungszustand zu ändern.«

Dieses Zitat von Isaac Newton (Bild 5) zieht sich als roter Faden durch die Fahrradphysik.

Kreisbewegung, Drehbewegung [1]

Bisher haben wir nur Körper besprochen, die sich auf einer geradlinigen Bahn bewegen. Beim Radfahren spielt die kreisförmige Bewegung eine weitere wichtige Rolle. Auch hier betrachten wir zunächst nur die gleichförmige Kreisbewegung, bei der der Betrag der Geschwindigkeit gleich bleibt (die Richtung ändert sich ständig - deshalb ist jede Kreisbewegung eine beschleunigte Bewegung).

Der Radfahrer in Bild 6 fährt mit einer Fahrgeschwindigkeit von v = 36 km/h (10 m/s) auf einer geraden Straße. Mit welcher Umfangsgeschwindigkeit v_u bewegt sich ein Punkt P auf dem Reifenumfang? Wie groß ist die Drehzahl n des 27"-Rades?

Bild 6 Der Punkt P auf dem Radumfang bewegt sich mit der Umfangsgeschwindigkeit v_u, die gleich der Fahrgeschwindigkeit v ist. Bei einer Umdrehung legt der Punkt P den Weg des Radumfangs zurück: $U = d \cdot \pi$. Den gleichen Weg legt dann auch der Radfahrer zurück.

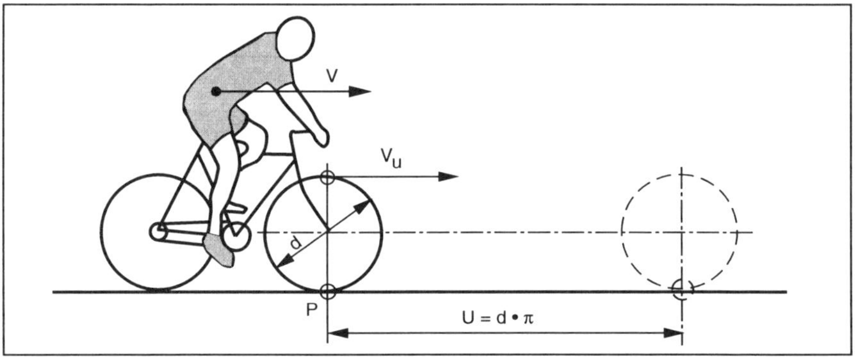

Wenn der Reifen auf der Fahrbahn nicht gleitet, sondern schlupffrei abrollt, muss die Umfangsgeschwindigkeit gleich der Fahrgeschwindigkeit sein: $v = v_u$. In einer Sekunde legt sowohl der Radfahrer als auch der Punkt P auf dem Reifen eine Strecke von 10 Metern zurück. Beträgt der Radumfang eines Rades für 27"- Schlauchreifen oder 28"- Drahtreifen (r = 335 mm) U = 2,1 m, dann dreht sich das Rad pro Sekunde:

$$\text{Zahl der Umdrehungen} = \frac{\text{zurückgelegte Strecke}}{\text{Radumfang}} \qquad z = \frac{s}{U} = \frac{10\text{ m}}{2{,}1\text{ m}} = 4{,}75 \text{ mal}$$

In einer Minute dreht sich das Rad 60 mal so oft: $n = 60 \cdot 4{,}75 = 285$ mal.

Die Formel zur Berechnung der Drehzahl lautet: $n = \dfrac{\text{Fahrgeschwindigkeit}}{\text{Radumfang U}} \qquad n = \dfrac{v}{d \cdot \pi}$

---

[1] Bei einem sich um eine Achse drehenden Rad spricht man von einer Drehbewegung. Bei einer Kreisbewegung ist der Radius groß gegenüber dem bewegten Körper, wie z.B. bei einem Radfahrer, der eine Kurve fährt.

Setzen wir die Fahrgeschwindigkeit in km/h und den Radumfang in m ein, müssen wir die Formel noch mit 16,7 multiplizieren, damit für die Drehzahl die gebräuchliche Einheit Umdrehungen pro Minute U/min (bzw. 1/min oder min^{-1}) herauskommt:

$$n = \frac{16{,}7 \cdot v}{d \cdot \pi} = \frac{16{,}7 \cdot 36}{2 \cdot 0{,}335 \cdot 3{,}14} = 285\,1/\mathrm{min}$$

$$\text{Probe: } n = \frac{36\,000\ \mathrm{m}}{0{,}670\ \mathrm{m} \cdot 3{,}14 \cdot 60\ \mathrm{min}} = 285\,1/\mathrm{min}$$

Vater und Sohn radeln mit gleicher Geschwindigkeit nebeneinander her. Der Vater benutzt ein Herrenrad mit großen 27"-Rädern, der Sohn ein Kinderfahrrad mit 16"-Rädern (Bild 7). Beide Fahrräder haben den gleichen Dynamotyp und die gleiche Glühlampe. Welche Lampe leuchtet heller?

Bild 7

Welche Lampe leuchtet heller?

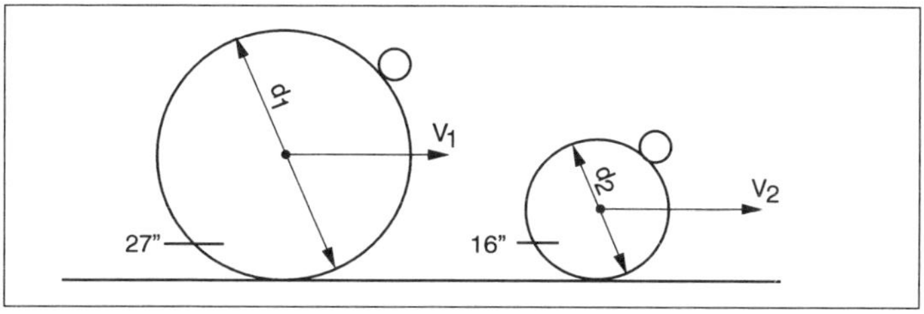

Beide Lampen leuchten gleich hell. Wenn die Fahrräder die gleiche Fahrgeschwindigkeit haben, muss auch die Umfangsgeschwindigkeit der Laufräder gleich sein:

$$v_1 = v_2 \quad \text{oder } d_1 \cdot \pi \cdot n_1 = d_2 \cdot \pi \cdot n_2 \quad \rightarrow \; n_2 = \frac{d_1}{d_2} n_1$$

Weil d_1 um den Faktor 27"/16" = 1,7 größer als d_2 ist, muss die Drehzahl des kleineren Rades auch 1,7 mal größer sein. Über die höhere Drehzahl des kleinen Rades wird so die gleiche Umfangsgeschwindigkeit erzielt. Der von den Speichen verursachte Luftwiderstand ist bei beiden Radgrößen dagegen unterschiedlich groß (siehe Seite 70 f).

Jetzt rechnen wir aus, mit welcher Geschwindigkeit v_K sich die Kette bewegt, wenn der Radfahrer mit einer Trittfrequenz von n_1 = 90 U/min oder n_1 = 90 1/min in die Pedale tritt. Der Radius des 52-Kettenblattes soll r = 105 mm betragen (Bild 8).

Bild 8

Geschwindigkeit der Fahrradkette (bezogen auf das Fahrrad als Bezugssystem).

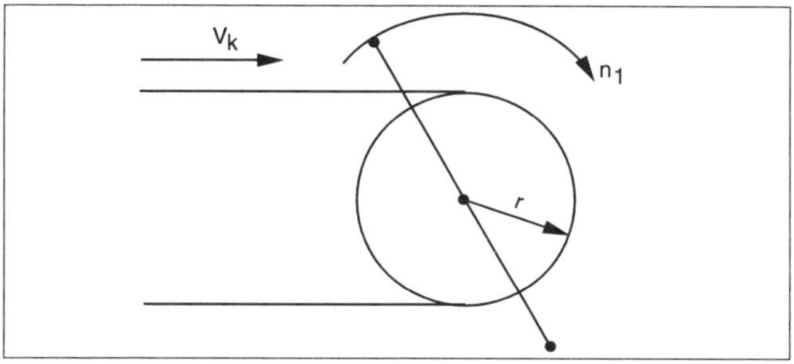

Der Kurbel-Kettentrieb wandelt eine kreisförmige Bewegung (Rotation) in eine geradlinige Bewegung (Translation) um. Die Trittfrequenz des Fahrers ist gleich der Drehzahl des Kettenblattes. Die Länge des Kurbelarmes spielt hier keine Rolle.

$v_k = 2 \cdot r \cdot \pi \cdot n \quad = 2 \cdot 0{,}105\ \text{m} \cdot 3{,}14 \cdot 90\ 1/\text{min} \quad \approx 60\ \text{m/min} \quad \approx 1\ \text{m/s}$

In diesem Beispiel läuft die Kette mit einer Geschwindigkeit von 1 m/s oder 3,6 km/h um und ist an jedem Punkt gleich groß. Der Geschwindigkeitsunterschied zwischen den auf den Hülsen drehbaren Rollen einer Rollenkette, die ja vor der Berührung mit den Zahnflanken des Kettenblattes in Ruhe sind, ist dagegen erheblich und mit ein Grund für den Verschleiß (Bild 9).

Bild 9

Einzelteile einer Rollenkette

1 Außenlasche

2 Hülsen, fest

3 Innenlasche

4 Rollen, drehbar

5 Niet, Stiftblock

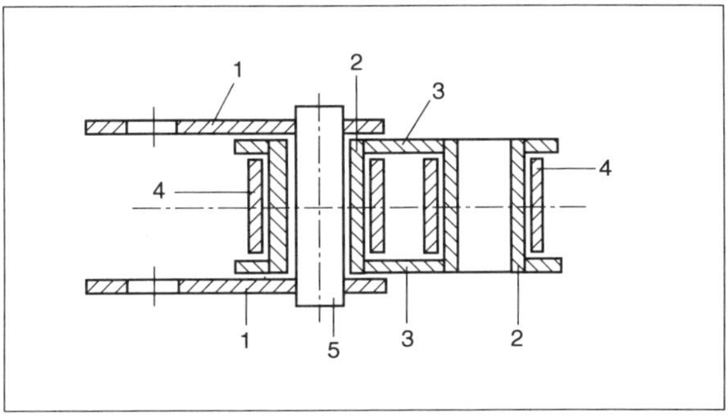

Winkelgeschwindigkeit

In der Technik verwendet man statt der Drehzahl n oft die Winkelgeschwindigkeit ω. Warum? Bei einem gleichmäßig drehenden Rad haben die achsenfernen Punkte eine höhere Umfangsgeschwindigkeit als die achsennahen. Die Formel $v_u = 2 \cdot r \cdot \pi$ sagt uns, dass mit größerem Radius auch die Geschwindigkeit steigt. Die einzelnen Speichennippel eines schnell drehenden Rades können wir kaum noch unterscheiden, während sich bei der gleichen Drehzahl die Speichenbögen im Nabenflansch vergleichsweise langsam bewegen.

Bild 10

Je größer der Radius r, desto größer auch die Umfangsgeschwindigkeit v_u. Die Winkelgeschwindigkeit ω (für ω lies omega) dagegen ist bei der gleichförmigen Kreisbewegung konstant.

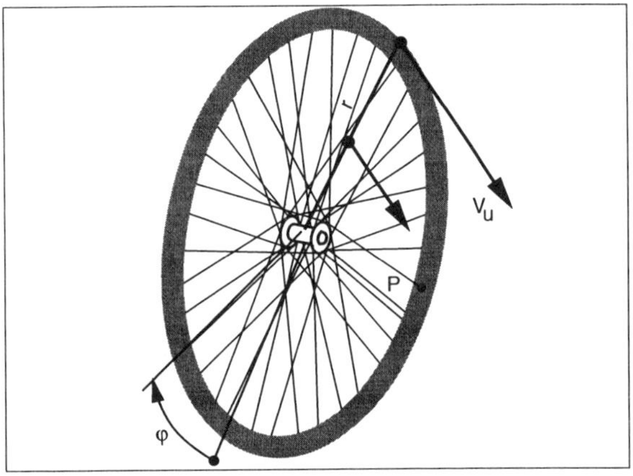

Jede Strecke vom Radmittelpunkt M zu einem beliebigen Punkt P eines drehenden Rades überstreicht in der gleichen Zeitspanne t den gleichen Winkel φ. Die Formeln für die geradlinige und die kreisförmige Bewegung sind einander ähnlich:

$v = \frac{s}{t}$ entspricht $\omega = \frac{\varphi}{t}$ mit dem Winkel φ im Bogenmaß.

Betrachten wir einen vollen Umlauf in der Zeit T, so überstreicht jeder Radpunkt einen Winkel von φ = 360°. Bei einem Kreis mit dem Radius 1 (1 m, 1 cm, ..) legt der Radpunkt dabei den Weg $s = 2 \cdot 1 \cdot \pi \; = 2 \cdot \pi$ zurück. Für die Winkelgeschwindigkeit ω erhalten wir dann die einfache Formel:

$\omega = \frac{2 \cdot \pi}{T}$ mit der Einheit 1/s oder s^{-1}

Zwischen der geradlinigen und der kreisförmigen Bewegung besteht der Zusammenhang:

Umfangsgeschwindigkeit am Radius r (Bild 10): $v_u = r \cdot \omega$

Beweis: $\omega = \frac{2 \cdot \pi}{T} = \frac{2\pi \cdot r}{T \cdot r} = \frac{v}{r}$ wegen $v = \frac{2 \cdot \pi \cdot r}{T}$

Man bezeichnet $\frac{1}{T}$ auch als Drehfrequenz n.

Damit ergibt sich mit $\omega = \frac{2 \cdot \pi}{1/n}$ für die Winkelgeschwindigkeit $\omega = 2 \cdot \pi \cdot n$.

Rechnet man mit einer Drehzahl n in Umdrehungen pro Minute oder 1/min, so ergibt sich $\omega = \frac{2 \cdot \pi \cdot n}{60}$ bzw. $\omega = \frac{\pi \cdot n}{30}$.

Eselsbrücke: »Pi mal n durch dreißig ist Omega, das weiß ich.«

Wie groß ist die Winkelgeschwindigkeit ω der 27"- Laufräder des mit v = 36 km/h (= 10 m/s) dahinrollenden Radfahrers? Die Raddrehzahl beträgt (siehe Seite 13) n = 285 U/min.

$\omega = \frac{\pi \cdot n}{30} = \frac{3{,}14 \cdot 285}{30} = 30\ 1/s$ oder $30\ s^{-1}$

Mit den Begriffen »Winkelgeschwindigkeit« und »Winkelbeschleunigung« können wir die Zentralkräfte in der Kurvenfahrt, die Trägheitskräfte der rotierenden Teile und die wichtigen Kreiselvorgänge besser verständlich machen. Wir werden uns später damit beschäftigen.

Abrollbewegung

Wir müssen gut unterscheiden zwischen der Drehbewegung des Rades um die Drehachse (oder Radachse S) und dem *Abrollen* auf der Fahrbahn. Beim Abrollen verhält sich das Rad völlig anders: Die Achse ist nicht mehr raumfest, sondern bewegt sich mit der Geschwindigkeit v in Fahrtrichtung. Das Rad dreht sich dabei um den Berührungspunkt P.

Aber aufgepasst! Boden und Rad bewegen sich nicht *gegeneinander* wie ein Klotz, den man über eine Unterlage zieht. Eine solche gegenseitige Bewegung nennt man »Gleiten«.

Beim Abrollen dagegen bleibt der Punkt P des Rades, der gerade den Boden berührt, für eine ganz kurze Zeit in Ruhe. Wir können uns eine Achse y - y vorstellen, die durch den Berührungspunkt P geht (Bild 11) und parallel zur Radachse x - x steht.

Bild 11

Die Abrollachse y-y liegt parallel zur Radachse x - x

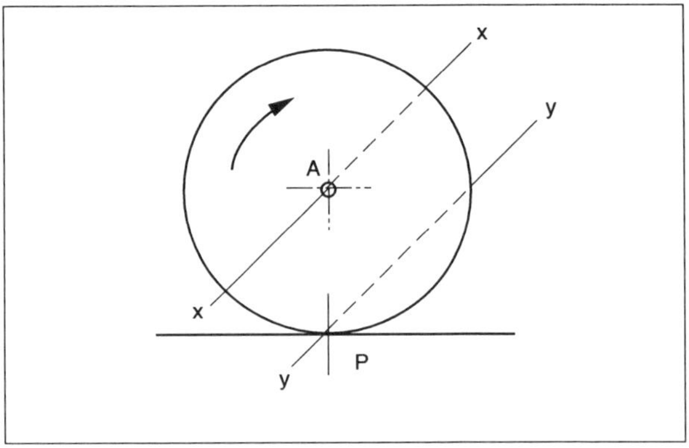

Bild 12

Beim Abrollen liegt die Abrollachse y - y für einen kurzen Moment fest

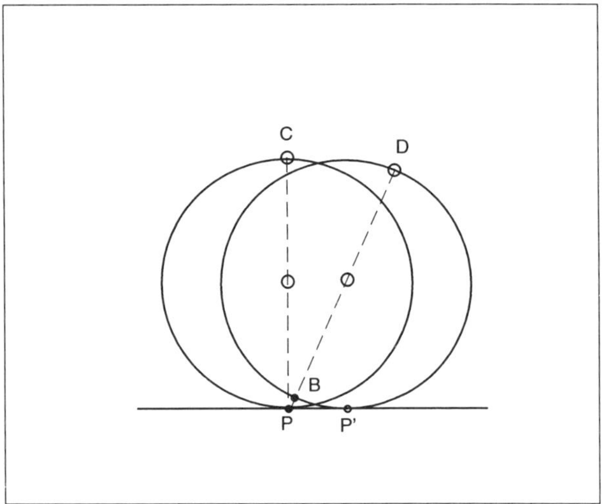

In Bild 12 ist das Rad in zwei dicht beieinanderliegenden Zeitpunkten dargestellt. Zunächst war P der Berührungspunkt am Boden, dann P'. Während der sehr kleinen Zeitspanne Δt ist der Punkt C am oberen Radumfang nach D weitergerückt; der erste Berührungspunkt P aber nur nach B. Wir sehen sofort, dass die Strecke CD wesentlich größer ist als PB. PB kann gegenüber CD vernachlässigt werden, weil der Zeitunterschied Δt sehr gering ist. In erster Näherung liegt P fest und das Rad dreht sich in der Tat um eine Achse y - y, die durch P hindurchgeht (und zu der eigentlichen Radachse x - x parallel verläuft).

Da diese neue Achse fortlaufend ihren Ort ändert, kann man sie auch als »momentane Drehachse D« bezeichnen.

Ein kleines Experiment hilft uns, den Abrollvorgang besser zu verstehen. Wir lehnen das ausgebaute Vorderrad gegen einen Stab, der senkrecht auf dem Untergrund befestigt ist. Dann markieren wir oben und unten auf dem Reifen und in unmittelbarer Nähe auch auf dem Stab einen Punkt (A und B in Bild 13 a). Wenn wir jetzt das Rad etwas wegrollen, sehen wir in Bild 14 b sehr deutlich, dass der Punkt B eine viel größere Strecke zurückgelegt hat als der Punkt A:

BB' >> AA'.

Bild 13 Der obere Teil des Rades bewegt sich schneller als der untere. Und kein einziger Punkt des schlupffrei abrollenden Rades bewegt sich rückwärts. Die momentane Drehachse D wandert mit dem Auflagepunkt weiter.

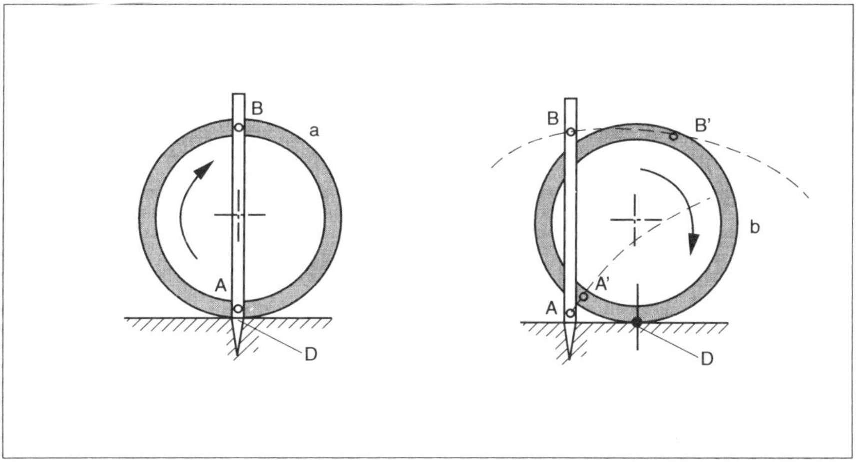

Wie groß ist die Abrollgeschwindigkeit v_B des Punktes B aus Bild 14? Das 27"-Rad rollt mit der Geschwindigkeit v = 10 m/s (v ist gleich v_u) dahin; der Winkel φ soll 30° betragen.

Die Geschwindigkeit der Radachse S ist gleich der Fahrgeschwindigkeit v und diese ist gleich der Umfangsgeschwindigkeit v_u. Beide Geschwindigkeitspfeile addieren sich im Punkt B (vektoriell).

$$\cos\varphi = \frac{v_B}{2\,v_u} \qquad v_B = 2 \cdot \cos 30^\circ \cdot 10\,\text{m/s} \qquad = 17{,}3\,\text{m/s}$$

Im Punkt C, dem oberen Umkehrpunkt, beträgt die Geschwindigkeit 2 · v, also 20 m/s! Und v_B steht immer senkrecht auf der Verbindungslinie P_B, dem momentanen Abrollradius.

Bild 14 Rollendes Rad

Im oberen Umkehrpunkt verdoppelt sich die Geschwindigkeit v.
Beweis:
$\varphi = 0°$
$\rightarrow v_B = 2 \cdot v \cdot \cos 0°$
$\rightarrow v_B = 2 \cdot v$

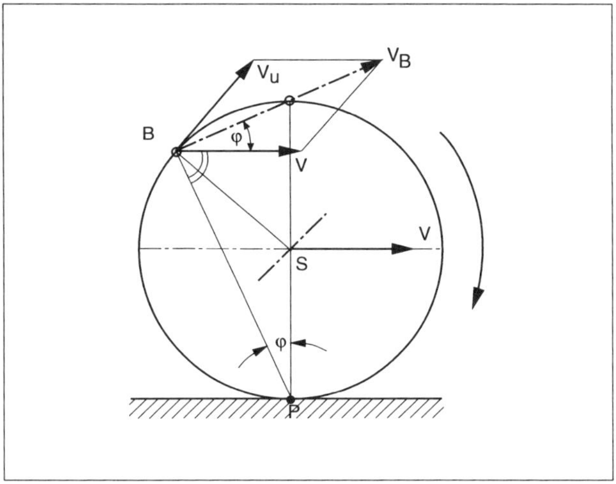

Bezugssysteme

Wir drehen unser Fahrrad um und stellen es vorsichtig auf Sattel und Lenker. Mit der Tretkurbel setzen wir von Hand das Hinterrad in schnelle Rotation. Das Rad dreht sich um die Achse S (Bild 15). Ganz selbstverständlich? Aber so selbstverständlich ist das gar nicht, denn auf der Straße rollt das Rad um den Auflagepunkt P ab (Bild 11, 12 und 14)!

Bild 15

Bezugssystem für den Beobachter B: Erdboden

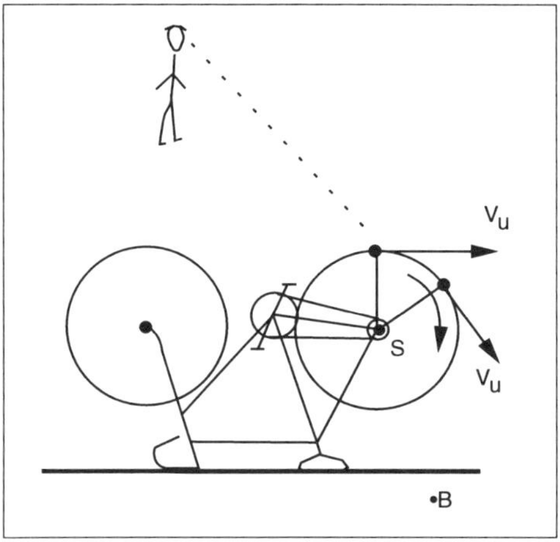

Bild 16

Bezugssystem für den Beobachter: rotierendes Rad

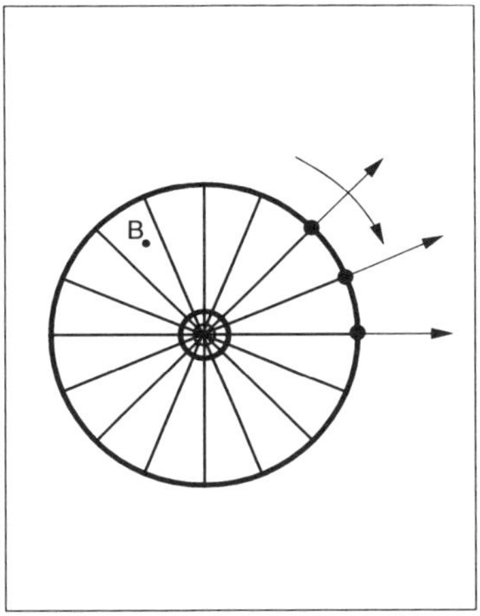

Jetzt träufeln wir Wasser auf den Reifen. Das Wasser spritzt mit der Umfangsgeschwindigkeit v_u tangential (Bild 15) in Drehrichtung weg, wenn die Kraft, die die Wasserteilchen zum Zentrum hin festhält (die Zentripetalkraft), kleiner als die Anhangskraft ist.

In Gedanken versetzen wir jetzt unseren Standort ins drehende Rad (Bild 16) - drehen uns also mit dem Rad mit. Für uns ist das Rad in Ruhe und das Wasser spritzt nicht mehr tangential, sondern radial weg. Es kommt also ganz darauf an, wo wir uns als Betrachter befinden.

Warum so abstrakt? Die Sache hat einen ernsthaften Hintergrund. Wenn wir eine Kurve fahren, sind wir mit unserem Rad »Teil eines beschleunigten Systems«, wie ein Kind in einem Kettenkarussell. Verlieren wir den Kontakt zur Fahrbahn, rutschen wir (aus unserer Sicht) nicht tangential, sondern radial aus der Kurve!

Jetzt setzen wir uns auf das Fahrrad, radeln über eine nasse Straße und beobachten das Spritzwasser (Bild 17). Da wir *nicht* Teil der drehenden Räder sind und uns mit der gleichen Geschwindigkeit wie der jeweilige Auflagepunkt P bewegen, stellen wir (wie in Bild 16 a) fest: Die Räder drehen sich um die Achsen S. Die Wasserspritzer, die sich vom Reifen ablösen, fliegen an allen Punkten exakt mit der Fahr- bzw. Umfangsgeschwindigkeit v_u tangential vom Reifen weg. Ein Fußgänger, der *hinter* uns die Straße überquert, bekommt kein Spritzwasser ab (Bild 18). Seitliche Spritzer sind allerdings nicht auszuschließen.

Bild 17

Wasserspritzer beim Abrollen des Rades aus der Sicht des Radfahrers.

$v = v_u$

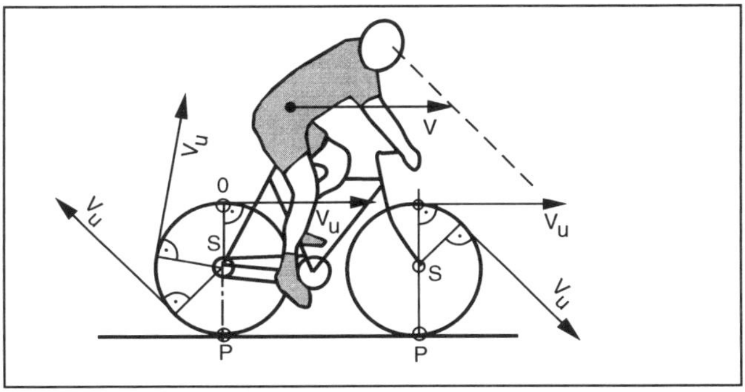

Bild 18

Wasserspritzer aus der Sicht des Fußgängers

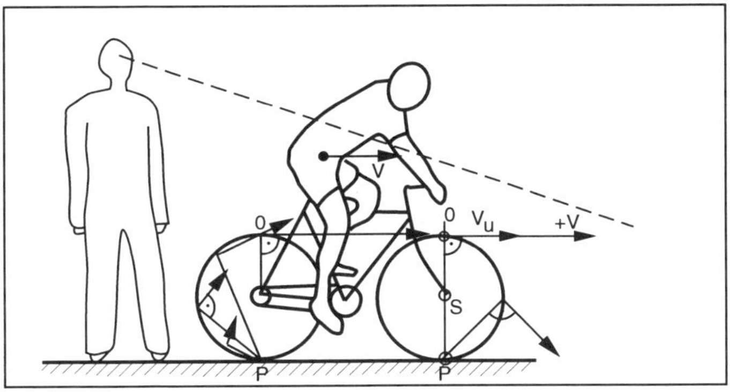

Mit welcher Geschwindigkeit lösen sich die Wasserspritzer in den Punkten 0 (Bild 18) ab?

Aus der Sicht des Radfahrers ist dies die eigene Fahrgeschwindigkeit v. Aber ein am Straßenrand stehender Beobachter stellt fest: Die Räder rollen nicht um die Achse, sondern um die Auflagepunkte P ab (wie in Bild 15) und zu der Fahrgeschwindigkeit v des Radfahrers kommt noch die gleich große Umfangsgeschwindigkeit v_u der Räder hinzu. Die Spritzer fliegen also aus seiner Sicht in den Punkten 0 mit der *doppelten* Geschwindigkeit nach vorn und lösen sich senkrecht zum Abrollradius des jeweiligen Auflagepunktes ab. Alle Wasserteilchen fliegen - von ihm aus betrachtet - nur in Fahrtrichtung des Radfahrers.

Noch einmal: Aus der Sicht des Radfahrers spritzen die Wasserteilchen »nur« mit der eigenen Fahrgeschwindigkeit nach vorn - unangenehm genug, wenn er ohne Schutzbleche fährt. Spritzer vom Hinterrad treffen ihn deshalb mit seiner eigenen Geschwindigkeit.

Nun zum letzten Fall (Bild 19). Wir fahren wieder auf nasser Fahrbahn, aber diesmal im Windschatten eines gleichschnellen Radfahrers. Gegenüber unserem Bezugssystem rotiert das Hinterrad des Vordermannes um die Achse S und hat keine Fahrgeschwindigkeit, denn der Abstand zwischen uns und dem Vordermann bleibt immer gleich. Das Wasser spritzt an jeder Stelle wieder tangential zum Radumfang mit der Umfangsgeschwindigkeit v_u davon. Wir bekommen also das Spritzwasser, das sich an der Reifenunterseite ablöst, mit der *eigenen* Fahrgeschwindigkeit ins Gesicht. So trocken ist die Fahrradphysik gar nicht, oder?

Bild 19

Wasserspritzer beim »Hinterradfahren«

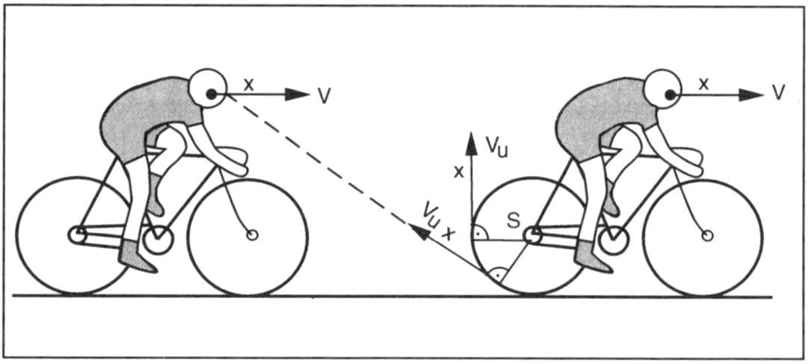

Beschleunigung

Die Beschleunigung sagt aus, wie schnell sich der Betrag oder die Richtung der Geschwindigkeit ändern. Wir beschränken uns in der »Fahrradphysik« auf Vorgänge mit konstanter Beschleunigung a, bei der die Geschwindigkeit linear mit der Zeit wächst.

Ein Beispiel: Wie groß ist die Bahnbeschleunigung, wenn ein Radfahrer auf gerader Strecke innerhalb von 6 Sekunden seine Geschwindigkeit von 5 km/h auf 30 km/h erhöht?

Zuerst wandeln wir die Geschwindigkeitsbeträge von km/h in Meter pro Sekunde m/s um, denn Beschleunigungen werden in m/s² angegeben.

$$v_1 = \frac{50\,\text{km}}{\text{h}} = \frac{5000\,\text{m}}{3600\,\text{s}} = \frac{5}{3{,}6}\,\frac{\text{m}}{\text{s}} = 1{,}39\,\text{m/s} \qquad v_2 = 30\,\text{km/h} : 3{,}6 = 8{,}33\,\text{m/s}$$

Der Geschwindigkeitsunterschied beträgt $\Delta v = v_2 - v_1 = 6{,}94\,\text{m/s}$

Die Beschleunigung a gibt an, um wie viel sich die Geschwindigkeit pro Sekunde ändert:[1]

[1] Genauer müsste es heißen: Unter der mittleren Beschleunigung a_m versteht man den Quotienten aus der Geschwindigkeitsänderung Δv und der dazu benötigten Zeit Δt: $a_m = \Delta v / \Delta t$.

$$a = \frac{v_2 - v_1}{t_2 - t_1} = \frac{\Delta v}{\Delta t} = \frac{6{,}94\,m/s}{1{,}39\,m/s} = 1{,}16\,m/s^2$$

(Es handelt sich hier genau genommen um die mittlere Beschleunigung a_m - falls die Beschleunigung konstant bleibt).

Beginnt die Bewegung aus der Ruhe, so sind $v_1 = 0$ und $t_1 = 0$ und wir schreiben allgemein $v = \frac{a}{t}$, wobei wir beachten müssen, dass die Geschwindigkeit v zum Zeitpunkt t die erreichte Endgeschwindigkeit ist.

Wie die Geschwindigkeit ist auch die Beschleunigung ein Vektor mit Betrag *und* Richtung. Das kann jeder Radfahrer bestätigen, der schon einmal, ohne seine Geschwindigkeit zu ändern, einem plötzlich auftauchenden Hindernis ausweichen musste.

Was sagt uns das Geschwindigkeits-Zeit-Schaubild (v-t-Diagramm) in Bild 20 und was kann uns der Radfahrer über die vergangenen 20 Sekunden berichten?

Bild 20

Geschwindigkeits-Zeit-Diagramm eines Radfahrers

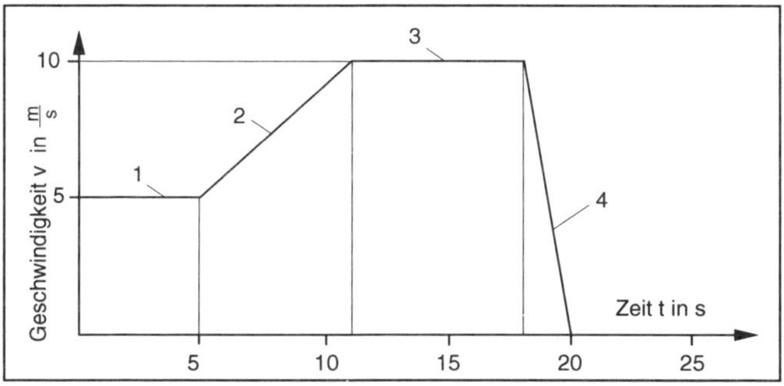

"Zuerst fuhr ich 5 Sekunden lang gleichmäßig mit der Geschwindigkeit 5 m/s oder 18 km/h. Dann ging es bergab und in den nächsten 6 Sekunden steigerte ich die Geschwindigkeit auf 10 m/s oder 36 km/h. Mit dieser Geschwindigkeit fuhr ich 7 Sekunden lang gleichmäßig weiter, bis plötzlich ein Hindernis vor mir auftauchte. Innerhalb von 2 Sekunden bremste ich bis zum Stillstand (v = 0 m/s) ab."

Eine fallende »Kurve« (in Bild 20 die Gerade 4) stellt eine negative Beschleunigung (Verzögerung) dar. Im Kapitel »Bremsen« gehe ich darauf näher ein. Mathematisch begabte Leser können die Strecke ausrechnen, die der Radfahrer in den letzten 20 Sekunden zurückgelegt hat: Sie entspricht der Fläche unter der »Kurve« im v-t-Diagramm.

$$s = 5 \cdot 5\,m + \frac{5 \cdot 10}{2} \cdot 6\,m + 7 \cdot 10\,m + \frac{10 \cdot 2}{2}\,m = 150\,m$$

Und die mittlere Geschwindigkeit? Ganz einfach:

$$v_m = \frac{s}{t} = \frac{150\,m}{6\,s} = 7{,}5\,m/s \quad \text{oder } 27\,km/h$$

Wie groß war die Beschleunigung in der zweiten Etappe zwischen der 5. und 11. Sekunde?

$$a = \frac{\Delta v}{\Delta t} = \frac{10\,m/s - 5\,m/s}{11\,s - 5\,s} = \frac{5\,m/s}{6\,s} = 0{,}8\,m/s^2$$

Die Verzögerung in der vierten Etappe erfolgte heftiger:

$$a = \frac{0\,m/s - 10\,m/s}{20\,s - 18\,s} = -\,5\,m/s^2$$

Im Weg-Zeit-Diagramm erscheinen gleichförmig beschleunigte oder verzögerte Bewegungen als Parabeln (siehe auch Seite 11, Bild 4, Linien II und III). Eine wichtige Formel, die wir später noch brauchen, ist:

$$a = \frac{2 \cdot s}{t^2} \quad \text{und nach s umgestellt} \quad s = \frac{a \cdot t^2}{2} \quad \text{bzw.} \quad s = \frac{v^2}{2 \cdot a}$$

Anhalteweg

Wir fahren mit einer Geschwindigkeit von v = 36 km/h (= 10 m/s) auf ebener, trockener Straße. Plötzlich taucht vor uns ein Hindernis auf. Kommen wir noch rechtzeitig zum Stehen?

Der Anhalteweg s_a setzt sich zusammen aus dem Reaktionsweg s_r und dem Bremsweg s_b. Nehmen wir eine Reaktionszeit t_r von 0,8 Sekunden an - das ist die Zeit zwischen dem Erkennen der Gefahr und der Betätigung der Bremsen - dann legen wir in dieser Zeit einen Weg von

$s_r = v \cdot t_r = 10\,m/s \cdot 0{,}8\,s = 8\,m$ zurück.[1]

Die Reaktionszeit selbst kann man nochmals in drei Phasen unterteilen: die Zeit zum Erkennen der Gefahr, die Latenzzeit und die Zeit für die eigentliche Bremsaktion.

Gegenlicht, Fahrtwind, der Tränen in die Augen treibt, Regen und Schwitzwasser behindern oft die Sicht des Radfahrers und verlängern die Reaktionszeit. Abhilfe können spezielle Radfahrerbrillen schaffen. Und: Wer mögliche Gefahren antizipiert (vorwegnimmt), reagiert schneller.

Die Latenzzeit ist die Zeit, die verstreicht, bis der Eindruck des Auges über die Nerven zum Gehirn und vom Gehirn zu den Muskeln, die die Bremsen betätigen, gelangt. Dieser Zeitbedarf ist nur in geringem Maße trainierbar, am besten jedoch mit der Tätigkeit, bei der sie optimiert werden soll, dem Radfahren.

Der Zeitbedarf für die eigentliche Bremsaktion dagegen ist trainierbar. Alle Radfahrer (nicht nur Radsportler) sollten abseits der Verkehrswege auf wechselndem Untergrund einige Vollbremsungen übungshalber durchführen, um die Grenzbereiche der Fahrradphysik auszuloten.

Die Bremszeit t_b setzt sich aus drei Anteilen zusammen:

- Während der Ansprechzeit t_a wird das Spiel in der Bremsanlage überwunden (Längung des Bowdenzuges, Luftspiel zwischen Felge und Bremsgummi, Verformungen der Bremsteile).
- Als Schwellzeit t_s wird die Zeit bezeichnet, die vergeht, bis die Bremskraft ihr Maximum erreicht.

---

[1] Bei der in der Fahrschulpraxis verwendeten Formel $s_r = v \cdot 3/10$ wird eine Reaktionszeit von 1 Sekunde angenommen. Die Geschwindigkeit wird in km/h eingesetzt, der Reaktionsweg hat die Einheit Meter).

- Während der Verzögerungszeit (oder Bremswirkungszeit, Vollbremszeit) t_v wird die volle Bremskraft übertragen.

Die Ansprechzeit plus der halben Schwellzeit nimmt (je nach Fahrzeugart) Werte von 0,36 s bis 0,54 s an.

Bild 21 Aufzeichnung eines Bremsvorganges durch ein schreibendes Messgerät (maximale Verzögerung 6 m/s²)

A Beginn der Bremsung
B Stillstand des Fahrrades
t_r Reaktionszeit
t_a Ansprechzeit der Bremsen
t_s Schwellzeit
t_v Verzögerungszeit
t_b Bremszeit, Gesamtbremszeit

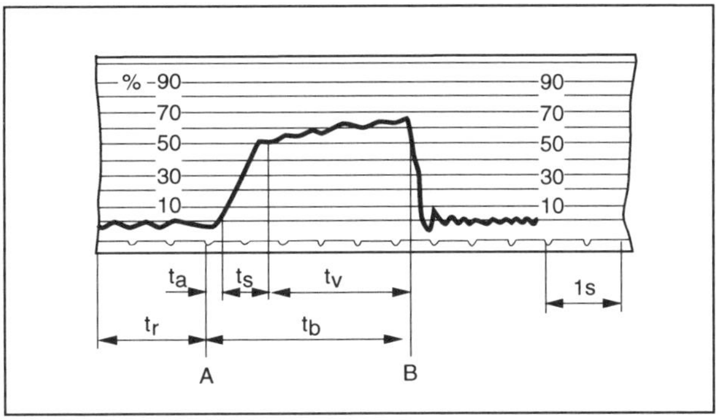

Die Länge des Bremsweges hängt ab von

- der Betätigungskraft. Davon später mehr im Kapitel Bremsen ab Seite 131.
- der Fahrgeschwindigkeit. Doppelte Fahrgeschwindigkeit ergibt bei gleicher Verzögerung den vierfachen Bremsweg, weil die im »System« steckende Bewegungsenergie mit dem Quadrat der Geschwindigkeit zunimmt.
- Beschaffenheit der Fahrbahn und der Reifen. Eine trockene und raue Fahrbahn bewirkt einen besseren Kraftschluss und damit einen kürzeren Bremsweg als eine nasse oder glatte Fahrbahn.
- Reibungszahl μ zwischen den Bremsklötzen und der Felge, bzw. Bremsbacken und Bremstrommel. Verringert sich die Reibungszahl durch Nässe oder verölte Bremsbeläge, lassen sich nur kleinere Bremskräfte übertragen.

Die (vereinfachte) Formel für die Berechnung des Bremsweges lautet: $s_b = \frac{v^2}{2 \cdot a}$

Mit einer Bremsverzögerung von $a = 4\ m/s^2$ legen wir bei der Vollbremsung einen Bremsweg von

$$s_b = \frac{(10\ m/s)^2}{2 \cdot 4\ m/s^2} = 12{,}5\ m$$ zurück.

Damit beträgt der Anhalteweg des mit v = 10 m/s fahrenden Radfahrers

$s_a = 8\ m + 12{,}5\ m = 20{,}5\ m$ (eine Reaktionszeit von 0,8 Sekunden vorausgesetzt).

Aus der Fahrschule kennen wir die Faustformel für den Bremsweg von Pkw's:

$s_b = (v/10)^2$

Hier wird eine Bremsverzögerung von $-a = 3{,}75\ m/s^2$ angenommen und v in km/h eingesetzt. Nach der »Fahrschulformel« ergibt sich für den 36 km/h schnellen Radfahrer ein Bremsweg von 13 m.

In der Fahrradnorm DIN 79100 Teil 2 sind die Werte der Bremsverzögerungen (mittlere Vollverzögerungen) festgelegt, die nicht unterschritten werden dürfen. Sie bewegen sich zwischen $-a > 3{,}4\ m/s^2$ für die einzelne Vorderradbremse bei Trockenheit und $-a > 1{,}4\ m/s^2$ der einzelnen Hinterradbremse bei nasser Fahrbahn.

Bei höheren Geschwindigkeiten verlängert sich der Bremsweg überproportional:

40 km/h = 8,9 m + 15, 4 m = 24,3 m

50 km/h = 13,9 m + 24,2 m = 38,1 m

60 km/h = 16,7 m + 34,9 m = 51,6 m.

Beschleunigte Kreisbewegung

Wie bei der geradlinigen Bewegung unterscheiden wir auch bei der Kreisbewegung zwischen *gleichförmiger* und *ungleichförmiger* Bewegung. Wichtig zu wissen ist, dass auch die gleichförmige Kreisbewegung beschleunigt ist. Denn wenn sich ein Körper auf einer kreisförmigen Bahn gleichförmig bewegt - er also nicht schneller oder langsamer wird - ändert er doch fortlaufend seine Richtung. Eine Kraft - die Zentripetalkraft F_n (auf die wir noch ausführlich zu sprechen kommen) - beschleunigt den Körper in Richtung Kreismittelpunkt.

Betrachten wir den häufigsten Fall einer ungleichförmigen Kreisbewegung: die gleichmäßig beschleunigte (oder verzögerte) Drehung eines Rades. Ein Punkt P auf dem Kreisumfang, z.B. ein Speichennippel in der Felge, erfährt dabei zwei Beschleunigungen: die Tangentialbeschleunigung a_t (auch »Bahnbeschleunigung« genannt) und die Normalbeschleunigung a_n (auch als »Radialbeschleunigung« oder »Zentralbeschleunigung« bezeichnet).

Bild 22

Die Drehzahl eines Rades steigt. Punkt P wird zweifach beschleunigt:
1. tangential durch die Bahnbeschleunigung a_t

2. radial durch die Normalbeschleunigung (oder Zentripetalbeschleunigung) a_n

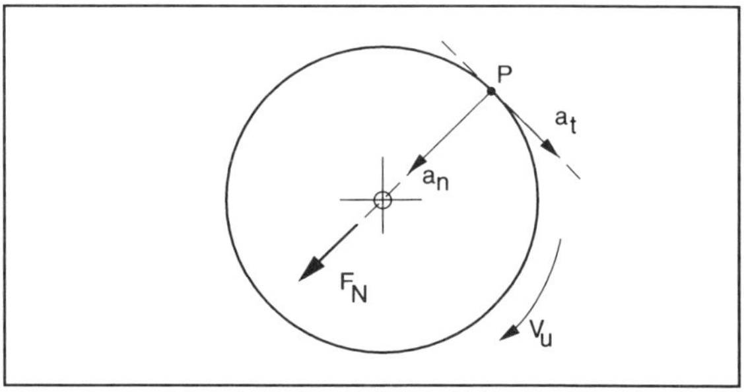

Tangentialbeschleunigung a_t und Normalbeschleunigung a_n stehen immer rechtwinklig aufeinander.

Die Tangentialbeschleunigung a_t gibt an, wie schnell sich die Umfangsgeschwindigkeit des Rades ändert. Wenn die Umfangsgeschwindigkeit gleich der Fahrgeschwindigkeit ist, kein Schlupf auftritt und aus dem Ruhezustand beschleunigt wird, lässt sich der Betrag leicht bestimmen: $a_t = \frac{v}{t}$

Wie groß ist die gleichförmige Tangentialbeschleunigung a_t eines Punktes auf dem Radumfang des Radfahrers, der innerhalb von 6 Sekunden seine Geschwindigkeit von v_1 = 5 km/h auf v_2 = 30 km/h steigert? Und wie groß ist die Winkelbeschleunigung a ?
Der Geschwindigkeitsunterschied beträgt Δv = 8,33 m/s − 1,38 m/s = 6,95 m/s.

$$a_t = \frac{\Delta v}{\Delta t} = \frac{6{,}95\,\text{m/s}}{6\,\text{s}} = 1{,}16\,\text{m/s}^2$$

Die Tangentialbeschleunigung a_t ist gleich der (geradlinigen) Translationsbeschleunigung a.

Wir nehmen jetzt schon vorweg: Eine tangential wirkende Umfangskraft F_t beschleunigt den Massenpunkt und lässt die Drehzahl ansteigen. Nur diese Kraft muss auch die Massenträgheit der Rotation überwinden. Die Normalkraft F_N (andere gebräuchliche Bezeichnung ist »Zentripetalkraft«) dagegen bewirkt keine Drehzahländerung; sie dient lediglich dazu, den Massenpunkt P auf die Kreisbahn zu zwingen. Die Normalkraft übt *keine* Drehwirkung (Drehmoment) aus, da ihre Wirkungslinie durch den Mittelpunkt geht und deshalb kein Hebelarm vorhanden ist.

Der Begriff »Winkelbeschleunigung« (Kurzzeichen α) ist noch zu klären. Man versteht darunter, wie schnell sich die Winkelgeschwindigkeit ω ändert. Genauer: Unter der Winkelbeschleunigung α versteht man den Quotienten aus der Änderung der Winkelgeschwindigkeit $\Delta\omega$ und der dazu benötigten Zeit Δt.

$\alpha = \frac{\Delta\omega}{\Delta t}$ Da $\omega = \frac{v}{r}$ und die Tangentialbeschleunigung $a_t = \frac{v}{t}$ ist, wird $\alpha = \frac{a_t}{r}$.

Die Winkelbeschleunigung des 27"-Rades aus dem letzten Beispiel beträgt dann:

$$\alpha = \frac{1{,}16\,\text{m/s}^2}{0{,}335\,\text{m}} = 3{,}46\;1/\text{s}^2$$

Mit anderen Worten: Jeder Punkt auf dem Rad, unabhängig vom Radius, vergrößert seine Winkelgeschwindigkeit in jeder Sekunde um 3,46 1/s.

Die Normalbeschleunigung a_n tritt bei jeder Kreisbewegung auf, egal ob es sich um eine gleichförmige oder beschleunigte Kreisbewegung handelt. Man berechnet sie mit der Formel $a_n = \frac{v^2}{r}$. Bei der Besprechung der Zentripetalkraft (bzw. der Fliehkraft) ab Seite 84 finden wir sie wieder in der Formel $F = \frac{m \cdot v^2}{r}$.

II Kräfte und Momente

Die Fahrwiderstände

Wie setzt nun der Radfahrer die (gegenüber einem Fußgänger) eingesparte Kraft so um, dass daraus eine schnellere Fortbewegung wird?

Um ein Fahrrad (oder einen anderen beliebigen Gegenstand) in Bewegung zu setzen, sind *äußere* Kräfte erforderlich. Meist sind es die Muskelkräfte des Radfahrers, aber auch die Schwerkraft beim Bergabfahren, die Trägheitskraft beim Ausrollen und die Windkraft bei Rückenwind helfen, die verschiedenen Fahrwiderstände zu überwinden.

Die Vorwärtsbewegung ist immer das Ergebnis zweier Kräfte: Die eine Kraft versucht, das Fahrrad mit dem Fahrer (in Folge mit *System* bezeichnet) zurückzuhalten. Das ist die Gesamtwiderstandskraft F_{ges}. Die zweite Kraft, die Antriebskraft F_A, wirkt in die entgegengesetzte Richtung - in die Fahrtrichtung.

Wir unterscheiden drei Fälle: 1. $F_A = F_{ges}$ 2. $F_A > F_{ges}$ und 3. $F_A < F_{ges}$

1. Unser System befindet sich in Bewegung und wir wollen die Fahrgeschwindigkeit konstant halten. Dann muss die Antriebskraft genauso groß sein wie die Summe aller Widerstandskräfte: $F_A = F_{ges}$
2. Ist die Antriebskraft größer als die Gesamtwiderstandskraft, wird das System mit der Überschusskraft $F_Ü = F_A - F_{ges}$ beschleunigt.
3. Ist die Gesamtwiderstandskraft F_{ges} größer als die Antriebskraft F_A, verringert sich die Geschwindigkeit des Systems. Die Überschusskraft $F_Ü = F_F - F_A$ verzögert das System und es kommt zum Stillstand.

Bild 23 zeigt noch einmal das Zusammenspiel der Kräfte. Im Schwerpunkt S des Systems greift nach vorn in Fahrtrichtung die Antriebskraft F_A an. Entgegengesetzt wirkt die Gesamtwiderstandskraft F_{ges}, die sich aus dem Fahrwiderstand F_F und dem Fahrradwiderstand F_{Rad} zusammensetzt (eine weitere Gliederung der Widerstandskräfte siehe Bild 37, Seite 47):

Bild 23 Antriebs- und Widerstandskräfte beim Radfahren.

F_A Antriebskraft *F_{ges} Gesamtwiderstandskraft* *S Schwerpunkt*

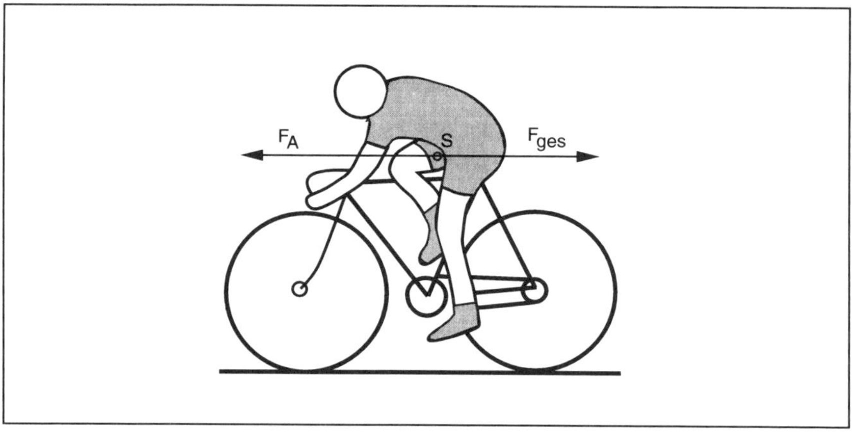

Die zusätzlichen Widerstände bei der Kurvenfahrt sind schwierig zu erfassen. Ich habe sie bei den weiteren Betrachtungen vernachlässigt.

Mit der Kraft seiner Muskulatur setzt der Radfahrer das Kettenblatt in Bewegung. Die Kette überträgt die Kraft auf den hinteren Zahnkranz. Dieser ist formschlüssig mit dem Hinterrad verbunden, so dass die eingeleitete Kraft auf die Fahrbahn übertragen wird.

Nun ist in den meisten Fällen die Gesamtwiderstandskraft F_{ges} *kleiner* als die zur Verfügung stehende Kraft in den Beinen des Radfahrers. Der überschüssige Kraftanteil wird am Fahrrad so umgewandelt (oder übersetzt), dass daraus ein Zuwachs an Wegstrecke oder Geschwindigkeit resultiert. Soviel vorweg: Große Kraft F_P und kleiner Weg s_1 am Pedal erzeugen eine kleine Kraft F_A und einen großen Weg s_2 am Hinterrad. Bevor wir die einzelnen Widerstandskräfte jedoch genauer untersuchen, sollte erst die Rolle der Trägheitskraft erläutert werden.

Trägheitskraft

Die Trägheitskraft wird oft als Trägheitswiderstand, als Beschleunigungswiderstand, als Beharrungsvermögen oder einfach nur als »Trägheit« bezeichnet (die genaueste Bezeichnung wäre »Massenträgheit«). Der Trägheitswiderstand kann große Beträge annehmen. Das weiß jeder von uns, der schon einmal ein Auto anschieben musste. Ist der Trägheitswiderstand erst einmal überwunden und der Wagen rollt, benötigen wir viel weniger Antriebskraft, um ihn in Bewegung zu halten.

Aber auch wenn der Wagen schon rollt, kann die Trägheitskraft erneut auftreten: Wenn wir den Wagen zusätzlich auf eine höhere Geschwindigkeit bringen, ihn also beschleunigen wollen. Aber auch beim Abbremsen macht sich die Trägheit bemerkbar - ja, sogar bei jeder Richtungsänderung.

Trägheitsprinzip: Ein Körper verharrt im Zustand der Ruhe oder der gleichförmigen Bewegung, solange keine äußeren Kräfte auf ihn wirken.

Bild 24 Der Wagen rollt an und beschleunigt, weil die Antriebskraft F_A größer ist als die Summe der Trägheits- und der Widerstandskräfte. Die äußere Kraft ist hier die Zugkraft des Radfahrers. Die Trägheitskraft ist der äußeren Kraft entgegengesetzt.

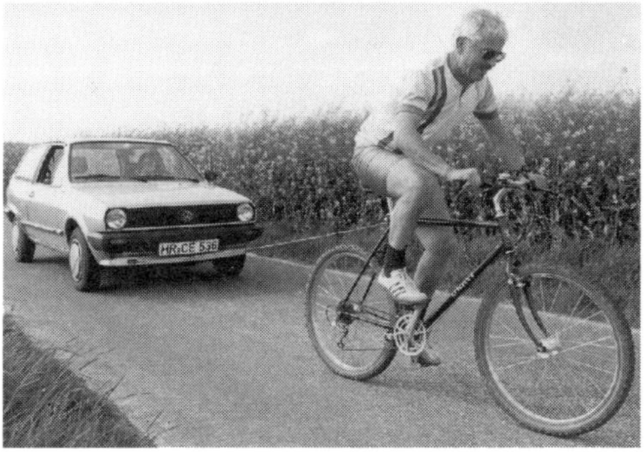

Trägheitskräfte spüren wir nur in beschleunigten Systemen, also als Radfahrer beim Anfahren, beim Beschleunigen, beim Abbremsen und in Kurven. Die Trägheitskräfte sind der jeweiligen Beschleunigung immer entgegengesetzt: Beim Bremsen z.B. wirkt die (negative) Beschleunigung nach hinten und die Trägheitskraft nach vorn. Später zeige ich, dass auch die Fliehkraft zu den Trägheitskräften gehört.

Von außen betrachtet gibt es keine Trägheitskräfte: Beim Bremsen bewegt sich der Radfahrer seiner Trägheit folgend weiter, während sein Fahrrad (scheinbar) hinter ihm zurückbleibt.

Wovon hängt nun die Größe des Trägheitswiderstandes ab? Ein Radfahrer mit einer Masse von 80 kg und einem Fahrrad der Masse 20 kg muss insgesamt 100 kg Masse in Bewegung setzen, abbremsen oder mit diesen 100 kg im Wiegetritt ständig nach links und rechts die Richtung ändern. Das erfordert einen größeren Kraftaufwand, als wenn die Gesamtmasse beispielsweise nur 70 kg beträgt.

Der Trägheitswiderstand hängt zuerst von der Größe der zu bewegenden Masse ab. Mathematisch ausgedrückt: $F \sim m$. Oder in Worten: Die Masse ist direkt proportional zur Trägheitskraft.

Außerdem hängt die Trägheitskraft von der Beschleunigung ab, mit der der Fahrer sein System in Bewegung setzt. Wir wissen ja aus Erfahrung: Je schneller wir eine bestimmte Geschwindigkeit erreichen wollen, desto größer muss die Antriebskraft sein. Wieder mathematisch ausgedrückt: $F \sim a$ oder vereinfacht: Die Beschleunigung ist direkt proportional zur Trägheitskraft.

Zusammengefasst lautet das *Kraftgesetz* oder das »*Grundgesetz der Mechanik*«:

Kraft ist Masse mal Beschleunigung	$\mathbf{F = m \cdot a}$

Eine Masse von m = 1 kg soll mit a = 1 m/s² beschleunigt werden. Dazu ist eine Kraft F von

$F = 1\frac{kg \cdot m}{s^2} \quad = 1\,\text{Newton} \quad = 1\,\text{N}$ erforderlich.

Bild 25

Eine Kraft von 1 Newton beschleunigt eine Masse von 1 kg mit 1 m/s². War die Masse vor der Krafteinwirkung in Ruhe, dann hätte sie nach 3 Sekunden eine Geschwindigkeit von 3 m/s, wenn wir von Reibungsverlusten absehen.

$$v = a \cdot t \quad = 1\frac{m}{s^2} \cdot 3\,s \quad = 3\frac{m}{s^2}$$

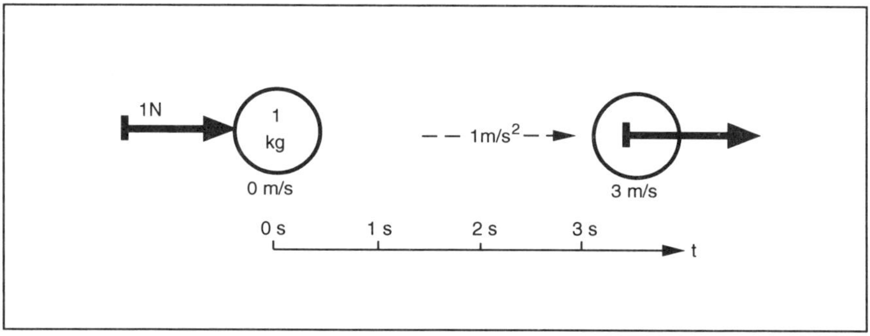

Kräfte misst man in Newton (N) oder Kilonewton (kN). Frühere Krafteinheiten wie Kilopond (kp) oder Kilogramm (kg) sind nicht mehr gebräuchlich. Wir dürfen Massen, die ja eigentlich Stoffmengen sind und in Kilogramm angegeben werden, nicht mit Kräften gleichsetzen. Erst das Produkt aus der Masse und der Beschleunigung ergibt eine Kraft.

Eine ganz besondere Kraft ist die Gewichtskraft.

Gewichtskraft = Masse · Erdbeschleunigung	$\mathbf{F_G = m \cdot g}$

Zur ehrenvollen Erinnerung an den italienischen Physiker *Galilei* setzen wir für die Erdbeschleunigung statt a den kleinen Buchstaben g.

Nun stelle ich Ihnen einen Musterradfahrer vor, der uns im weiteren Verlauf immer wieder begegnet und wie an einem "roten Faden" durch das Buch fährt:

Die Masse des Musterradfahrers beträgt 70 kg, die Masse seines Rades 10 kg. Wir bezeichnen beide zusammen als ein »System« mit der Masse 80 kg.

Dieses »System« soll mit 2 m/s² beschleunigt werden [1]. Wie groß ist die Trägheitskraft, die der Musterradfahrer überwinden muss? Oder anders gefragt: Wie groß ist der Beschleunigungswiderstand F?

$F = m \cdot a \quad = (70\ kg + 10\ kg) \cdot 2\ m/s^2 \quad = 160\ kgm/s^2 \ = 160\ N.$

Dabei handelt es sich *nicht* um die notwendige Pedalkraft F_P, die wir später ausrechnen.

Welche Geschwindigkeit erreicht der Musterradfahrer nach 5 Sekunden?

$v^2 = a \cdot t \quad = 2\ m/s^2 \cdot 5\ s \quad = 10\ m/s \quad = 36\ km/h.$

Er liest sie als Endgeschwindigkeit auf seinem Tachometer ab. Die mittlere Geschwindigkeit ist halb so groß: $v_m = 5\ m/s$.

In den 5 Sekunden legt er eine Strecke von $s = v_m \cdot t \ = \ 5\ m/s \cdot 5\ s \ = 25\ m$ zurück.

Oder: $\quad s = ½ \cdot a \cdot t^2 \quad = 25\ m.$

Jetzt macht der Fahrer eine Vollbremsung. Innerhalb von 2 Sekunden bringt er das System zum Stillstand. Wie groß ist nun die Trägheitskraft?

$F = m \cdot a$ gilt auch hier - nur müssen wir die Beschleunigung negativ einsetzen. Die Masse ist gleichgeblieben (80 kg), aber Betrag und Richtung haben sich geändert:

$$-a = \frac{v}{t} \quad = \frac{10\ m/s}{2\ s} \quad = -5\ m/s^2$$

$$F = m \cdot a \quad = 80\,kg\,(-5\,m/s^2) \quad = -400\,N$$

Dabei handelt es sich *nicht* um die Reibungskraft an den Felgenbremsen oder die Handkraft an den Bremsgriffen. Es ist das »Beharrungsvermögen«, das der Fahrer überwinden muss, um das System zwischen Reifen und Straße zum Stillstand zu bringen. Hebelübersetzungen, Seilzüge oder eine Hydraulik helfen ihm, die Kraft so zu verringern, dass seine Handkraft zum Bremsen ausreicht.

Neben dem Trägheitswiderstand der geradlinigen Beschleunigung (der Translation) tritt noch die Trägheit der drehenden Teile (Rotation) des Fahrrades auf. Wir müssen ja nicht nur das Fahrrad in eine fortschreitende geradlinige Bewegung versetzen, gleichzeitig müssen auch Laufräder, Zahnräder, Tretkurbeln und Kette eine rotierende Bewegung ausführen. Beide, Translation und Rotation, unterliegen dem Trägheitsgesetz und fordern vom Radfahrer Antriebskräfte.

Wie groß die Trägheitskräfte der Rotation sind und wovon sie abhängen, erläutern, messen und berechnen wir erst, wenn die Begriffe Drehmoment, Arbeit, Energie, Leistung und Wirkungsgrad geläufig sind.

---

[1] Ich habe absichtlich diesen großen Wert, den nur Spitzenfahrer erreichen, gewählt. Die meisten Radfahrer schaffen nur halb so große Beschleunigungen.

Arbeit, Energie und Leistung

In der Umgangssprache hat der Begriff »Arbeit« unterschiedliche Bedeutungen. In der Physik und Technik verstehen wir unter Arbeit ausschließlich die körperliche Arbeit. Sie ist von zwei Größen abhängig, der Kraft F und dem Weg s. Genauer ausgedrückt: Die Arbeit ist das Produkt aus einer Kraft F in Richtung des Weges und dem Weg s. Stimmen Kraft- und Wegrichtung überein, lautet die Formel:

Arbeit ist Kraft mal Weg	$\mathbf{W = F \cdot s}$

Welche Arbeit verrichtet der Musterradfahrer, der mit der Kraft von F = 160 N sein System s = 25 m weit beschleunigt?

$W_B = F \cdot s \quad = 160\ \text{N} \cdot 25\ \text{m} \quad = 4000$ Newtonmeter $\quad = 4000$ Nm

Eine andere Formel zur Berechnung der Beschleunigungsarbeit lautet:

$W_B = ½ \cdot m \cdot v^2 \quad = ½ \cdot 80\ \text{kg} \cdot (10\ \text{m/s})^2 \quad = 4000\ \text{kgm}^2/\text{s}^2 \quad = 4000$ Nm.

Dieser Arbeitsbetrag ist als kinetische Energie (oder Bewegungsenergie) im System gespeichert. Beim Ausrollen oder Bremsen gibt das System diesen Energiebetrag wieder ab: Reibungswiderstände wandeln die Energie in Wärme um. Meist gibt man Energiebeträge nicht in Newtonmeter, sondern in Joule an: Der Radfahrer stellt also für die Beschleunigungsarbeit 4000 J oder 4 kJ Energie zur Verfügung.

Ein Radfahrer mit einer 10 % größeren (System)Masse muss - gleiche Endgeschwindigkeit vorausgesetzt - auch 10 % mehr Energie aufbringen als sein leichterer Kollege. Während die Masse linear in die Gleichung eingeht ($W \sim m$), steigt der Energiebetrag quadratisch mit der Geschwindigkeit ($W \sim v^2$). Wollen wir die Geschwindigkeit verdoppeln, müssen wir die vierfache Arbeit verrichten. Oder anders herum: Steht eine doppelte Energiemenge zur Verfügung, können wir die Geschwindigkeit nur um 41 % steigern!

Rechnung: $$\frac{\Delta v}{v} = \frac{\sqrt{2 \cdot \frac{2\,W_B}{m}} - \sqrt{\frac{2\,W_B}{m}}}{\sqrt{\frac{2\,W_B}{m}}} = \frac{\sqrt{2} - 1}{1} = 41\,\%$$

Unter »Leistung« versteht man in der Physik und Technik das Verhältnis von Arbeit und Zeit: Wenn wir davon ausgehen, dass die Richtung der Kraft mit der Wegrichtung übereinstimmt, also $W = F \cdot s$ ist, können wir auch schreiben:

$$P = \frac{W}{t} \qquad P = F \cdot \frac{s}{t} \qquad P = F \cdot v$$

Leistung = Kraft mal Geschwindigkeit	$\mathbf{P = F \cdot v}$

Die Einheit der Leistung muss also Nm/s sein. Für 1 Nm/s schreibt man 1 Watt oder 1 W.

Uns ist allen die Leistungseinheit Kilowatt geläufig: 1 kW sind 1000 Nm/s. Da 1 Nm = 1 J ist, können wir die Leistung auch in J/s angeben: 1 W = 1 Nm/s = 1 J/s.

Die Leistung des Musterradfahrers, der mit einer Kraft von 160 N sein System auf eine Geschwindigkeit von 10 m/s beschleunigt, beträgt am Anfang 0 Watt und am Ende

$P = F \cdot v \quad = 160\,N \cdot 10\,m/s \quad = 1600\,Watt \quad = 1{,}6\,kW$.

Die mittlere Leistung kann über die mittlere Geschwindigkeit bestimmt werden:

$P = F \cdot v_m \quad = 160\,N \cdot 5\,m/s \quad = 800\,Watt$

Für die s = 25 m lange Beschleunigungsstrecke braucht der "Musterradfahrer" t = 5 s, denn $t = v_m \cdot s$

Die Formel $P = \frac{W}{t}$ führt zu dem gleichen Ergebnis:

$$P = \frac{W_B}{t} = \frac{4000\,J}{5\,s} = 800\,J/s = 800\,Watt$$

Kann ein Radfahrer überhaupt eine Leistung von 800 Watt oder gar 1600 Watt aufbringen? Die Begriffe Dauerleistung und Kurzleistung bedürfen einer vorläufigen Klärung.

Unser Musterradfahrer mit der Systemmasse m = 80 kg kann bei einer durchschnittlichen Fahrwiderstandskraft von F_F = 50 N längere Zeit fahren. Dann erfährt das System eine Beschleunigung von: $a = \frac{F_F}{m} = \frac{50\,N}{80\,kg} = 0{,}625\,m/s^2$

Wenn der Radfahrer aus dem Stillstand heraus startet, hat er nach 2 Minuten (= 120 s) eine Endgeschwindigkeit von:

$v = a \cdot t \quad = 0{,}625\,m/s^2 \cdot 120\,s \quad = 75\,m/s \quad = 270\,km/h$.

Das kann doch nicht stimmen! Wo liegt der Fehler? Sind die mit wachsender Fahrgeschwindigkeit ansteigenden Fahrwiderstände die Begründung? Der Luftwiderstand wächst zwar quadratisch mit der Geschwindigkeit, wie ab Seite 59 erläutert wird, kann aber nicht der einzige Grund für die unrealistisch große Endgeschwindigkeit sein. Denn wäre allein der Luftwiderstand zu überwinden, sind schon bei einer sehr kleinen Geschwindigkeit die Pedalkräfte aufgezehrt. Und da wir uns - zumindest theoretisch - Bedingungen vorstellen können, bei denen der Luftwiderstand nicht auftritt (z.B. bei einem c_w - Wert gleich Null), muss eine andere »Größe« die mögliche Endgeschwindigkeit begrenzen.

Diese Größe ist die *Dauerleistung* oder *Normalleistung*.

Sie ist auf jeden Fall sehr viel kleiner als die Leistung, die das System am Ende der zweiten Minute aufbringen muss:

$P = F_F \cdot v \quad = 50\,N \cdot 75\,m/s \quad = 3{,}75\,kW$.

Diese Kurzleistung kann kein Mensch über eine längere Zeit verrichten, sondern nur während einer extrem kurzen Zeitspanne, z.B. beim Hochreißen eines Gewichtes.

Ein gut trainierter Radfahrer kann eine Dauerleistung von etwa 300 Watt ausschließlich für den Hinterradantrieb aufbringen, und das über einen längeren Zeitraum. Bei einer Geschwindigkeit von 10 m/s resultiert daraus eine Antriebskraft am Hinterrad von

$$F_F = \frac{P}{v} = \frac{300\,Nm/s}{10\,m/s} = 30\,N.$$

Aus den bekannten Beziehungen $P = F \cdot v$ und $F = m \cdot a$ folgt:

$$a = \frac{F}{m} \quad \text{oder} \quad a = \frac{P}{m \cdot v}$$

Was sagt uns die letzte Formel? Die Beschleunigung nimmt umgekehrt proportional zur Geschwindigkeit ab, genauer: $a \sim 1/\sqrt{t}$ (hier nicht abgeleitet).

Oder: Mit steigender Geschwindigkeit (bei konstanter Leistung und konstanter Masse) wird die Beschleunigung immer kleiner. Und hinzu kommt noch, dass der Luftwiderstand, der Rollwiderstand und der Steigungswiderstand die zur Verfügung stehende Leistung zum Beschleunigen weiter verringern.

Wirkungsgrad

Der menschliche Motor als Antriebsmaschine für das Fahrrad führt dem System - also auch sich selbst - eine bestimmte Energiemenge zu. Nur ein Teil davon kommt als »Nutzarbeit« zum Einsatz; ein großer Teil geht verloren durch

- Erwärmung des Körpers
- Transpiration
- Transportarbeit für den Muskeltreibstoff
- Stoffwechselarbeit

Das sind die physiologischen Verluste, die wir mit 75 % der zugeführten Energie annehmen (eine ausführliche Betrachtung erfolgt im Kapitel »Energie- und Leistungsbilanz« ab Seite 218). Es verbleiben also für die Nutzarbeit nur noch 25 % zur Überwindung der äußeren Widerstände.

Unter dem Wirkungsgrad η versteht man den Quotienten aus der Nutzarbeit W_n und der zugeführten Energie W:

$$\eta = \frac{\text{Nutzarbeit } W_n}{\text{zugeführte Energie } W}$$

In dem Beispiel von Seite 30 beträgt die Nutzarbeit 4000 Nm, die zu einer Beschleunigung des Musterfahrers von 0 m/s auf 10 m/s innerhalb von 5 s führt. Bei einem physiologischen Wirkungsgrad von $\eta = 0{,}25$ muss die »Wärmemaschine Mensch« eine Energie von:

$$W = \frac{4000\,\text{J}}{0{,}25} = 16\,000\,\text{J} \text{ oder } W = 16\,\text{kJ} \text{ aufbringen.}$$

Zu den physiologischen Verlusten kommen noch mechanische hinzu: Kraftverluste durch falsche Sitzposition, Fahrfehler, »unrunden Tritt«, Lager- und Kettenreibung u.a.m. Trotzdem kann man sagen, dass das Fahrrad von allen Fahrzeugen den besten Wirkungsgrad hat.

Drehmoment, Dreharbeit und Drehleistung

Beim Radfahren haben wir es mit einer Vielzahl von Bewegungsformen zu tun: pendelnde Bewegung (Gliedmaßen), fortschreitende Bewegung (Kette, Gesamtsystem), schwingende Bewegung (Rahmen) und drehende Bewegung (Lenker, Kurbel, Laufräder, Pedale). Für die fortschreitende Bewegung haben wir das Kraftgesetz erläutert:

$$F = m \cdot a$$

Ist ein Körper aber durch einen festen Achspunkt A (Fall a in Bild 26) an einer fortschreitenden Bewegung gehindert, kann die Kraft F *keine* Bewegung verursachen. Betrachten wir den Fall b in Bild 26. Die Wirkungslinie l der Kraft F geht nicht durch den Drehpunkt A. Die Kraft *F* erzeugt nun eine Bewegung, und zwar eine Drehbewegung um die feste Achse A.

Bild 26 Ableitung des Drehmomentes. Definition: Der Abstand des Drehpunktes A von der Wirkungslinie l der Kraft F heißt Hebelarm der Kraft.

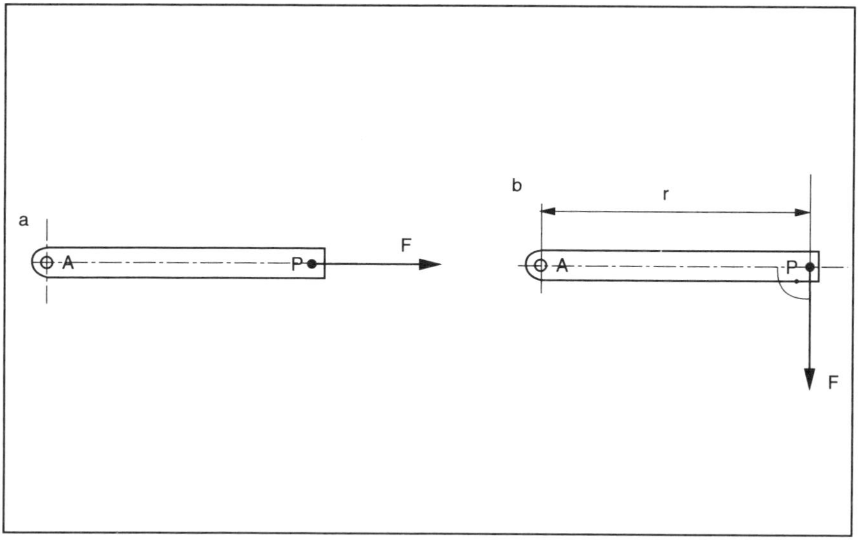

Wir stellen fest: Die Drehwirkung wächst

- mit steigender Kraft F
- mit längerem Abstand r (Hebelarm)

Wir bezeichnen das Produkt aus Kraft F und Hebelarm r als Drehmoment M: $M = F \cdot r$

Greift aber die Kraft *nicht* tangential an, kommt sie nur unvollständig zur Wirkung, weil sich der Angriffspunkt P nur auf einer Kreislinie um den Drehpunkt A bewegen lässt (Bild 27 a). Nur die Tangentialkomponente F_t wirkt drehend, während die Radialkomponente F_r eine Druckkraft F_p, ausübt (Bild 27 b).

$M = F_t \cdot r$ oder $M = F \cdot r \cdot \sin\alpha$ mit $r \cdot \sin\alpha$ als »Kraftarm«.

Gerade beim Radfahren macht sich dieser Drehmomentverlust bemerkbar, wenn man den »runden Tritt« nicht anwendet oder beherrscht (siehe das Kapitel »Der runde Tritt« ab Seite 177).

Die Einheit des Drehmomentes ist Newtonmeter. Uns fällt auf, dass es auch die Einheit der Arbeit ist:

$W = F \cdot s$.

Aber es besteht ein entscheidender Unterschied: Das Drehmoment verrichtet allein noch keine Arbeit, denn Kraft und Weg weisen nicht in dieselbe Richtung (die wirksame Kraft steht senkrecht auf dem Kraftarm). Deshalb darf man die Newtonmeter beim Drehmoment nicht gleich Joule setzen! Erst der zurückgelegte Weg b entlang des Kreisbogens (Bild 27 b) multipliziert mit der Tangentialkraft F_t ergibt die Rotationsarbeit W_{rot}!

Bild 27 Nur die Tangentialkomponente F_t der Kraft F wirkt sich auf das Drehmoment aus.

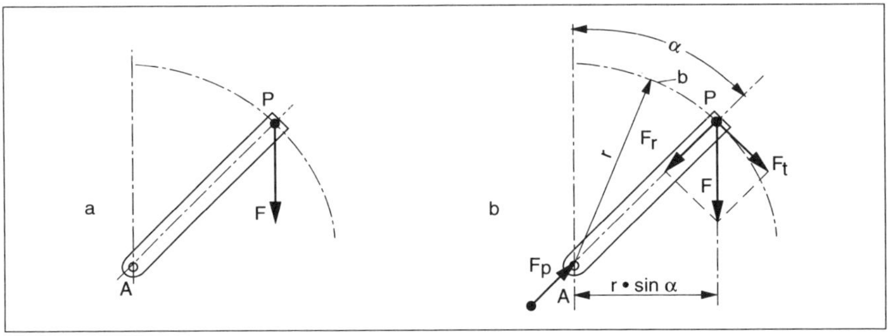

$$W_{rot} = F_t \cdot b \quad = F_t \cdot r \cdot \varphi \quad = M \cdot \varphi$$

Und die Drehleistung P_{rot} ist dann der Quotient aus der Rotationsarbeit W_{rot} und der Zeit t, in der die Rotationsarbeit verrichtet wird:

$$P_{rot} = \frac{W_{rot}}{t} \quad \text{oder} \quad P_{rot} = M \cdot \omega, \ \text{denn}\ \omega \ \text{ist}\ \frac{\varphi}{t}.$$

Sind Drehmoment und Drehzahl bekannt, lautet die Formel für die Rotationsenergie:

$$P_{rot} = 2 \cdot \pi \cdot M \cdot \frac{n}{60} \quad \approx 0{,}1 \cdot M \cdot n$$

An einem einfachen Beispiel sollen die Begriffe Leistung, Drehmoment und Dreharbeit noch einmal erläutert werden. Unser Musterradfahrer kurbelt mit n = 90 Umdrehungen pro Minute und leistet dabei P = 300 Watt. Welches Drehmoment M überträgt er auf die Tretlagerwelle?

$$M = \frac{60\ \text{s/min} \cdot P\ \text{Nm/s}}{2 \cdot \pi \cdot\ n\ 1/\text{min}} \quad = \frac{60 \cdot 300}{2 \cdot 3{,}14 \cdot 90} \quad = 32\ \text{Nm}$$

Bei einer Kurbelarmlänge von 170 mm (= 0,17 m) entspricht das einer Umfangskraft von:

$$F = \frac{M}{r} \quad = \frac{32\ \text{Nm}}{0{,}17\ \text{m}} \quad = 188\ \text{N}$$

- je Pedal also 94 N – falls er mit perfektem runden Tritt kurbelt.

Um die Frage nach der Dreharbeit beantworten zu können, muss man den zurückgelegten Weg beider Pedale kennen, denn Arbeit ist Kraft mal Weg. Bei *einer* vollständigen Umdrehung beträgt die Dreharbeit:

$$W = F \cdot s \quad = F \cdot 2 \cdot \pi \cdot r \quad = 188\ \text{N} \cdot 6{,}28 \cdot 0{,}17\ \text{m} \quad \approx 200\ \text{Nm} \ \text{oder}\ 200\ \text{J}.$$

Nach n = 90 Umdrehungen hat er die Dreharbeit von W = 18 000 Nm verrichtet. Und das innerhalb von t = 60 Sekunden.

Wir erinnern uns: Leistung ist das Verhältnis von Arbeit und Zeit. Und exakt erhalten wir die eingesetzte Leistung, wenn wir die 18 000 Nm durch die 60 Sekunden teilen:

$$P = \frac{18\,000\,\text{Nm}}{60\,\text{s}} = 300\,\text{Nm/s} \quad = 300\,\text{W}.$$

Wichtig ist noch die Kenntnis der Drehrichtung des Drehmomentes, denn es ist nicht egal, in welche Richtung sich die Achse (besser: Welle) des Drehkörpers dreht. Das werde ich bei der Besprechung der Kreiselkräfte an den Laufrädern genauer erläutern.

Rotatorischer Beschleunigungswiderstand

Auch die rotierenden Teile des Fahrrades unterliegen der Trägheit. Um die Laufräder, Kettenblatt, Kurbel, Kette usw. in Drehbewegung zu versetzen und zu beschleunigen, benötigen sie Antriebskräfte (bzw. Antriebsdrehmomente), die zu den Widerstandskräften der geradlinigen Bewegung (den translatorischen Beschleunigungswiderständen) addiert werden müssen.

Die eine Größe zur Bestimmung der rotatorischen Trägheitskraft ist schon bekannt: die Tangentialbeschleunigung a_t (Bild 22, Seite 24). Aber wie sieht es mit der Masse aus? Bei der geradlinigen Bewegung werden alle Massenteilchen mit dem gleichen Betrag beschleunigt, denn die Geschwindigkeit - und damit auch die Geschwindigkeitsänderung - ist für alle Massenpunkte gleich groß. Deshalb können wir die Trägheitskraft der Translation leicht bestimmen: $F = m \cdot a$

Bei drehenden Teilen ist die Bestimmung der Trägheitskraft schwieriger, denn die einzelnen Massenpunkte haben unterschiedliche Geschwindigkeiten. Hinzu kommt noch, dass die Massenverteilung über dem Drehkörper oft ungleich ist. Dazu ein Beispiel:

Welches der beiden in Bild 28 gezeigten Räder lässt sich leichter in eine Drehbewegung versetzen? Oder anders gefragt: Welches Rad setzt einer Winkelbeschleunigung einen geringeren Widerstand entgegen, Rad 1 oder Rad 2? Beide Räder sollen die gleiche Masse von 2 kg haben.

Bild 28

Beide Räder haben die gleiche Masse.

Welches Rad lässt sich leichter in Drehbewegung versetzen?

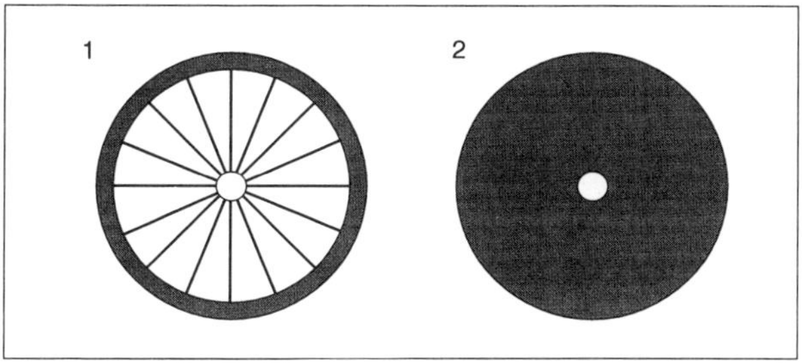

Beim Rad 1 befindet sich der Hauptteil der Masse in der Nähe des Umfangs, also in Felge und Reifen; beim Rad 2 ist die Masse gleichmäßig verteilt. Aus Erfahrung wissen wir, dass sich das Rad 2 leichter in Drehung versetzen und anhalten lässt als Rad 1. Rad 1 hat ein größeres »Schwungmoment«. Deshalb ist für die Bestimmung der rotatorischen Trägheitskraft nicht nur die Masse m, sondern auch noch die Verteilung der Masse - ihr Abstand r vom Drehpunkt - wichtig.

Wir nennen das Gegenstück zur trägen Masse der Translation bei der drehenden Bewegung das *Trägheitsmoment* (oder Schwungmoment). Es berechnet sich zu:

$I = m \cdot r^2$ mit der Einheit kgm^2

und gilt für einen Massenpunkt m auf einer Kreisbahn mit dem Radius r.

Bild 29

Der Massenpunkt m hat das Trägheitsmoment $I = m \cdot r^2$

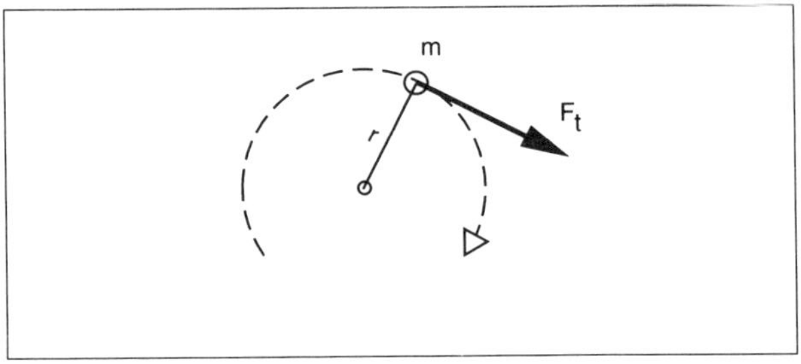

Bei ausgedehnten Körpern können wir das Trägheitsmoment nicht mehr nach der Gleichung $I = m \cdot r^2$ bestimmen. Wir denken uns den Körper in einzelne Massenelemente Δm zerlegt und multiplizieren mit den entsprechenden Einzelradien. Dann addieren wir alle Einzelträgheitsmomente:

$$I = \Delta m_1 \cdot r_1^2 + \Delta m_2 \cdot r_2^2 + \Delta m_3 \cdot r_3^2 + \ldots\ldots \Delta m_n \cdot r_n^2$$

Die Rechnung liefert für eine Scheibe wie das Rad 2 in Bild 28 das Trägheitsmoment

$$I = \frac{1}{2} m \cdot r^2 .$$

Für ein Speichenrad genügt in erster Näherung die Formel $I = m \cdot r^2$ – vorausgesetzt, die Drehachse geht durch den Schwerpunkt.

Ein 27"-Vorderrad mit Schlauchreifen und einer Masse von 1,2 kg hat demnach ein Trägheitsmoment von: $I_V = 1{,}2\,kg \cdot (0{,}335\,m)^2 = 0{,}135\,kgm^2$ und das Hinterrad der Masse von 1,53 kg $I_H = 1{,}53\,kg \cdot (0{,}335\,m)^2 = 0{,}172\,kgm^2$, zusammen also $I_{ges} = 0{,}307 kgm^2$.

Mit einem einfachen Pendelversuch habe ich das Trägheitsmoment des Vorderrades überprüft (Bild 30). Aus der Formel für die Periodendauer T eines physikalischen Pendels habe ich durch Umstellung nach I das Trägheitsmoment berechnet:

Bild 30

Bestimmung des Trägheitsmomentes eines Rades durch "Auspendeln".

$$I = \frac{T^2 \cdot m \cdot g \cdot l}{4\pi^2}$$

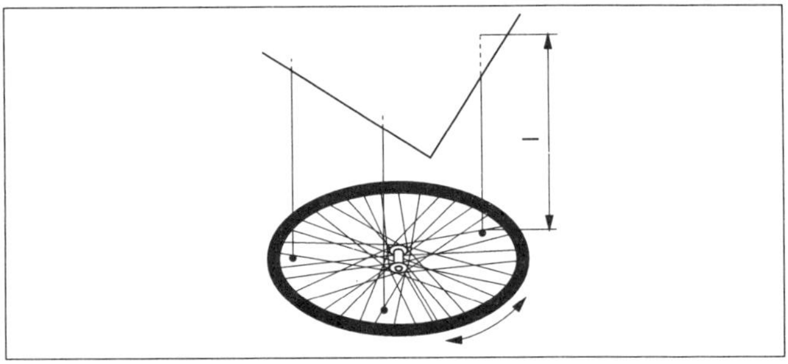

Für 20 Schwingungen habe ich 24 Sekunden gestoppt. Eine Schwingung hat dann die Periodendauer T von 1,2 s. Pendellänge l = 0,304 m und Masse m = 1,35 kg sind die noch fehlenden Werte.

$$I = \frac{(1{,}2\,s)^2 \cdot 1{,}35\,kg \cdot 9{,}81\,m/s^2 \cdot 0{,}304\,m}{4 \cdot 3{,}14^2} = 0{,}147\,kgm^2$$

Das im Experiment ermittelte Massenträgheitsmoment des Vorderrades stimmt mit dem »nur« aus der Formel berechneten fast überein.

Die anderen drehenden Teile des Fahrrades tragen ebenfalls einen Anteil zum Gesamtträgheitsmoment bei. Nach einer groben Schätzung ergibt sich ein Gesamt-Massenträgheitsmoment von:

$I_{ges} = 0{,}4\ kgm^2$.

Wir betrachten noch einmal Bild 29, bei dem auf einen Massenpunkt m die Umfangskraft F_t wirkt. Diese Kraft beschleunigt den Punkt mit der Tangentialbeschleunigung a_t und es gilt: $a_t = \alpha \cdot r$ (vergleiche auch Bild 22, Seite 24).

$$F_t = m \cdot a_t \qquad = m \cdot \alpha \cdot r$$

Das ist unsere Grundgleichung der Mechanik: Kraft ist Masse mal Beschleunigung - hier für die Rotation!

Auf beiden Seiten der Gleichung multiplizieren wir noch mit dem Radius r:

$$F_t \cdot r = m \cdot \alpha \cdot r^2$$

Das Produkt $F_t \cdot r$ nennen wir Drehmoment M (besser: Beschleunigungsdrehmoment), und auf der rechten Seite der Gleichung entdecken wir mit $m \cdot r^2$ das Massenträgheitsmoment I - die rechnerische Größe für die Trägheit der Masse bei der Drehbewegung. Die Grundgleichung der Dynamik bei der Rotation lautet:

Drehmoment = Massenträgheitsmoment mal Winkelbeschleunigung $M = I \cdot \alpha$

Dies hört sich etwas komplizierter an als das Grundgesetz der Translation $F = m \cdot a$. Wir müssen uns darüber im klaren sein, dass bei der Translation die Kraft F die Ursache einer Beschleunigung ist und bei der Rotation das Drehmoment M.

Auf Seite 30 haben wir berechnet, welche Bewegungsenergie in einer 80 kg großen Masse (in unserem System) gespeichert ist, die auf eine Geschwindigkeit von 10 m/s gebracht wurde. Aus der Formel: $W_B = \frac{1}{2} m \cdot v^2$ ergibt sich ein Betrag von 4000 Nm bzw. 4000 J.

Dreharbeit und Drehenergie haben analoge Größen zur Bewegungsenergie der Translation:

Es gilt: $W_{Rot} = \frac{1}{2} m \cdot v^2 \quad = \frac{1}{2} m (r \cdot \omega)^2 \quad = \frac{1}{2} m \cdot r^2 \cdot \omega^2 \quad = \frac{1}{2} I \cdot \omega^2$

Mit der Winkelgeschwindigkeit ω = 30 1/s des mit 36 km/h dahinrollenden Radfahrers und dem oben bestimmten Massenträgheitsmoment von I_{ges} = 0,4 kgm² erhält die Rotationsenergie einen Betrag von:

$$W_{Rot} = 0{,}5 \cdot 0{,}4\,kg/m^2 \cdot (30\,1/s) \quad = 180\,Nm \quad = 180\,J.$$

Die Winkelgeschwindigkeit ω = 30 1/s ist natürlich nur für die beiden Laufräder korrekt, die übrigen drehenden Teile am Fahrrad haben etwas geringere Werte. Für die beiden Laufräder allein ist die Rotationsenergie kleiner: $W_{Rot} = 0{,}5 \cdot 0{,}307 \cdot 30^2 \quad = 138\,J$.

Die gesamte Bewegungsenergie des Systems beträgt also:

$$W_{ges} = W_B + W_{Rot}$$

$$W_{ges} = W_{trans} + W_{Rot} \qquad (W_B \equiv W_{trans})$$

$$W_{ges} = 4000\,J + 180\,J \qquad = 4180\,J.$$

Der Anteil der Drehenergie an der Gesamtenergie macht ca. 4 % aus.

Man hört oft das Argument, dass kleinere Räder leichter laufen als größere. Wie groß ist eine (mögliche) Energieersparnis, wenn der Musterradfahrer statt 27"- Räder 24"- Räder mit *gleicher Masse* einsetzt?

$$\frac{I_{27''}}{I_{24''}} = \frac{2\,m \cdot r_1^2}{2\,m \cdot r_2^2} = \left(\frac{27}{24}\right)^2 = 1{,}27$$

- Das Massenträgheitsmoment der kleineren Laufräder ist zwar um den Faktor 1,27 geringer, aber um den gleichen Betrag ist die Winkelgeschwindigkeit größer geworden.
- W_{Rot1} ist gleich W_{Rot2} , also kann von einer Energieeinsparung keine Rede sein. Erst wenn die kleineren Laufräder eine geringere Masse als die größeren haben, spart man Rotations- und Translationsenergie.

$$\frac{W_{Rot1}}{W_{Rot2}} = \frac{1/2 \cdot I_1 \cdot \omega_1^2}{1/2 \cdot I_2 \cdot \omega_2^2} = \frac{m \cdot r_1^2 \left(\frac{v}{r_1}\right)^2}{m \cdot r_2^2 \left(\frac{v}{r_2}\right)^2} = 1$$

Steigungswiderstand

Neben der Beschleunigungsarbeit W_B spielt die Hubarbeit W_H eine wichtige Rolle. Der hier zu überwindende Widerstand ist der Steigungswiderstand oder die Hangabtriebskraft F_{St}. Die Hangabtriebskraft ist ein Teil der Gewichtskraft. Sie wirkt parallel zur Fahrbahn und will das System rückwärts rollen lassen.

Es gilt: Je größer die Steigung, desto größer die Hangabtriebskraft. Bei einem Steigungswinkel von α = 90° müsste der Radfahrer senkrecht nach oben fahren. Dann ist die Hangabtriebskraft gleich der Gewichtskraft. Steigung 14 % bedeutet, dass der Radfahrer auf 100 m Grundlinie (das ist die Strecke AB in Bild 31) 14 Höhenmeter (Strecke BC) überwinden muss.

Für unseren Musterradfahrer (F_G = 800 N), der die 14 % Steigung fährt, lässt sich die Hangabtriebskraft leicht berechnen:

$$\sin\alpha = \frac{\text{Hangabtriebskraft } F_{St}}{\text{Gewichtskraft } F_G}$$

Bei kleinen Steigungen (α < 8°) können wir die Steigungsangabe gleich dem Sinuswert setzen. 14 % entsprechen dann dem Sinuswert von 0,14 (genau 0,1388). Damit hat die Hangabtriebskraft einen Betrag von:

$F_{St} = F_G \cdot \sin\alpha \qquad = 800\,N \cdot 0{,}14 \qquad = 112\,N$

Bild 31 Die Hangabtriebskraft F_{St} als Teil der Gewichtskraft F_G.

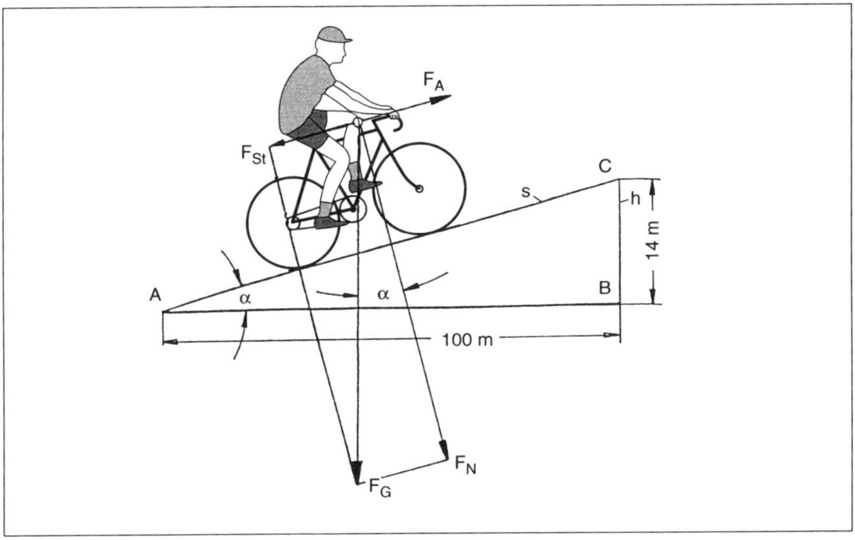

Mit der Antriebskraft F_A überwindet der Radfahrer aus Bild 31 die Hangabtriebskraft F_{St} längs des Weges s (Strecke AC). Damit lässt sich die Hubarbeit W_H ausrechnen:

$W_H = F_{St} \cdot s$

Mit Hilfe des pythagoreischen Lehrsatzes ergibt sich der Weg s:

$s^2 = (AB)^2 + (BC)^2 \qquad = \sqrt{(100\,m)^2 + (14\,m)^2} \qquad = \sqrt{10\,196\,m} \qquad = 101m$

und die Hubarbeit

$W_H = 112\,N \cdot 101m \qquad = 11312\,Nm \qquad \approx 11kJ$

Das gleiche Ergebnis erhalten wir, wenn das Gewicht des Systems direkt mit der Steigungshöhe h oder der Steigungsangabe in % (hier 14) multipliziert wird:

$W_H = F_G \cdot h \qquad = 800\,N \cdot 14\,m \qquad = 11200\,Nm \qquad \approx 11kJ$

Die Steigungsangabe haben wir gleich dem Sinuswert gesetzt - daher die geringe Abweichung.

Hier begegnet uns ein physikalisches Grundgesetz, die sogenannte »Goldene Regel der Mechanik«: *Was man an Kraft spart, muss man an Weg zugeben.* Je flacher die Steigung, desto länger muss die zurückgelegte Wegstrecke sein, will man den gleichen Höhenunterschied überwinden. Oder umgekehrt:

Wollen wir nach einer möglichst kurzen Fahrtstrecke eine bestimmte Höhe bewältigen, müssen wir entsprechend mehr Kraft einsetzen. Die Arbeit ist in beiden Fällen die gleiche. Diese Art Arbeit, bei der wir einen Steigungswiderstand überwinden, heißt Hubarbeit mit der einfachen Formel:

$$W_H = m \cdot g \cdot h$$

wobei $m \cdot g$ die Gewichtskraft des Systems bedeutet.

Aus der Formel für die aufzubringende Hubarbeit beim Bergauffahren ergeben sich Konsequenzen:

- Eine größere Masse erfordert in jedem Fall mehr Hubarbeit. Es lohnt sich also kaum, am Fahrrad eine geringe Masse einzusparen, wenn der Fahrer selbst Übergewicht hat.
- Geht der Fahrer in den Wiegetritt, setzt er einen Großteil seines Körpergewichts als Pedalkraft ein. In diesem Fall ist eine kleine Fahrradmasse im Verhältnis zur Masse des Fahrers günstig. Es kann sogar von Vorteil sein, einen Rucksack vom Gepäckträger zu nehmen und ihn auf dem Rücken tragen – aber nur, wenn im Wiegetritt der Körper wenig, das Rad umso stärker geneigt wird.
- Wer bergauf Kraft sparen will, muss einen entsprechend größeren Weg zurücklegen. Das kann durch »Schlangenlinienfahren« gelingen. Die Schlangenlinien haben eine ähnliche Wirkung wie Serpentinen: Sie verkleinern auf Kosten des Weges den Steigungswinkel und damit auch den Steigungswiderstand.
- Die einfachste Methode, Kraft auf Kosten des Weges einzusparen, ist das Herunterschalten auf eine kleinere Übersetzung (siehe dazu das Kapitel: »Auslegung einer Kettenschaltung« ab Seite 163).

Die Hubarbeit zur Überwindung des Steigungswiderstandes geht nicht verloren: Sie ist als »Lageenergie« oder »potentielle Energie« im System gespeichert und kann bei Bedarf wieder abgegeben werden. Ein Grundgesetz der Physik lautet:

Energie kann nicht verloren gehen, sie kann aber von einer Energieform in eine andere umgewandelt werden.

Das ist der Energieerhaltungssatz. Mit ihm lösen wir interessante Probleme:

a) Umwandlung der Bewegungsenergie in Lageenergie

Der Musterradfahrer fährt mit v = 36 km/h (Bild 32). Welche Höhe h erreicht er, wenn er mit seiner gespeicherten Bewegungsenergie W_B im Leerlauf einen Hügel heraufrollt (von Reibungs- und Rotationsverlusten sehen wir vorläufig ab)?

Kinetische Energie = Potentielle Energie

Bewegungsenergie W_B = Lageenergie W_H

$$\frac{1}{2} m \cdot v^2 = m \cdot g \cdot h$$

Bild 32 Umwandlung der Bewegungsenergie in Lageenergie

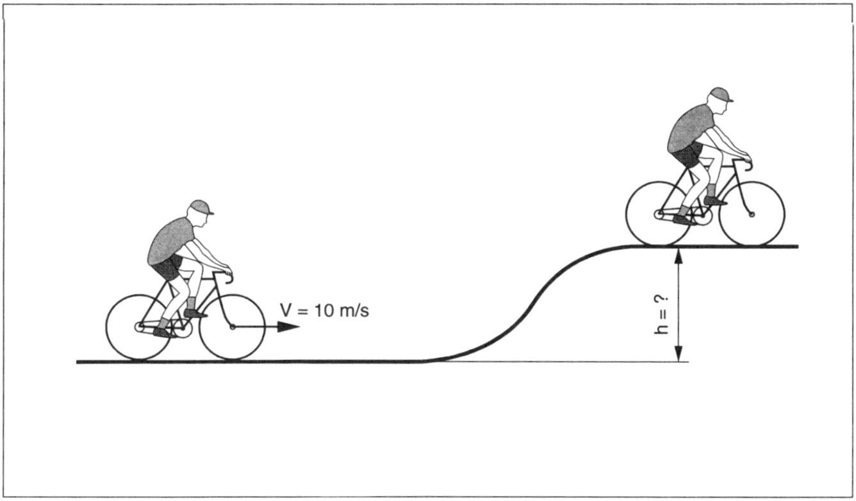

- Die Masse des Systems - hier 80 kg - kürzt sich heraus. Sie spielt bei dieser Fragestellung keine Rolle. Ein 100 kg schwerer Fahrer erreicht die gleiche Höhe wie sein leichterer Kollege. In diesem Fall hat die Physik ein Einsehen mit den Übergewichtigen.

$$\frac{1}{2} \cdot v^2 = g \cdot h \qquad h = \frac{v^2}{2 \cdot g} = \frac{(10\,m/s)^2}{2 \cdot 9{,}81\,m/s^2} = 5{,}1\,m$$

Hat der Radfahrer diese Höhe erreicht und seine Geschwindigkeit auf Null abgebaut, ist seine gespeicherte Bewegungsenergie voll in Hubarbeit umgewandelt und als Lageenergie erneut gespeichert.

Häufiger will man wissen, wie groß die Fahrgeschwindigkeit wird, wenn man sich von einer bestimmten Höhe herabrollen lässt. Hier spielt natürlich auch der Luftwiderstand eine größere Rolle, wie ich ab Seite 59 zeige.

b) Umwandlung der Lageenergie in Bewegungsenergie

Auf welche (theoretische) Endgeschwindigkeit v kommt ein Radfahrer (Bild 33), der aus 14 m Höhe herabrollt?

$$W_H = W_B \qquad m \cdot g \cdot h = \frac{1}{2} m \cdot v^2$$

Wieder spielt die Masse des Systems keine Rolle, wenn wir (vorläufig) von den Trägheitskräften der rotierenden Teile absehen.

$$v = \sqrt{2 \cdot g \cdot h} = \sqrt{2 \cdot 9{,}81\,m/s^2 \cdot 14\,m} = 16{,}7\,m/s \approx 60\,km/h.$$

Bild 33

Ein Radfahrer lässt sich aus dem Stillstand aus 14 m Höhe herunterrollen. Lageenergie wird dabei in Bewegungsenergie umgewandelt.

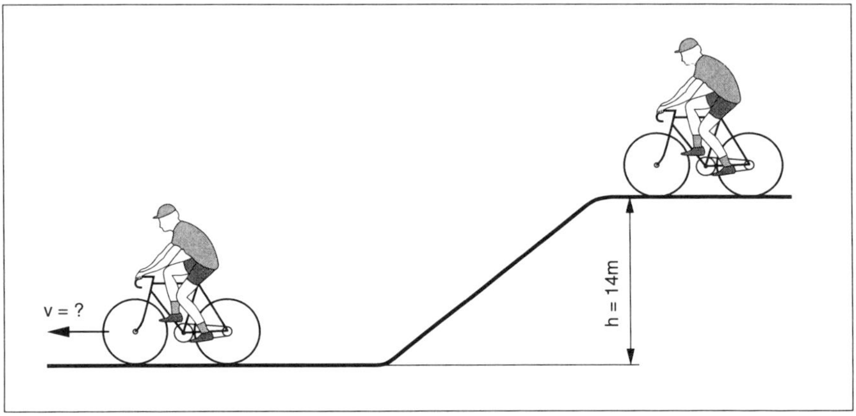

Das bedeutet: Fährt ein Radfahrer (reibungsfrei) eine schiefe Ebene hinunter, so ist seine Endgeschwindigkeit v immer $\sqrt{2g \cdot h}$, bzw. $4{,}43\sqrt{h}$

mit v in m/s, h in m bzw. $16\sqrt{h}$ in km/h - unabhängig vom Neigungswinkel (siehe Bild 34)!

Bild 34

Beide Radfahrer sind am Ende des Gefälles gleich schnell. Die Endgeschwindigkeit ist unabhängig vom Neigungswinkel.

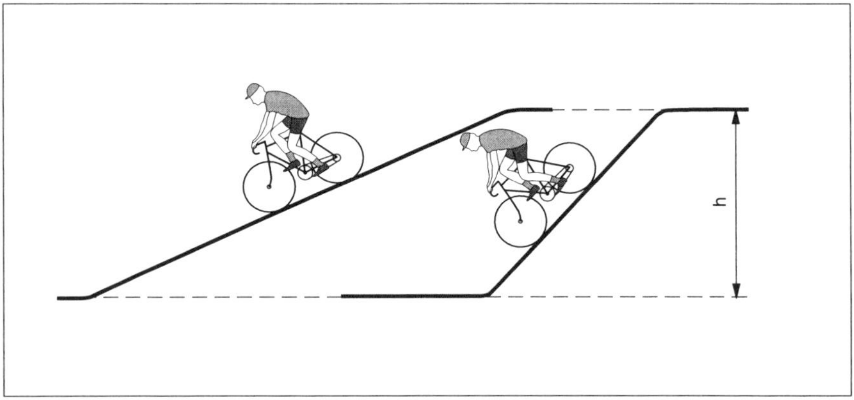

Der Radfahrer in Bild 35 will in <u>möglichst kurzer Zeit</u> von A nach B herunterrollen. Welchen Weg sollte er nehmen: Von A direkt nach B oder über die steilere Teilstrecke von A über C nach B?

Bild 35

Die Zeitdauer für das (reibungsfreie) Herunterrollen entlang der Strecke ACB ist kürzer als entlang der Strecke AB.

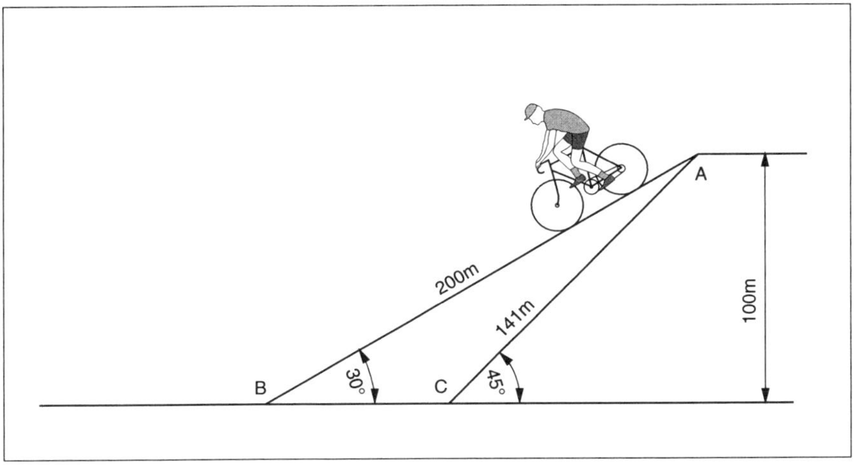

Das Ergebnis ist überraschend, aber physikalisch eindeutig (Fahrwiderstände wurden vernachlässigt) :

Für die Beschleunigung entlang der schiefen Ebene gilt: $a = g \cdot \sin\alpha$

$$x = \frac{1}{2} a \cdot t^2 \quad \rightarrow t = \sqrt{\frac{2x}{a}} \quad = \sqrt{\frac{2x}{g \cdot \sin\alpha}}$$

Benötigte Zeit von A nach B.

$$t = \sqrt{\frac{2 \cdot 200\,\text{m}}{9{,}81\,\text{m/s}^2 \cdot \sin 30^\circ}} \quad = 9{,}03\,\text{s}$$

Benötigte Zeit von A nach C:

$$t = \sqrt{\frac{2 \cdot 141\,\text{m}}{9{,}81\,\text{m/s}^2 \cdot \sin 45^\circ}} \quad = 6{,}38\,\text{s}$$

Geschwindigkeit im Punkt B: $v = \sqrt{2g \cdot h} \quad = \sqrt{2 \cdot 9{,}81\,\text{m/s}^2 \cdot 100\,\text{m}} \quad = 44{,}3\,\text{m/s}$

Benötigte Zeit von C nach B:

$$t = \frac{x}{v} \quad = \frac{73\,\text{m}}{44{,}3\,\text{m/s}} \quad = 1{,}65\,\text{s}$$

Die Zeitdauer von A über C nach B beträgt 6,38 s + 1,65 s = 8,03 s. Auf diesem Weg ist der Radfahrer 1 Sekunde früher im Punkt B!

Steigungsleistung

Um die Leistung zur Überwindung des Steigungswiderstandes zu bestimmen, müssen wir noch die Fahrgeschwindigkeit kennen:

$$P_{St} = F_{St} \cdot v \quad = m \cdot g \cdot v \cdot \sin\alpha \quad \text{oder} \quad P_{St} \approx m \cdot g \cdot v \cdot \frac{\text{Steigungs-\%}}{100}$$

Der Musterradfahrer benötigt eine Leistung von 329 Watt, wenn er eine 15%-Steigung mit einer Geschwindigkeit von 10 km/h (= 2,8 m/s) bewältigen will. Die Rechnung sieht so aus:

$$P_{St} = 80\,\text{kg} \cdot 9{,}81\,\text{m/s}^2 \cdot 2{,}8\,\text{m/s} \cdot 0{,}15 \quad = 329\,\text{W}.$$

Bild 36

Steigungsleistung des 80 kg Systems »Fahrer + Rad« bei verschiedenen Fahrgeschwindigkeiten und den Steigungen 5%, 10 % und 15 %.

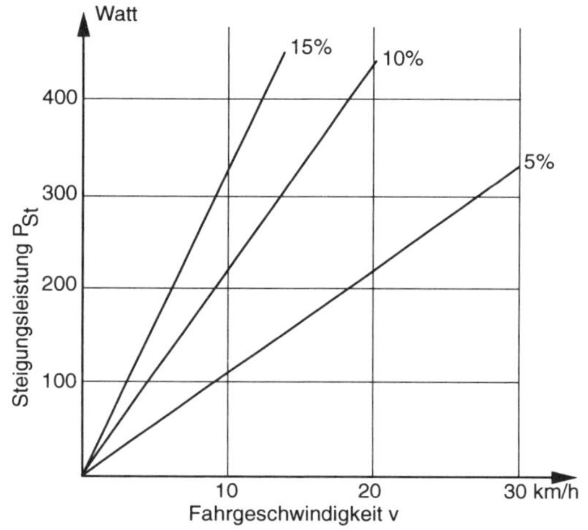

Wenn seine Leistung abfällt, schaltet er einen kleineren Gang ein und verringert die Geschwindigkeit. Wird aber die Steigung größer und er kann seine Leistung konstant halten, muss auch ein kleinerer Gang eingelegt werden. Eine Erklärung hierzu liefert die Leistungsformel:

$$P = M \cdot \omega \quad \text{bzw.} \quad P = \frac{2 \cdot \pi \cdot M \cdot n}{60}$$

Jetzt können wir auch folgende Aufgabe lösen: Ein Radfahrer mit 300 Watt Normal- oder Dauerleistung und 80 kg Systemmasse ist in der Lage, eine Stunde mit einer mittleren Geschwindigkeit von 36 km/h (= 10 m/s) zu fahren. Die Fahrwiderstände in der Ebene nehmen wir mit 5,3 N (siehe Seite 57) an.

Welche Steigung in % könnte er unter Einsatz seiner Normalleistung bewältigen? Bergauf will er mit 3 m/s (= 10,8 km/h) fahren. Von dem Einfluss des Luftwiderstandes sehen wir vorläufig ab.

Die Überschussleistung beträgt: $P_{Ü} = 300\,\text{W} - (5{,}3\,\text{N} \cdot 10\,\text{m/s}) \quad = 247\,\text{W}$

Mit dieser Leistung und 10 m/s Dauergeschwindigkeit bewältigt das 80 kg schwere System eine Steigung von:

$$P_Ü = F_{St} \cdot v \quad = F_G \cdot \sin\alpha \cdot v$$

$$\sin\alpha = \frac{P_Ü}{F_G \cdot v} \quad = \frac{247\,\text{Nm/s}}{800\,\text{N} \cdot 3\,\text{m/s}} \quad = 0{,}1029 \qquad \alpha \approx 6°$$

Das entspricht einer Steigung von ca. 10 %.

Für die Berechnung der Steigungsleistung gebe ich eine einfache Formel an, bei der man die Masse m_1 und m_2 in kg, die Steigung in % und die Geschwindigkeit v in km/h einsetzt und als Einheit Watt erhält:

$P_{St} = 0{,}0272 \cdot (m_1 + m_2) \cdot \% \cdot v$ mit der Fahrradmasse m_1 und der Radmasse m_2.

Fährt der Musterradfahrer (m_1 = 70 kg, m_2 = 10 kg) mit v = 10 km/h eine Steigung von 10 % hinauf, benötigt er eine Steigungsleistung von

$$P_{St} = 0{,}0272 \cdot 80 \cdot 10 \cdot 10$$

$$P_{St} \approx 218\ \text{Watt.}$$

Es gibt eine einfache Methode, die persönliche Dauerleistung zu bestimmen. Man sucht sich eine gut befahrbare, möglichst lange und steile Steigungsstrecke mit bekanntem Höhenunterschied. Auf einer Waage stellt man seine "Systemmasse" fest. Dann wird die Zeit gestoppt, die man für das Hochfahren benötigt. Mit der Formel

$$P_{St} = \frac{m \cdot g \cdot h}{t}$$

rechnet man dann seine Dauerleistung aus. In dieser Rechnung sind der Luft- und der Rollwiderstand schon enthalten!

Radsportler, die ihre Dauerleistung kennen, rechnen ihre Geschwindigkeit aus, mit der sie die Steigung bewältigen:

$$v = \frac{36{,}7 \cdot P_{St}}{(m_1 + m_2)} \cdot \%$$

P_{St} in Watt, m_1 und m_2 in kg, v in km/h

Zurück zu den Bildern 32 und 33. Hier müssen wir noch die Rotationsenergie berücksichtigen, denn die Bewegungen sind beschleunigt bzw. verzögert. Wandeln wir die Gesamtenergie in Lageenergie um, kann die Rotationsenergie der drehenden Teile (W_{Rot} = 180 Nm = 180 J) zusätzlich ausgenutzt werden. Statt einer Höhe von 5,1 m erreicht das System jetzt:

$$h = \frac{W_{ges}}{m \cdot g} \quad = \frac{4000\,\text{Nm} + 180\,\text{Nm}}{80\,\text{kg} \cdot 9{,}81\,\text{m/s}^2} \quad = 5{,}32\,\text{m} \qquad (\text{zur Erinnerung: } 1\,\text{kgm/s}^2 = 1\,\text{N})$$

Auch die Frage nach der Geschwindigkeit, die ein Radfahrer erreicht, der sich aus 14 m Höhe auf einer Gefällstrecke herunterrollen lässt (aus dem Stillstand, ohne Antrieb, Rollreibung und Luftwiderstand), müssen wir neu beantworten. Ein Teil der Lageenergie wird in Rotationsenergie umgewandelt und steht nicht mehr für die translatorische Beschleunigungsarbeit zur Verfügung. Die Endgeschwindigkeit wird statt 16,7 m/s »nur« noch 16,2 m/s:

$W_H = W_{ges}$

$m \cdot g \cdot h = W_{trans} + W_{rot}$

$m \cdot g \cdot h = \frac{1}{2} m \cdot v^2 + \frac{1}{2} I \cdot \omega^2$

Die Masse dürfen wir hier nicht kürzen, denn die Masse m im Rotationsanteil $I = m \cdot r^2$ ist nur die kleinere »Trägheitsmasse«.

Bevor wir die Gleichung nach v umstellen, müssen wir noch die Winkelgeschwindigkeit ω umschreiben:

$\omega = \frac{v_u}{r}$ mit $v_u = v$ wird $\omega^2 = \frac{v^2}{r^2}$

$$v = \sqrt{\frac{2 m \cdot g \cdot h}{m + I/r^2}} = \sqrt{\frac{2 \cdot 80\,\text{kg} \cdot 9{,}81\,\text{m/s}^2 \cdot 14\,\text{m}}{80\,\text{kg} + 0{,}4\,\text{kgm}^2 /(0{,}335\,\text{m})^2}} = \sqrt{263\,\text{m}^2/\text{s}^2} = 16{,}2\,\frac{\text{m}}{\text{s}}$$

Der Unterschied macht ca. 3 % aus.

Jetzt können wir auch die im Vorwort gestellte Frage beantworten, ob ein schwererer Fahrer einen Berg schneller herabrollt (gleiche Widerstände vorausgesetzt) als ein leichterer Fahrer. Statt einer Systemmasse von 80 kg setzen wir eine Masse von 100 kg ein und erhalten eine Geschwindigkeit von:

$$v = \sqrt{\frac{2 \cdot 100 \cdot 9{,}81 \cdot 14}{100 + 0{,}4/0{,}335^2}} = 16{,}3\,\frac{\text{m}}{\text{s}}$$

- Während das 80 kg schwere System (Fahrer 70 kg, Rad 10 kg) beim Bergabrollen auf eine Geschwindigkeit von 16,2 m/s kommt, erreicht das 100 kg schwere System (Fahrer 90 kg, Rad 10 kg) eine Geschwindigkeit von 16,3 m/s. Erneut hat die Natur ein Einsehen mit den Übergewichtigen: Der Fahrer mit der größeren Masse ist bergab ein wenig schneller (hier etwa 1 %) als sein leichterer Kollege. Diesen geringen Vorteil macht aber in der Praxis der höhere Luftwiderstand zunichte, denn der schwerere Fahrer hat meist eine größere Stirnfläche.

Fahrradwiderstand F_{Rad}

Bild 37 zeigt eine mögliche Einteilung aller Widerstände, die man als Radfahrer überwinden muss. In Bild 23 auf Seite 26 habe ich bereits den Zusammenhang zwischen dem Gesamtwiderstand F_{ges} und der Antriebskraft F_A gezeigt. In der Fachliteratur wird oft (aus Tradition?) der Beschleunigungswiderstand nicht zu den Fahrwiderständen gerechnet - hier weiche ich davon ab.

Bild 37 Gliederung der Widerstände beim Radfahren

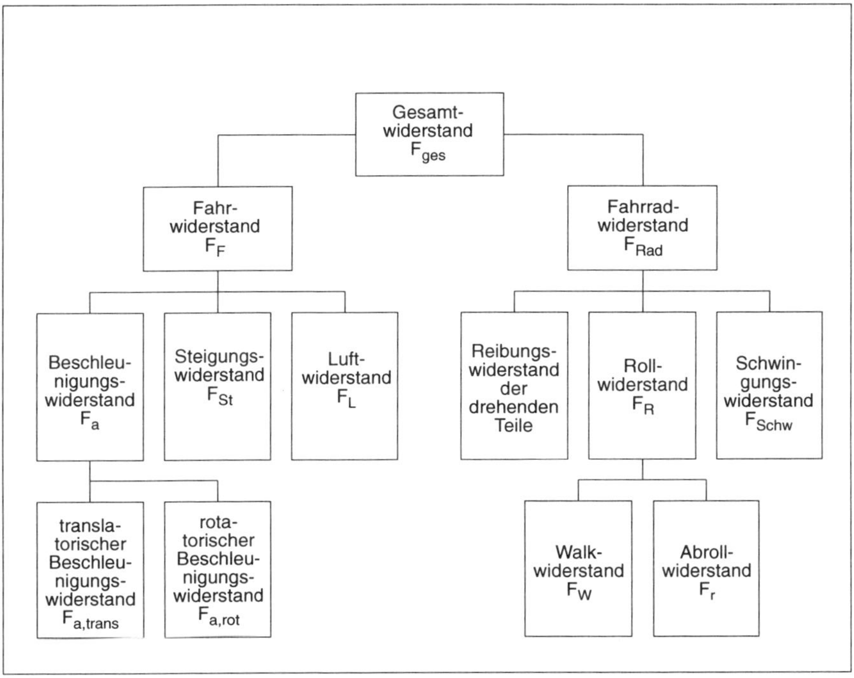

Sämtliche Reibungskräfte in den drehenden Teilen (einschließlich der Kettenbewegung) und den Rollwiderstand der Laufräder kann man zum Fahrradwiderstand F_{Rad} zusammenfassen.

Rollwiderstand

Der Rollwiderstand ist die Folge von Energieverlusten, die bei der dauernden Verformung des Reifens beim Durchlaufen der Reifenaufstandsfläche (Bilder 38, 39, 40) entstehen und in erster Linie auf die Dämpfungseigenschaften von Gummi zurückzuführen sind. Dabei wird mechanische Energie in Wärmeenergie umgewandelt, die sich in einer Erhöhung der Reifentemperatur bemerkbar macht.

Der Rollwiderstand F_R lässt sich in den Walkwiderstand F_w (unvollkommene elastische Formänderung zwischen Reifen und Fahrbahn) und den Abrollwiderstand F_r (bremsendes Kippmoment um den wahren Drehpunkt) unterteilen.

Grundlagen

Zweck des Rades ist, die Fortbewegung mit möglichst kleinem Widerstand zu ermöglichen. Auf der anderen Seite sollen die Reifen des Fahrrades für gute Bodenhaftung sorgen, um die Antriebs-, Brems-, Kurven- und Lenkkräfte zu übertragen. Das sind zwei Forderungen, die sich widersprechen, denn alle Maßnahmen, die den Rollwiderstand herabsetzen, vergrößern den Bremsweg und verringern die Bodenhaftung.

10 % geringere Rollreibung bedeuten 10 % längeren Bremsweg.

Außerdem sollen die Reifen zur Dämpfung von Unebenheiten beitragen. Die großvolumigen Niederdruckreifen können diese Forderung teilweise erfüllen; die schmalen, hart aufgepumpten Rennreifen dagegen fangen kaum Fahrbahnstöße auf.

In der Berührungsfläche zwischen Reifen und Fahrbahn gilt das physikalische Grundgesetz: actio = reactio oder Kraft = Gegenkraft. Die Gewichtskraft F_G von Rad und Fahrer überträgt sich über das Vorderrad (F_V) und das Hinterrad (F_H) auf die Fahrbahn und wird durch den Druck in den Reifen ausgeglichen (Bild 38). Später wird die durch den Reifendruck erzeugte Kraft als Gegenkraft zum Systemgewicht mit F_N ($_N$ für Normalkraft) bezeichnet.

Der Druck p ist definiert als der Quotient aus der Kraft F (die senkrecht zur Fläche A wirkt) und der Fläche A: $p = \frac{F}{A}$

Der Druck wird in der Einheit Newton pro Quadratmeter (1 N/m^2 = 1 Pa), in bar (10 N/cm^2 = 1 bar) oder in lbf/in^2 (1 bar = 14,5 lbf/in^2 = 14,5 psi) angegeben.

Da die durch den Druck erzeugte Kraft den gleichen Betrag wie die Gewichtskraft hat (in Bild 38 betrachten wir das Hinterrad mit der anteiligen Gewichtskraft F_H), können wir bei einem bestimmten Reifendruck die Größe der Aufstandsfläche (des »Reifenlatsches«) bestimmen. Ein Beispiel:

Reifendruck p = 6 bar, F_H soll 55 % von F_G sein, F_G = 800 N, F_H = 0,55 · 800 N = 440 N, F_V = 360 N.

$$A = \frac{F_H}{p} = \frac{440\,\text{N}}{60\,\text{N/cm}^2} = 7{,}33\,\text{cm}^2$$ Reifenaufstandsfläche am Hinterrad und

$$A = \frac{F_V}{p} = \frac{360\,\text{N}}{60\,\text{N/cm}^2} = 6\,\text{cm}^2$$ Reifenaufstandsfläche am Vorderrad.

Bild 38

An der Berührungsfläche zwischen Reifen und Fahrbahn sind die Achslast F_H ($_H$ für Hinterrad) und die durch den Druck erzeugte Kraft F_P im Gleichgewicht (F_P = Normalkraft F_N).

Je nach Reifendruck und Achslast stellt sich automatisch die nötige Aufstandsfläche A ein.

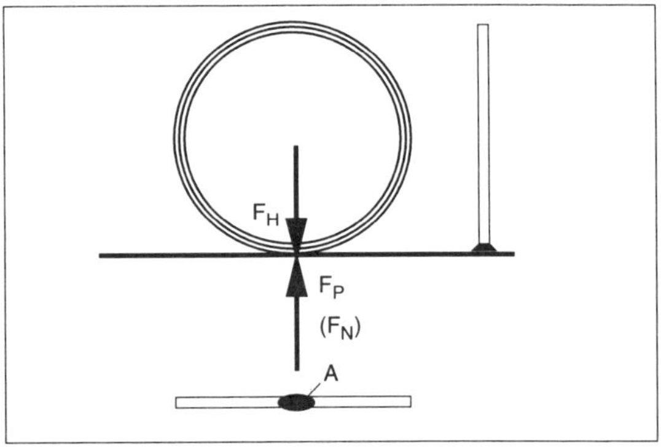

Walkwiderstand

Geht man davon aus, dass alle Reifenflanken annähernd die gleiche Elastizität haben, ist die Größe der Aufstandsfläche nur vom Reifendruck und der Achslast abhängig. Die Reifenbreite (genauer: die Reifengeometrie) spielt keine Rolle (Bild 39).

Bild 39 Reifenverformung von schmalen und dünnen Reifen: Die Aufstandsflächen sind in beiden Fällen gleich groß - egal ob die Reifen klein oder groß, dick oder dünn sind.

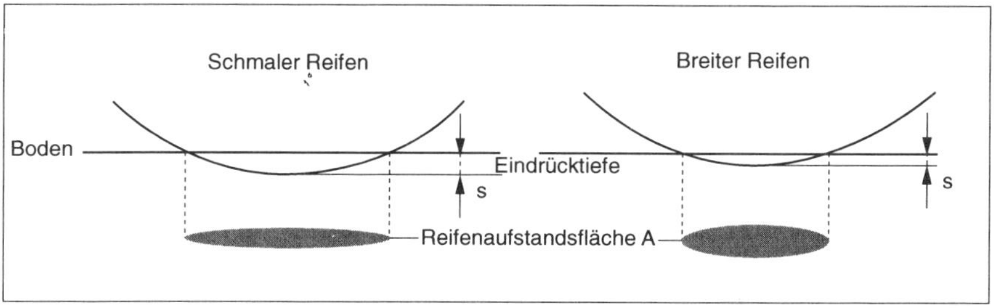

- Je stärker wir einen Pneu aufpumpen, desto kleiner ist die Aufstandsfläche. Mit kleinerer Aufstandsfläche verringert sich die Walkarbeit, die viel Energie zehrt. Deshalb rollen bei gleichem Luftdruck breite Reifen genauso gut wie schmale Reifen - vielleicht sogar leichter, denn aufgrund der kurzen, breiten Aufstandsfläche federt der breitere Reifen weniger stark ein.

Falsch: Schmale Reifen sind Leichtlaufreifen.

- Aber Vorsicht: Ab einem bestimmten Reifendruck verringert sich der Rollwiderstand nicht mehr und der Komfort lässt drastisch nach.

Bild 40 zeigt, wie sich der Reifen beim Abrollen auf der Fahrbahn elastisch verformt. Einen großen Teil der Walkarbeit übernehmen die Seitenwände und der Reifenlatsch; einen kleinen Anteil der Walkbewegung führt auch die elastische Fahrbahn aus. Weiterhin macht sich ein seitlicher Wulst bemerkbar, der sich ähnlich auswirkt wie die Walkarbeit in Laufrichtung. Nach Reimpell »Fahrwerktechnik: Reifen und Räder« (siehe Literaturverzeichnis) wird 60 % bis 70 % des Rollwiderstandes - hier der Walkwiderstand - im Laufflächenbereich des Reifens verursacht.

Äußerlich sichtbar ist beim abrollenden Rad ein Wulst (Bauch), der sich in Fahrtrichtung zwischen Reifen und Fahrbahn bildet. Dieser Wulst entsteht durch die unterschiedlichen Druckverhältnisse im Reifen. In der vorderen Hälfte ist der Druck größer als im hinteren Teil des Aufstandsbereiches. Der Reifen ist elastisch und kompensiert im hinteren Teil den Druck von vorn. Diese dauernde Walkarbeit wandelt sich einerseits in Wärme um und macht sich andererseits als bremsendes Drehmoment bemerkbar (das bremsende Drehmoment M_b (Bild 40) ist - wie im Anschluss gezeigt wird - auch für den Abrollwiderstand verantwortlich).

Wenn der Reifen wärmer wird, sinkt die Elastizität der Reifenflanken und der Walkverlust erhöht sich noch weiter. Aber mit ansteigender Wärme vergrößert sich auch der Reifendruck. Damit verbunden ist ein geringerer Abrollwiderstand.

Bild 40

Im vorderen Teil der Auflagefläche bildet sich ein Wulst, den der abrollende Reifen wie eine Walze vor sich herschiebt.

A	*Auflagefläche (Berührungsfläche)*
DD	*Kippkante*
f	*Hebelarm*
W	*Wulst*
M_b	*abbremsendes Rückstellmoment*
0	*theoretischer Aufstandspunkt*

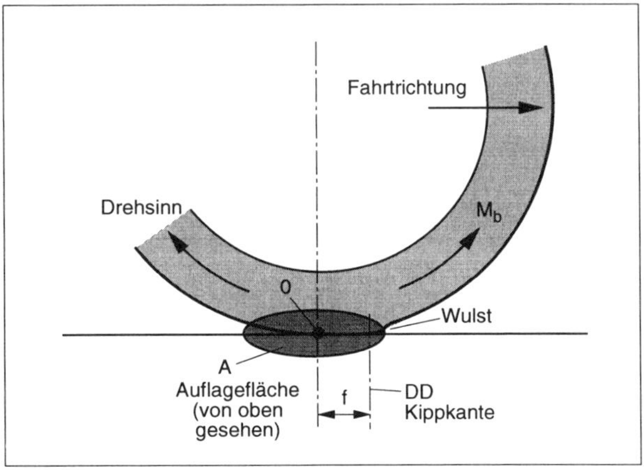

- Je härter und elastischer die Reifen sind, desto wirkungsvoller und energiesparender ist die elastische Nachwirkung im hinteren Teil der Berührungsfläche. Der Wulst kann sich schneller auflösen. Schlauchlose Reifen (sog. Schlauchreifen) sind meist elastischer als Drahtreifen und haben deshalb bei gleichem Luftdruck einen geringeren Walkwiderstand - allerdings nur dann, wenn sie perfekt auf der Felge sitzen. Ein (nur in der Theorie möglicher) Reifen aus Federstahl würde die elastische Verformung in voller Höhe zurückgeben, denn ein Verlust durch Walkarbeit tritt dann nicht auf.

- Auch auf harten, elastischen Fahrbahnen ist der Walkwiderstand geringer. Ist der Untergrund dagegen weich, wie warmer Asphalt oder Sand, verringert sich die elastische Nachwirkung. Der Wulst hält sich länger und fordert zum Abbau einen größeren Teil an Walkarbeit.

- Die Gummimischung spielt eine wichtige Rolle: Dämpfungsarme Mischungen verringern zwar den Walkwiderstand, aber gleichzeitig auch die Haftreibung auf nasser Fahrbahn. *"10 % geringerer (Abroll-) Widerstand ist mit einem 10 % längeren Bremsweg verbunden"* (Reimpell: Fahrwerktechnik Grundlagen, Würzburg, S. 104).

Zu der eigentlichen Walkarbeit kommen noch weitere »Energieverluste«:

- Beim Beschleunigen, Verzögern und in der Kurve verzerrt sich der Reifen.
- Die Adhäsion zwischen Reifen und Fahrbahn erschwert ein Abheben der »Latschteile« und wirkt so der Abrollbewegung entgegen (der Reifen »klebt« an der Fahrbahn).
- Ein weiterer Verlustfaktor ist der »Schlupf«. Sobald ein Reifen Kräfte übertragen muss (z.B. beim Beschleunigen, beim Bremsen und in der Kurve), tritt Schlupf auf. Der Reifen wird beim Einlaufen in die Berührungsfläche mit der Straße gestaucht und beim Auslaufen entspannt. Daher läuft der Radumfang etwas schneller ab (v_u) als die Radachse bzw. das Fahrrad (v). Die Gleichung für den Antriebsschlupf s_a ($_a$ für antreiben) lautet:

$$s_a = \frac{v_u - v}{v_u} \cdot 100\,\%$$

100 % Schlupf bedeutet: Durchdrehen des Hinterrades ohne Fortbewegung.

Beim Bremsen spielt sich der umgekehrte Vorgang ab: Der Radumfang bleibt gegenüber dem Fahrrad (etwas) zurück. 100 % Schlupf beim Bremsen bedeutet, dass das Rad blockiert. Die entsprechende Formel für den Bremsschlupf s_b lautet:

$$s_b = \frac{v - v_u}{v_u} \cdot 100\,\%$$ $_b$ für Bremsen

Der Schlupf hat Reibung zur Folge, die einen Teil der Antriebskraft (bzw. Bremskraft) in Wärme umsetzt. Ein anderer Teil führt zum Verschleiß des Reifens und der Fahrbahn. Der weichere Reifen nutzt sich stärker ab als die härtere Fahrbahn.

Die Wulstbildung hat aber noch einen weiteren nachteiligen Effekt: Sie ist verantwortlich für den zweiten Teil der Rollreibung, den sog. »Abrollwiderstand F_r« (manchmal wird in der Fachliteratur der Abrollwiderstand und der Formänderungswiderstand beim Walken zum Rollwiderstand F_R zusammengefasst).

Der Abrollwiderstand

Wir haben gesehen, dass der abrollende Reifen den Wulst wie einen Bauch vor sich herschiebt. Der Berührungspunkt von Reifen und Fahrbahn verlagert sich dabei um den Betrag f nach vorn zur Kippkante DD (Bild 40) bzw. zum Punkt D_o (Bild 41).

Das Rad muss ständig um die Kippkante DD (bzw. um den eigentlichen momentanen Drehpunkt D_o) abrollen. Auf der Fahrbahn bildet der Reifen eine Berührungsfläche, auf die im vorderen Teil eine größere Reifendruckkraft als im hinteren Teil ausgeübt wird. Das führt dazu, dass eine resultierende Kraft - die »Normalkraft oder Hochkraft« F_N - vor dem (theoretischen) Aufstandspunkt 0 angreift und den Reifen zusammendrückt. Über den Hebelarm f entsteht ein bremsendes Rückstellmoment, das dem Drehsinn des Rades entgegenwirkt. Wir müssen uns den Abrollvorgang als ein dauerndes Kippen um die Kante DD vorstellen.

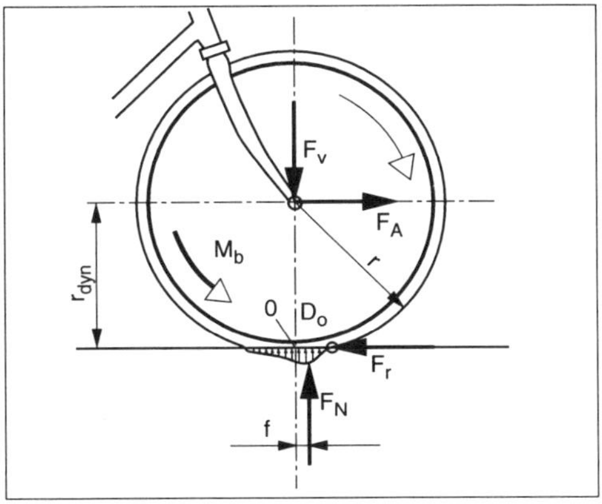

Bild 41

Kräfte und Hebelarme am nicht angetriebenen rollenden Rad, (Vorderrad). Aus dem Gleichgewicht der Momente um den Drehpunkt D_o kann der Abrollwiderstand F_r bestimmt werden.

F_A	*Vortriebskraft*
F_V	*Achslast am Vorderrad*
F_r	*Abrollwiderstand*
F_N	*Normalkraft (Hochkraft)*
r_{dyn}	*dynamischer Radhalbmesser*

Der dicke Pfeil soll das abbremsende Rückstellmoment M_b darstellen.

Aus dem horizontalen Kräftegleichgewicht am Vorderrad folgt: $F_A = F_r$

Aus dem Momentengleichgewicht um D_o folgt: Vortriebsmoment = Rückstellmoment

$$F_A \cdot r_{dyn} = F_V \cdot f \qquad F_r = F_V \frac{f}{r}$$

(den kleinen Unterschied zwischen r und r_{dyn} kann man bei den Laufrädern vernachlässigen).

Die kleine Strecke f nennt man den »Hebelarm der rollenden Reibung« und den Quotienten f/r den »Abrollreibungs-Koeffizienten« oder kürzer die Abrollwiderstandszahl k_R. Damit vereinfacht sich die Gleichung auf:

$F_r = F_V \cdot k_R$ $\qquad$ $_V$ für Vorderrad

Für das angetriebene Hinterrad ändert sich einiges: So wirkt der Abrollwiderstand nicht mehr der Drehbewegung um die Achse entgegen (wie beim Vorderrad), sondern in Fahrtrichtung. Aus »schlechter« Reibung wird »gute«. Der Antrieb erfolgt über das Antriebsdrehmoment M_a, das in der Achse (besser: Hinterradwelle, noch besser: Hinterradnabe) angreift und über ein Kräftepaar auf die Freilaufklappen und dann auf das Rad übertragen wird.

Zur Erläuterung: Der Radfahrer will sich bewegen. Kraft zum Antrieb bringt er nur über das Hinterrad auf den Boden (falls er sich nicht mit den Füßen vom Boden abstößt). Also muss dort die nach vorne gerichtete Reibungskraft F_r wirken.

In Bild 42 sind die Kräfte und Hebelarme für das im Uhrzeigersinn angetriebene Hinterrad eingezeichnet; das Antriebsmoment M_a ist als dicker Pfeil dargestellt und wir setzen $r_{dyn} = r$. Das Momentengleichgewicht um die Hinterradnabe ergibt:

$M_a - F_r \cdot r - F_N \cdot f = 0$ $\qquad$ und daraus folgt wegen $F_H = F_N$

$F_r = \frac{M_a}{r} - F_H \frac{f}{r}$ $\qquad$ Der Ausdruck $\frac{M_a}{r}$ stellt die »verlustfreie Antriebskraft« F_{ideal} dar:

$F_{ideal} = F_r - F_H \frac{f}{r}$

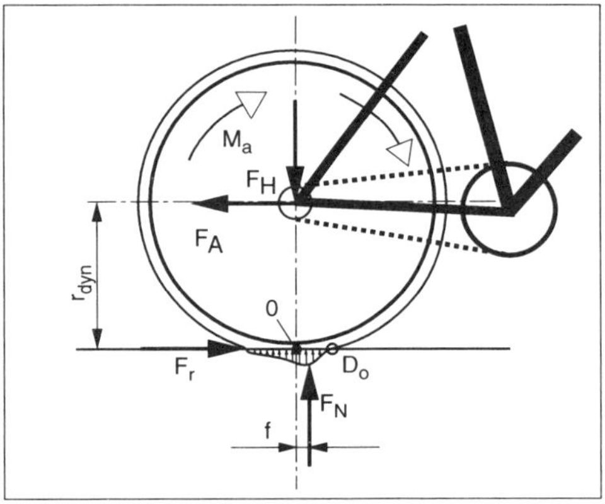

Bild 42

Kräfte und Hebelarme am angetriebenen rollenden Hinterrad.

Der dicke Pfeil soll das Antriebsmoment M_a darstellen.

F_H Achslast am Hinterrad

F_A Antriebskraft

F_r Abrollwiderstand

Beim beschleunigungsfreien Fahren ist die auf das Fahrrad wirkende Antriebskraft F_A genau so groß wie die Reibungskraft F_r. F_r ist dann die gesamte Kraft, die der Reifen übertragen muss und $F_H \frac{f}{r}$ bzw. $F_H \cdot k_R$ ist der bremsende Anteil.

Da $F_H + F_V = F_G$ ist, gilt für den gesamten Abrollwiderstand:

F_r = Systemgewicht F_G x Abrollwiderstandszahl k_R

Setzt man für F_G die Systemmasse m ein, gilt: $F_R = m \cdot g \cdot k_R$

Wir sehen, dass der Abrollwiderstand nicht von der Geschwindigkeit abhängt (siehe dazu auch den übernächsten Absatz).

In einem Selbstversuch habe ich die ungefähre Abrollwiderstandszahl ermittelt. Zusammen mit meiner Rennmaschine beträgt mein Gewicht F_G (besser: Systemgewichtskraft) 900 N. Auf horizontalem Steinfußboden hat mich dann ein Helfer mit einem Kraftmesser gleichmäßig mit geringer Geschwindigkeit gezogen. Dabei schwankte die Anzeige des Kraftmessers (u.a. durch die Lenkbewegungen verursacht) zwischen 11N und 11,5 N. Die Abrollwiderstandszahl konnte so bestimmt werden: $k_R = \frac{F_r}{F_G} = \frac{11{,}25\,N}{900\,N} = 0{,}0125$

- Mit größerer Fahrgeschwindigkeit verringern sich die günstigen Rückformungskräfte im Auflagebereich des Reifens. Damit vergrößert sich auch der Hebelarm f der Abrollreibung und damit der Abrollwiderstand. Der Einfluss ist aber bei den im Radsport üblichen Geschwindigkeiten unerheblich.

- Mit zunehmendem Raddurchmesser sinkt der Abrollwiderstand, denn der Radhalbmesser r steht im Nenner der Gleichung: $F_r = F_G \frac{f}{r}$. Große Räder rollen leichter als Räder mit kleinem Durchmesser. Da f , der Hebelarm der rollenden Reibung, allerdings mit größerem Raddurchmesser zunimmt, verringert sich der Leichtlaufeffekt etwas. Erfahrungsgemäß gilt: $f \approx \sqrt{r}$.

Die Aussage: *Mit steigender Radgröße verringert sich der Abrollwiderstand* kann in einem kleinen Handversuch bestätigt werden. Man nimmt zwei unterschiedlich große Kugeln aus gleichem Material (Stahl, Glas, am besten Gummi) und lässt diese aus geringer Höhe ausrollen. Ich selbst habe zwei Glaskugeln ø 16 und ø 24 aus 2 cm Höhe auf glattem Boden ausrollen lassen und die Ausrollstrecke gemessen (Bild 43).

Bild 43

Mit steigendem Kugel-Durchmesser verringert sich der Abrollwiderstand.

Diese Aussage lässt sich auch auf abrollende Räder übertragen.

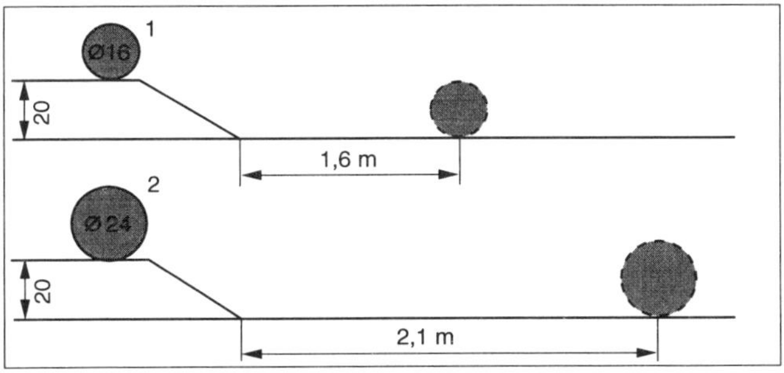

Die potentielle Energie der Kugel $m \cdot g \cdot h$ wird (wenn man den Luftwiderstand vernachlässigt), durch die Arbeit gegen den Abrollwiderstand F_r entlang der Laufstrecke s aufgezehrt. Die Energiebilanz lautet:

$m \cdot g \cdot h = F_r \cdot s = \frac{f}{r} F_G \cdot s$ Mit $F_G = m \cdot g$ erhält man die Beziehung $f = \frac{r \cdot h}{s}$.

Kugel 1 mit 16 mm Durchmesser rollte aus 20 mm Höhe s = 1,3 m weit, Kugel 2 mit 24 mm Durchmesser aus gleicher Höhe s = 2,1 m weit (Mittelwerte aus zehn Messungen).

$$f_1 = \frac{16\,mm \cdot 20\,mm}{1600\,mm} = 0{,}25\,mm \qquad f_2 = \frac{24\,mm \cdot 20\,mm}{2100\,mm} = 0{,}22\,mm.$$

Abrollwiderstandszahl k_{R1} = 0,016, Abrollwiderstandszahl k_{R2} = 0,011

- Der Abrollwiderstand steigt mit zunehmender Belastung (f wird dann größer), zunehmender Geschwindigkeit (gilt nur für sehr hohe Geschwindigkeiten) und abnehmendem Reifendruck. Der Abrollreibungswert ist bei neuen Reifen größer als bei alten. In dem Kapitel »Lenkgeometrie« ab Seite 109 komme ich noch einmal auf die Vor- und Nachteile von kleinen Laufrädern zurück.

- In der Kurve vergrößert sich der Abrollwiderstand. Dieser "Kurvenverlust" ist beim Radfahren gering, deshalb vernachlässigen wir ihn in den Berechnungsbeispielen.

- Der Abrollwiderstand hängt stark von der Bodenbeschaffenheit ab. Dieser Einfluss lässt sich über eine Verhältniszahl i_R ausdrücken, mit der die Abrollwiderstandszahl k_R zu multiplizieren ist: $F_r = F_G \cdot k_R \cdot i_R$

  Einige ungefähre Bodenwerte i_R für Luftreifen

Fahrbahn	i_R
Harte Betonfahrbahn	1
Kopfsteinpflaster	1,5
Schlaglochstrecken	3
festgefahrener Sand	4
loser Sand	bis 20

- Den größten Einfluss auf die Abrollwiderstandszahl k_R hat der Reifendruck. *Für einen 26"- Reifen, gefahren auf glatter Straße, kann der k_R - Wert von 0,0054 auf 0,01 ansteigen - und sich der Abrollwiderstand damit verdoppeln, wenn man den Reifendruck von 5,2 bar auf 1,2 bar verringert* (aus: F.R. Whitt, Bicycling Science, Cambridge/Mass, 2. Auflage, S. 115). Wir wissen jetzt auch den Grund: Mit steigendem Reifendruck verringert sich die Aufstandsfläche und damit verkürzt sich auch der bremsende Hebelarm f.

- Aus der Formel $F_r = F_G \cdot k_R$ geht hervor, dass der Abrollwiderstand mit dem Systemgewicht ansteigt. Aber die Abrollwiderstandszahl k_R dagegen verringert sich, wie aus Bild 44 hervorgeht - gleicher Reifendruck vorausgesetzt.

- Noch einmal: Mit steigendem Reifendruck verringert sich die Abrollwiderstandszahl k_R. Dem steht entgegen, dass die Abrollwiderstandszahl mit steigender Last kleiner wird. Man darf also den Abrollwiderstand nicht mit der Abrollwiderstandszahl k_R gleichsetzen. Das Systemgewicht spielt hier eine Doppelrolle!

- Welchen Einfluss hat die Profilierung von Fahrradreifen? Dass sich profillose Reifen schlechter verkaufen lassen als profilierte, ist ein kaufmännisches Problem, kein physikalisches. Aus technisch-physikalischer Sicht verringert das Profil die wirksame Aufstandsfläche und verschlechtert die Haftung auf relativ glatten Untergründen (für Mountainbikes, die mit groben Stollen im Gelände fahren, gelten andere Regeln).

- Auch die Gefahr des »Aquaplanings« ist beim Fahrradreifen nicht gegeben. Der Fahrradreifen braucht kein Drainagesystem, um bei stehender Nässe Wasser abzuführen. Die geringe Auflagefläche schwimmt erst bei extrem hohen Geschwindigkeiten ab 200 km/h auf.

Bild 44

Die durchgezogene Kurve zeigt die Abhängigkeit der Abrollwiderstandszahl k_R von der Achslast F_N bei konstantem Reifendruck p; die gestrichelte Kurve zeigt die Abhängigkeit vom Reifendruck p bei konstanter Achslast F_N (aus A. Zomotor, Fahrwerktechnik: Fahrverhalten, Würzburg, S.18). Die Werte gelten für einen Autoreifen der Größe 145 R 13 75 S, können aber in der Tendenz auch auf Fahrradreifen übertragen werden.

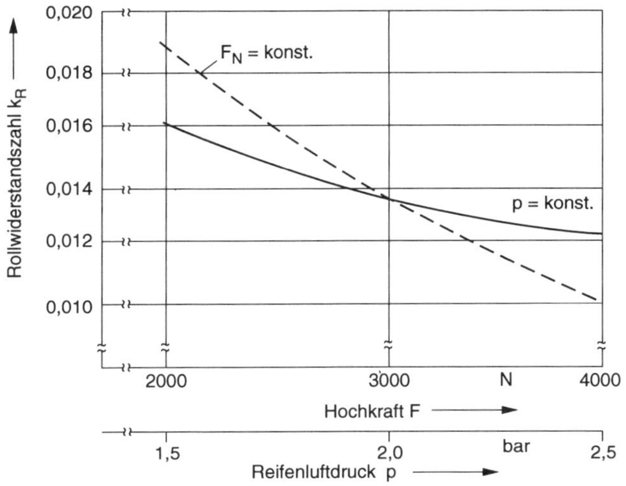

Unser Musterradfahrer fährt einen 23 mm breiten Conti Grand Prix Drahtreifen, dessen Abrollwiderstandszahl bei einem Reifendruck von 7 bar k_R = 0,0058 beträgt. Wie groß ist sein Abrollwiderstand F_r?

$F_r = F_G \cdot k_R \quad = 800\,N \cdot 0{,}0058 \quad = 4{,}64\,N.$

Wie wenig sich eine Verringerung der Systemmasse auf den Abrollwiderstand auswirkt, zeigt folgende einfache Rechnung: Der Musterradfahrer verringert seine Fahrradmasse um 1 kg und seine Körpermasse um 9 kg. Es drücken nur noch 700 N auf die Fahrbahn. Der Abrollwiderstand beträgt jetzt 700 N · 0,0058 = 4,06 N. Einer Massenersparnis von 10 kg steht ein nur um 0,58 N kleinerer Abrollwiderstand gegenüber.

Bei den weiteren Betrachtungen setze ich den Anteil des Walkwiderstandes mit 10 % des Abrollwiderstandes an: Damit wird aus der Abrollwiderstandszahl k_R die um den Faktor 1,1 größere Rollwiderstandszahl c_R. Oder als Formel: $c_R = 1{,}1 \cdot k_R$.

Rollwiderstand F_R des Musterradfahrers:

$F_R = c_R \cdot F_G \quad = 1{,}1 \cdot 0{,}0058 \cdot 800\,N \quad = 0{,}00638 \cdot 800\,N \quad = 5{,}1\,N$[1]

[1] je nach Straßenbelag kann der c_R-Wert um bis zu 50 % steigen.

Rollwiderstandsleistung

Wir multiplizieren den Rollwiderstand F_R (der sich ja aus dem Walk- und dem Abrollwiderstand zusammensetzt) mit der Geschwindigkeit v des Radfahrers und erhalten so die Rollwiderstandsleistung P_R.

$P_R = F_R \cdot v$

Fährt der Musterradfahrer mit v = 36 km/h (= 10 m/s), muss er zur Überwindung des Rollwiderstandes

$P_R = 5{,}1\,N \cdot 10\,m/s \quad = 51\,W$ leisten.

Beim Fahren in der Ebene sind das etwa 22 % der Gesamtleistung, wie ich später noch genauer zeige. Der um 10 kg leichtere Fahrer benötigt eine Rollwiderstandsleistung von 44,7 W - das sind immerhin 12 % weniger! Erst ab einer Geschwindigkeit von etwa 16 km/h wirkt sich der Luftwiderstand stärker aus als der Rollwiderstand - dann aber dramatisch.

Bild 45 Rollwiderstandsleistung P_R in Abhängigkeit von der Fahrgeschwindigkeit für die Systemmassen 80 kg, 90 kg und 100 kg (Fahrer und Rad, c_R-Wert 0,0064).

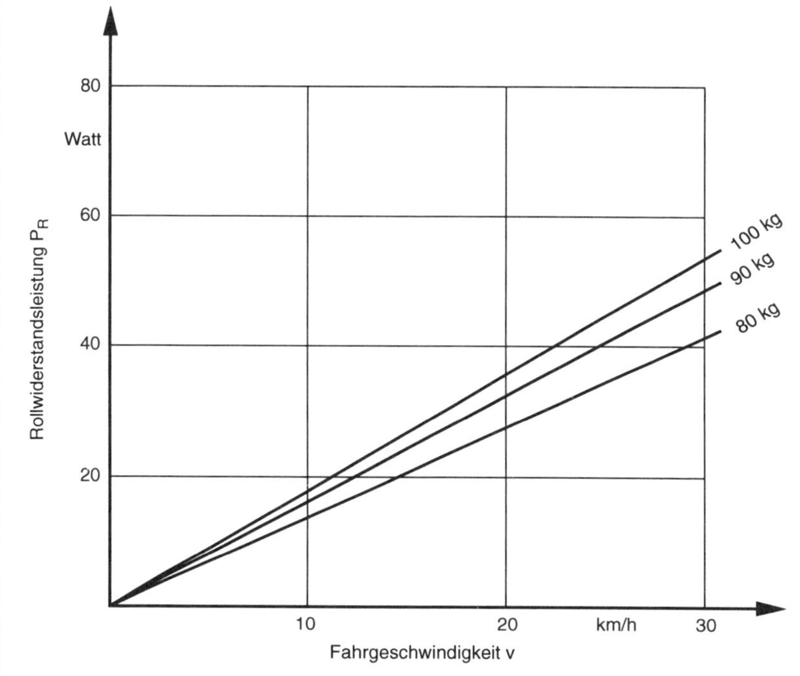

Reibungswiderstand der drehenden Teile

Bewegen wir das Fahrrad mit gleichbleibender Geschwindigkeit auf horizontaler Fahrbahn, so ist neben dem Luft- und dem Rollwiderstand noch der durch mechanische Reibung in den Lagern und der Kette entstehende Widerstand zu berücksichtigen.

Der Wirkungsgrad einer sauberen Kette und einer gepflegten, richtig eingestellten Kettenschaltung liegt bei ca. 0,98. Der Anteil der übrigen Reibungspunkte soll etwa gleich groß sein, so dass sich ein Gesamtwirkungsgrad von η = 0,96 ergibt. Mit anderen Worten: 4 % der Antriebsleistung, die den Rollwiderstand überwindet, gehen durch die mechanische Reibung verloren.

Untersuchungen haben gezeigt, dass der (Verlust-) Prozentsatz bei kleineren Geschwindigkeiten etwas höher und bei größeren etwas niedriger liegt.

Für den Musterradfahrer, der mit einer Dauerleistung von 51 Watt (s. S. 56) den Rollwiderstand überwindet, bedeutet das eine Reibungswiderstandsleistung der drehenden Teile von

$$P_{Reib} = 51\,W \cdot 0{,}04 \quad = 2{,}04\,W$$

und damit einen Reibungswiderstand von

$$F_{reib} = \frac{2{,}04\,W}{10\,m/s} \quad = 0{,}204\,N$$

Damit ergibt sich ein (vorläufiger) Radwiderstand von F_{Rad} = 5,1 N + 0,204 N $F_{Rad} \approx$ 5,3 N.

Wie wenig sich der Radwiderstand im Vergleich zum Steigungswiderstand auswirkt, zeigt folgende Rechnung:

Welche Steigung in % müsste das System Rad/Fahrer (Masse 80 kg) bewältigen, wenn der Steigungswiderstand F_{St} genau dem Radwiderstand F_{rad} entsprechen soll?

Mit einem Radwiderstand von 5,3 N ergibt sich:

$$F_{St} = F_G \cdot \sin\alpha$$

$$\sin\alpha = \frac{5{,}3\,N}{800\,N} \quad = 0{,}006625$$

Die Steigung müsste etwa 0,6 % betragen. Das entspricht einem Anstieg von 60 cm auf 100 m.

Interessant ist die Frage, welche Übersetzung bei gleicher Fahrgeschwindigkeit mehr Reibungsverluste zur Folge hat: 52/14 oder 48/13 (beide Übersetzungen sind gleich groß: $i \approx 3{,}7$).

Antwort: Weniger Reibung zwischen Kette und Kettenblatt/Ritzel hat die Übersetzung 52/14. Aber kleinere Kombinationen lassen sich mit weniger Kraftaufwand beschleunigen (siehe auch das Kapitel: Harte und weiche Gänge ab Seite 175).

Schwingungswiderstand

Leistungsverluste beim Radfahren aufgrund von Schwingungen sind schwer zu erfassen und zu berechnen, weil das System sehr kompliziert ist. Der Fahrer tritt mit wechselndem Krafteinsatz in die Pedale, er verändert während der Fahrt seine Lage, er überquert Unebenheiten auf der Fahrbahn, die Räder können eine Unwucht haben, Spiel in den Lagern und im Lenkkopf sind nicht selten. Dazu kommen unterschiedliche Materialien, die die Kraftstöße und Schwingungen unterschiedlich stark dämpfen: Reifen, Schläuche, die Luft in den Schläuchen, Felgen, Speichen, Rahmen, Sattel, Lenker und nicht zuletzt der Fahrer selbst.

Jede Kraft am Fahrrad führt zu einer elastischen Verformung der belasteten Teile (von Kräften, die zu einer plastischen, also dauernden Verformung führen, sehen wir hier ab). Wenn z.B. eine Speiche im Hinterrad erst gezogen und dann entlastet wird, bleibt kurzfristig eine gewisse Verformung zurück. Bei anschließender Druckbelastung tritt dann eine Verkürzung ein, die nach der Entlastung wiederum nicht vollständig verschwindet. Dieser Vorgang ist in Bild 46 als Weg-Kraft-Diagramm aufgezeichnet.

Bild 46

Verlust an Tretarbeit und elastische Hysterese

Eine Speiche wird von Punkt 0 nach A auf Zug belastet. Nach der Entlastung geht die Speiche nicht wieder auf 0 zurück, sondern es bleibt eine kleine elastische Dehnung OB.

Diese Dehnung wird teilweise durch eine Druckbelastung in entgegengesetzter Richtung BA'B' rückgängig gemacht.

Nach der Druckentlastung weist die Speiche eine elastische Verkürzung B'0 auf, die die Dehnung OB ***nicht*** *vollständig kompensiert.*

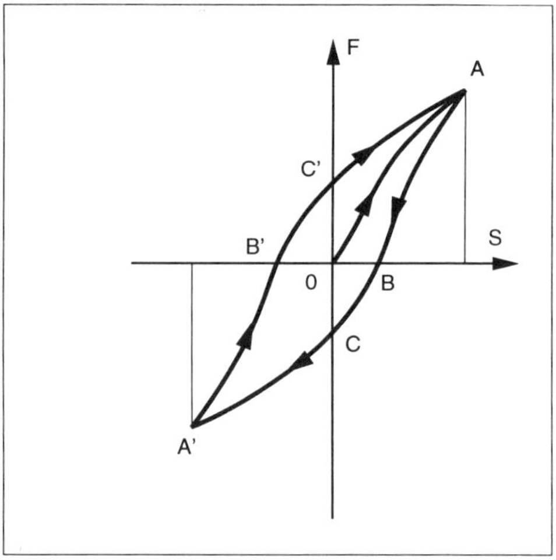

Zur Berechnung der Verlustarbeit benutzen wir die Formel Arbeit ist gleich Kraft mal Weg (bzw. $W = F \cdot s$). Der Verlust an (Tret-)Arbeit ist die von der »Hysterese-Schleife« umschlossene Fläche. Denn die auf dem Wege ABCA' zur Verkürzung aufgewendete Arbeit ist eine andere als die auf dem Rückweg A'B'C'A zur Verlängerung notwendige. Dieser Arbeitsbetrag wird während einer Radumdrehung (bzw. Schwingung) verbraucht - in Wärme umgewandelt.

Man kann diesen Arbeitverlust auch als »Dämpfung« ansehen. Steife Konstruktionen wie der Diamantrahmen dämpfen nur schwach; die Schleife ist schmal und der Arbeitsverlust gering. Weiche Materialien wie Kunststoff und Gummi schwingen mit höherer Dämpfung: die Schleife ist breit ausgezogen und die aufgewendete Arbeit wird zum großen Teil geschluckt.

- Wichtig ist auch zu wissen, dass die Dämpfung von der Geschwindigkeit abhängt: Schnelle Belastungen verursachen höhere Dämpfungen.

- Es ist günstiger, kleine Massen mit großen Ausschlägen (Amplituden) schwingen zu lassen als große Massen mit kleinen Ausschlägen. Das ist ein (weiteres) Argument für den Einsatz von Federungen am Fahrrad.

- Stahl schwingt fast dämpfungsfrei. Die zur elastischen Verformung aufgewendete Arbeit kommt also irgendwo wieder nutzbringend heraus.

- Eine große Dämpfung schont zwar Material und Mensch, verhindert ein Aufschaukeln (Flattern) und sorgt für guten Bodenkontakt - ist aber mit einem Verlust an Arbeit verbunden. Das »aus dem Sattel gehen«, um Fahrbahnstöße aufzufangen, kostet zwar Arbeit, aber die Bandscheiben danken es einem.

Luftwiderstand

Von allen Widerstandskräften (Bild 37) ist der Luftwiderstand F_L (bei Geschwindigkeiten über 15,5 km/h) für den Radfahrer der unangenehmste. Der Steigungswiderstand F_{St} erfordert zwar eine erhebliche Antriebsleistung, aber wir wissen, dass es irgendwann wieder bergab geht und wir die investierte Energie wenigstens teilweise zurückerhalten.

Auch die Energie zur Überwindung der Trägheitskraft ist nicht ganz verloren. Sie wird dem System zum Teil zurückgegeben, wenn wir uns z.B. nach einem Spurt ausrollen lassen. Die Fahrradwiderstände F_{Rad} sind zwar ärgerlich, aber sie nehmen nur einen kleinen Teil der Antriebsleistung in Anspruch. Die Haftreibung ist sogar beim Beschleunigen, Abbremsen und in der Kurve unerlässlich.

Ganz anders der Luftwiderstand. Auch bei völliger Windstille »stemmt« er sich uns entgegen und verschlingt beim Fahren auf ebener Straße bis zu 80 % der Antriebsleistung. Kommt der Wind von vorn oder von der Seite, addieren sich die Luftwiderstandskräfte. Nur wenn die Windkraftkomponente in Fahrtrichtung größer ist als die eigene Fahrgeschwindigkeit, spüren wir keinen Gegenwind.

Der Radfahrer ist bestrebt, den Luftwiderstand herabzusetzen. Mehrere Möglichkeiten bieten sich an:

- Die Stirnfläche durch Veränderung der Sitzposition verringern.
- Aerodynamische Verkleidungen anbringen. Fahrradkomponenten günstiger gestalten und platzieren.
- Die Form des umströmten Systems so verbessern, dass sich die Stromlinien anschmiegen (Bild 47).
- Den (Luft-)Reibungswiderstand verringern.
- Windschatten fahren (nicht immer erlaubt, nicht ungefährlich).

Der Luftwiderstand setzt sich aus unterschiedlichen Anteilen zusammen, die verschiedene physikalische Ursachen haben. Grundsätzlich können wir zwischen dem Strömungswiderstand (Druckwiderstand) und dem Reibungswiderstand unterscheiden:

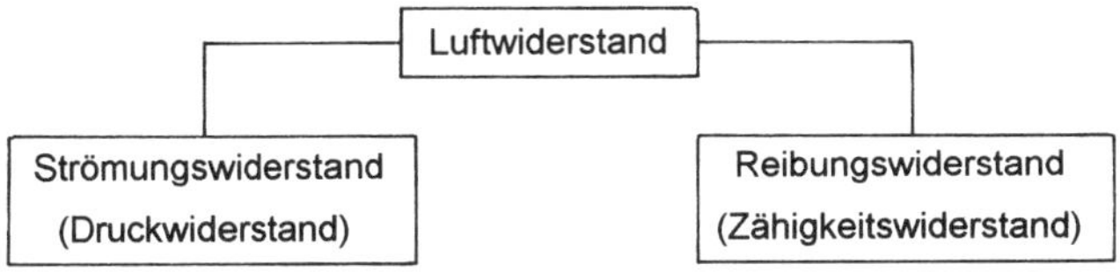

Die Ursache für den Strömungswiderstand (Druckwiderstand) sind die Luftmoleküle, die auf die Oberfläche auftreffen und wieder abprallen. Dabei erfahren sie eine Impulsänderung und üben senkrecht zur Oberfläche eine Kraft aus.

Der sehr viel kleinere Reibungswiderstand entsteht durch die Fließbewegung der Luftmoleküle entlang der Oberfläche. Vereinfacht kann man sich vorstellen, dass eine dünne Luftschicht beim Entlangstreichen an der Oberfläche eine schwache Anziehung erfährt und sich deshalb ihre Strömungsgeschwindigkeit verringert. Wir kommen gleich auf diesen Anteil zurück.

Vereinfacht nehmen wir an, unser Musterradfahrer hat eine ideale Stromlinienform und fährt ohne äußere Windeinflüsse geradeaus. Dann laufen alle Strömungslinien (in Bild 47 und 48 als dünne Linien gezeichnet) parallel auf den Radfahrer zu, schmiegen sich an den Körper an und treffen sich wieder hinter dem System. Unter diesen idealen Bedingungen entsteht kein Druckunterschied vor und hinter dem Fahrer, und damit ist auch der Strömungswiderstand nahezu Null.

Bild 47 Ein idealisierter Stromlinienkörper erfährt keinen Druck- bzw. Strömungswiderstand, denn der Druck in p_1 ist gleich dem Druck in p_2.

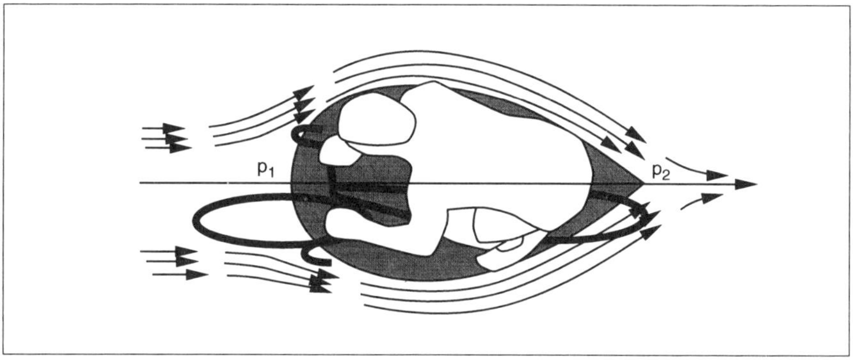

Bild 48 Die Strömungslinien hinter dem Radfahrer bilden Wirbelfelder. Sie reißen ab und »verbrauchen« einen Teil der Bewegungsenergie des Fahrers. Der Druck in p_2 ist kleiner als in p_1.

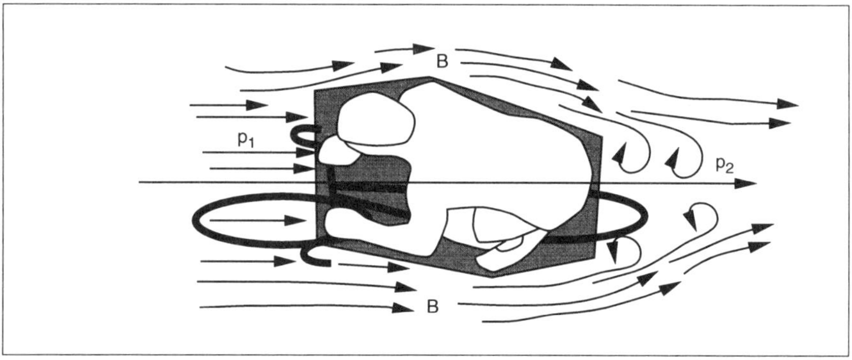

Ganz anders verlaufen die Strömungslinien in der rauen Wirklichkeit: Hinter dem Radfahrer lösen sie sich vom Körper ab, drehen sich und bilden Wirbel. Mit dem Abreißen der Strömungsfäden baut sich ein Druckunterschied auf, den der Radfahrer als unmittelbaren Luftwiderstand spürt (Bild 48).

Bild 49

Gedankenexperiment zur Erklärung der Wirbelbildung

a keine oder sehr wenig Reibung

b größere Reibung

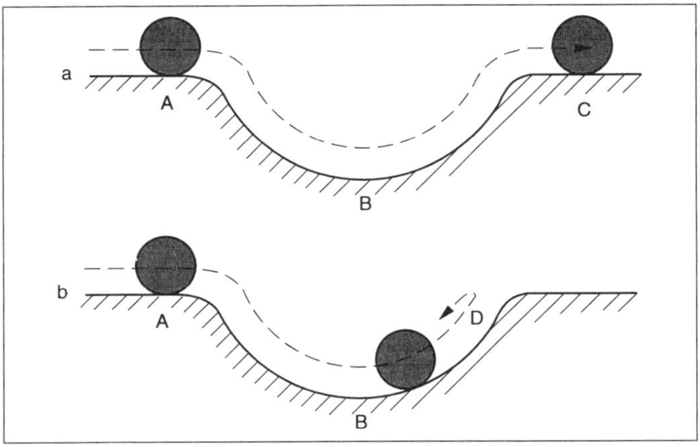

Das Entstehen der Wirbel will ich mit einem mechanischen Vorgang vergleichen und damit verständlich machen (Bild 49). Rollt eine Kugel durch eine Mulde, so verliert sie beim Herunterrollen potentielle Energie und erhöht dabei ihre Geschwindigkeit. Beim Hinaufrollen nimmt die Geschwindigkeit wieder ab und wäre ohne Reibung im Punkt C ebenso groß wie im Ausgangspunkt A.

Bei kleiner Reibung kommt die Kugel zwar noch den Hang herauf, aber die Geschwindigkeit ist in C kleiner als zuvor in A. Wird aber der »Energieverlust« durch Reibung noch größer, so reicht die in B »gewonnene« kinetische Energie nicht mehr aus, um den Hang nach C hinaufzurollen. In einem Punkt D ist die Geschwindigkeit auf den Wert Null gesunken, und die Kugel rollt in die Mulde zurück.

Ähnlich sind die Verhältnisse bei dem Radfahrer in Bild 48: Dort, wo der Körper am dicksten ist (bei B), verengen sich die Stromlinien. Die Strömungsgeschwindigkeit erhöht sich und der Druck nimmt ab (hier setze ich voraus, dass Sie das hydrodynamische Paradoxon: *"Der Druck in einer Strömung ist umso kleiner, je größer die Strömungsgeschwindigkeit ist"* noch aus dem Physikunterricht kennen).

Ohne innere Reibung der Strömungslinien (wie in Bild 47) wären aber hinter dem Radfahrer Geschwindigkeit und Druck wieder ebenso groß wie vor dem Radfahrer. Bei kleiner Reibung treten zunächst nur unwesentliche Änderungen ein. Wenn aber bei größerer Geschwindigkeit die innere Reibung zunimmt, tritt schließlich der Fall ein, dass die Luftteilchen in B (Bild 48) nicht mehr genügend kinetische Energie haben, um gegen den höheren Druck hinter dem Radfahrer anzulaufen. Ihre Geschwindigkeit nimmt ab und erreicht an den Stellen des Radfahrers, die stumpf enden, den Wert Null.

Wie in dem Beispiel mit der Kugel kehren die Strömungsteilchen um und strömen teilweise zurück. Beim Umkehren geraten sie in Rotation und bilden Wirbel. Immer mehr Luftteilchen erleiden im Laufe der Zeit dieses Schicksal. Dadurch wird die weiterhin in ursprünglicher Richtung bewegte Luft von dem Radfahrer weggedrängt - man sagt: Die Strömung hebt ab.

Verständlich, dass bei diesem Vorgang ein großer Teil der Strömungsenergie »verbraucht« wird und sich deshalb ein kleinerer Druck hinter dem Radfahrer einstellt. Der Druckunterschied zwischen der Vorder- und Rückseite erzeugt den Strömungs-(oder Druckwiderstand).

Zur Berechnung des Strömungswiderstandes gehen wir von einem Radfahrer aus, der sich mit v = 10 m/s und einer Stirnfläche von A = 0,38 m^2 (Bild 50) dem Fahrtwind entgegenstellt. Bei gleichbleibender Geschwindigkeit muss er eine Antriebskraft aufbringen, die den Strömungswiderstand F_L überwindet. Auf der Stecke s ist dazu die Arbeit $F_L \cdot s$ erforderlich. Hinter dem Radfahrer wird in dem Volumen $A \cdot s$ die anfangs ruhende Luft in wirbelnde Bewegung versetzt.

Wir nehmen zunächst an, dass die Geschwindigkeit der wirbelnden Luftteilchen etwa der Eigengeschwindigkeit v des Radfahrers entspricht. Dann beträgt die auf die Luft übertragene kinetische Energie:

$$E_{kin} = \frac{1}{2} m \cdot v^2 \quad = \frac{1}{2} A \cdot s \cdot \rho \cdot v^2$$

denn die Masse m ist gleich Volumen V (mit $V = A \cdot s$) mal der Dichte ρ, hier die Dichte der Luft.

Bild 50 Zur Berechnung des Strömungswiderstandes

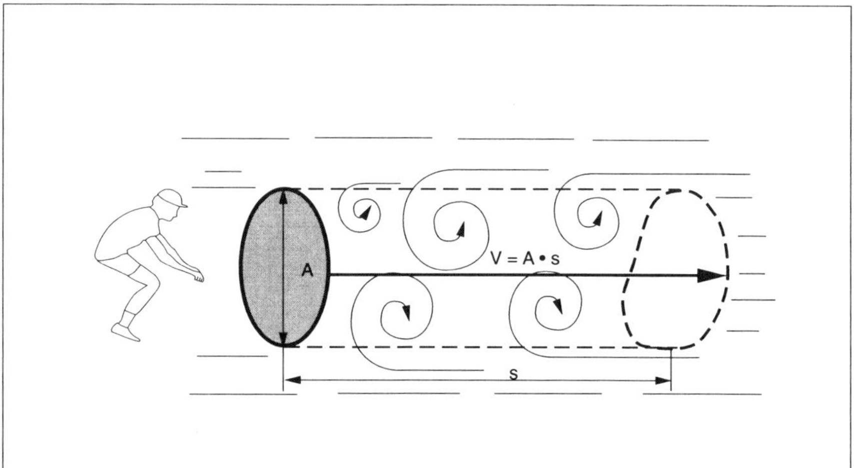

Diese Rechnung ist aber nur richtig, wenn wir eine *ebene Platte langsam* gegen den Wind verschieben. Bei ungünstiger Form der Platte (oder eines anderen Gegenstandes, z.B. eines Radfahrers) hat das von Wirbeln angefüllte Volumen einen größeren, bei günstiger Form einen kleineren Querschnitt als die Fläche A in Bild 50. Und auch die Geschwindigkeit der wirbelnden Luftteilchen unterscheidet sich mehr oder weniger von der Geschwindigkeit des Radfahrers. Diese Abweichungen berücksichtigt man durch die Einführung eines unbenannten Faktors c_W, dem *Widerstandsbeiwert*.

Bild 51

Ermittlung der Stirnfläche A in aufrechter Fahrweise und in Rennposition. Vom Foto übertragen wir die Umrisse auf Millimeterpapier. Die Fläche der »Schattenfigur« wird ausgezählt und mit dem Abbildungsmaßstab multipliziert (hier entsprechen x mm auf dem Bild 200 mm - das ist der Abstand von Punkt zu Punkt auf dem mitabgebildeten Zollstock - in der Wirklichkeit). Das Ergebnis überrascht: Der Unterschied zwischen beiden Stirnflächen beträgt nur 0,04 m² oder 10,5 %!

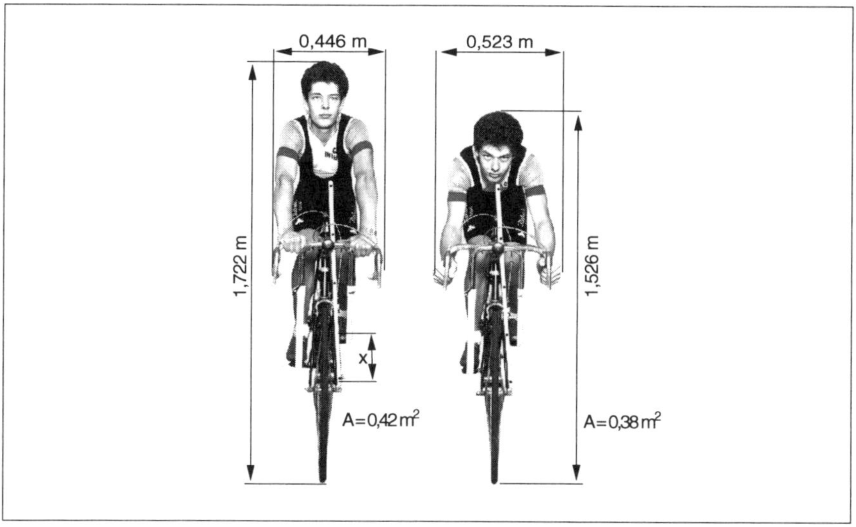

Die Arbeit zur Überwindung des Strömungswiderstandes ist gleich der kinetischen Energie der Luftmasse:

$$F_L \cdot s = \frac{1}{2} \cdot c_W \cdot \rho \cdot A \cdot v^2 \cdot s$$ Den Weg s kann man kürzen und es folgt:

$$F_L = \frac{1}{2} \cdot c_W \cdot \rho \cdot A \cdot v^2$$

(Das Produkt aus halber Luftdichte und quadratischer Anströmgeschwindigkeit wird auch als »Staudruck« bezeichnet; Einheit: N/m^2).

Der c_w-Wert wird aus Strömungsversuchen im Windkanal ermittelt. Er ist vor allem von der Form und nicht von der Größe des Körpers abhängig. Bei breiten, kantigen Gegenständen ist er größer als bei abgerundeten, nach hinten spitz zulaufenden. Den kleinsten c_w-Wert hat ein tropfenförmiger Stromlinienkörper.

Bild 52 Einige c_w - Werte muskelbetriebener Radfahrzeuge

c_w	Fahrzeug
1,1	BMX-Geländerad, Straßenrad (Fahrer aufrecht)
1,0	Tourenrad (Fahrer mit gestreckten Armen), Tandem
0,88	Rennrad, Fahrer in Rennposition
0,77	Liegerad
0,7	Rad mit aerodynamischer Teilverkleidung
0,5	Steherrennen, Motorrad als Schrittmacher
0,11	Vector-Einer, älteres Rekordfahrzeug
0,09	Gold Rush, 105 km/h im 200 m Sprint
0,08	Bean (Kingcycle), 75 km/h über eine Stunde
0,07	Vector 007, 100 km Rekordfahrzeug
0,05	theoretisch perfektes Liegerad

Die angegebenen c_w -Werte gelten nur für eine frontale Anströmung, z.B. beim Fahren in völliger Windstille. Kommt der Wind von der Seite, ändert sich der c_w -Wert: Meist nimmt er zu. Der c_w -Wert ist keine Konstante!

Später besprechen wir den Einfluss der Luftdichte ρ auf den Luftwiderstand. Bei den folgenden Berechnungen nehmen wir eine (mittlere) Luftdichte von $\rho = 1{,}25\ \text{kg/m}^3$ an.

Der Radfahrer aus unserem letzten Beispiel soll in Rennposition fahren. Mit einem c_w -Wert von 0,88 beträgt der Strömungswiderstand

$$F_L = 1/2 \cdot c_W \cdot A \cdot \rho \cdot v^2 \quad = 0{,}5 \cdot 0{,}88 \cdot 0{,}38\,\text{m}^2 \cdot 1{,}25\,\text{kg/m}^3 \cdot 100\,\text{m}^2/\text{s}^2$$

$$= 0{,}21 \cdot 100\,\text{kgm/s}^2 \quad = 21\,\text{N}$$

(Für spätere Rechnungen fasse ich $1/2 \cdot 0{,}88 \cdot 0{,}38 \cdot 1{,}25\,\text{kg/m}$ zum konstanten Faktor 0,21 kg/m zusammen).

- Fährt der Radfahrer dagegen in aufrechter Haltung, vergrößern sich die Stirnfläche *und* der c_w -Wert! Nehmen wir eine Stirnfläche von 0,42 m² an (Bild 51) und einen erhöhten c_w -Wert von 1,1 an, vergrößert sich der Luftwiderstand auf

  $$F_L = 1/2 \cdot 1{,}1 \cdot 0{,}42 \cdot 1{,}25 \cdot 100\,\text{N} \quad = 29\,\text{N}.$$

Der Luftwiderstand wächst quadratisch mit der tatsächlichen Windgeschwindigkeit: $F_L \sim v^2$. In unserer Rechnung haben wir angenommen, dass die Luft stillsteht (was ziemlich selten vorkommt). Die tatsächliche Strömungsgeschwindigkeit ist dann gleich der Fahrgeschwindigkeit. Wenn der Wind genau von hinten bläst (auch sehr selten), dann bewirkt der Luftwiderstand eine Kraft nach vorn. Bläst der Rückenwind mit der Geschwindigkeit des Radfahrers, dann ist die relative Geschwindigkeit Null und es gibt keinen aerodynamischen Widerstand für den Radfahrer.

Kommt der Wind genau von vorn, müssen wir zu der Fahrgeschwindigkeit noch die Windgeschwindigkeit addieren. Durch den quadratischen Anstieg macht sich der Gegenwind besonders kraftraubend bemerkbar.

Musste der Radfahrer bei Windstille und einer Fahrgeschwindigkeit von v = 10 m/s einen Strömungswiderstand von F_L = 21 N überwinden, sind es bei v_a = 18 km/h (= 5 m/s) Gegenwind bereits: $F_L = 0{,}21 \cdot (10 + 5)^2\ \text{N} \quad = 47\ \text{N}$.

Kommt der atmosphärische Wind (für Segler der »wahre« Wind) von der Seite, überlagert er sich mit dem Fahrtwind nach den Gesetzen der geometrischen Addition. Das Ergebnis ist eine resultierende Windgeschwindigkeitskomponente (der tatsächliche Wind), die auf den Radfahrer trifft.

Bild 53
Geometrische Addition von atmosphärischem Wind, der unter einem Winkel von 135° mit v_a = 10 m/s auf den mit v_f = 10 m/s fahrenden Radfahrer trifft.
1 cm Pfeillänge entsprechen hier 2 m/s Windgeschwindigkeit. Die in Fahrtrichtung wirkende Komponente des atmosphärischen Windes beträgt v_w = 7 m/s. Dieser Anteil muss zu der Fahrgeschwindigkeit addiert werden: $v = v_f + v_w$ $\quad v$ = 10 m/s + 7 m/s = 17 m/s.

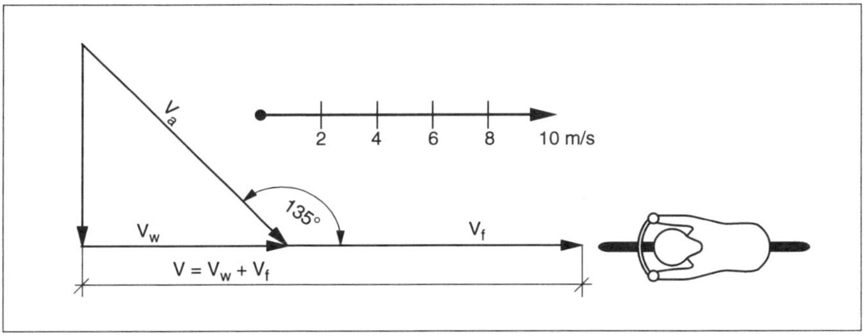

Bei der Bestimmung des Luftwiderstandes F_L müssen wir immer die tatsächlich wirksame Windgeschwindigkeit v in Ansatz bringen. Mit der tatsächlichen Windgeschwindigkeit von v = 17 m/s überwindet der Radfahrer einen Strömungswiderstand von

$F_L = 0{,}21 \cdot 17^2\ \text{N} \quad = 61\ \text{N}.$

Da in der Formel für den Luftwiderstand die Strömungsgeschwindigkeit schon quadratisch eingeht, steht in der Leistungsformel $P = F \cdot v$ [1] die Geschwindigkeit in der dritten Potenz: $P \sim v^3$.

Welche Antriebsleistung muss der Radfahrer bei Windstille aufbringen, der einen Strömungswiderstand von 21 N mit einer Geschwindigkeit von 36 km/h (= 10 m/s) überwindet?

$$F_L = 1/2 \cdot c_W \cdot A \cdot \rho \cdot v^2$$

$$P_L = F_L \cdot v \quad = 1/2 \cdot c_W \cdot A \cdot \rho \cdot v^2 \cdot v \quad = 1/2 \cdot c_W \cdot A \cdot \rho \cdot v^3 \quad = 21\ \text{N} \cdot 10\ \text{m/s} \quad = 210\ \text{W}$$

[1] Bei der Leistungsformel geht die Geschwindigkeit des Radfahrers relativ zum Boden ein, nicht die Geschwindigkeit relativ zum Wind.

Kommt ein frontaler Gegenwind von v_a = 7 m/s hinzu, steigt die Luftwiderstandskraft auf 61N und die Luftwiderstandsleistung auf $P_L = 61 \cdot 17\,m/s \quad = 1037\,W$. Nur über eine sehr kurze Zeit kann ein sportlicher »Freizeitradler« eine so hohe Leistung bringen.

- Die Luftwiderstandsleistung wächst in der dritten Potenz mit der Fahrgeschwindigkeit relativ zum Boden. Auch die kleinste Verbesserung durch eine aerodynamische Körperhaltung macht sich in einer deutlichen Leistungsersparnis bemerkbar. Die Optimierung der Sitzposition sollte deshalb Vorrang vor allen anderen Maßnahmen zur Reduzierung des Luftwiderstandes haben.

- Unser Musterradfahrer, der mit 36 km/h in Rennposition fährt (die Stirnfläche beträgt 0,38 m^2 (Bild 51), der Luftwiderstand 21 N, siehe Seite 64) benötigt eine Luftwiderstandsleistung von 210 Watt. Bei aufrechter Fahrweise vergrößert sich die Stirnfläche auf 0,42 m^2, der Luftwiderstand auf 29 N und die Luftwiderstandsleistung auf 290 Watt. Das sind 80 Watt oder ca. 28 % Mehrleistung.

Interessant ist auch Frage, bei welcher Fahrgeschwindigkeit (Windstille, keine Steigung, glatte Straße) der Luftwiderstand gleich dem Fahrradwiderstand ist. Mit einem Fahrradwiderstand von 5,3 N (Seite 57) ergibt die Rechnung:

$$F_L = F_{Rad} \quad \rightarrow \quad 1/2 \cdot c_W \cdot A \cdot \rho \cdot v^2 = F_{Rad}$$

$$v = \sqrt{\frac{2 \cdot F_{Rad}}{c_W \cdot A \cdot \rho}} = \sqrt{\frac{2 \cdot 5{,}3}{0{,}88 \cdot 0{,}38 \cdot 1{,}25}}\ m/s \qquad = 5\ m/s \quad = 18\ km/h$$

- Beim Fahren auf ebenen, glatten Straßen stellt der Luftwiderstand gegenüber dem Radwiderstand die dominierende Größe dar. Das wirkt sich besonders bei hohen Geschwindigkeiten aus. Schon bei v = 30 km/h, einer Geschwindigkeit, die man auch als »Freizeitsportler« längere Zeit durchhalten kann, macht der Rollreibungsanteil nur noch etwa 20 % der Gesamtleistung aus. Maßnahmen, die den Luftwiderstand reduzieren, sind überaus lohnend.
- Man könnte aber auch folgern, dass bei höheren Geschwindigkeiten die Masse des Fahrrades (oder des Systems) nebensächlich wird, da offenbar nur die Rollreibung von der Masse abhängt. Das ist aber nur auf glatten Straßen im ebenen Gelände richtig. Im allgemeinen hat man es mit mehr oder weniger großen Steigungen zu tun - und da darf man die Masse auf keinen Fall vernachlässigen.

Bild 54

Luftwiderstandsleistung in Abhängigkeit von der Fahrgeschwindigkeit.

A = 0,38 m

ρ = 1,25 kg/m^3

c_w = 0,88

Die Kurve zeigt eine kubische Parabel.

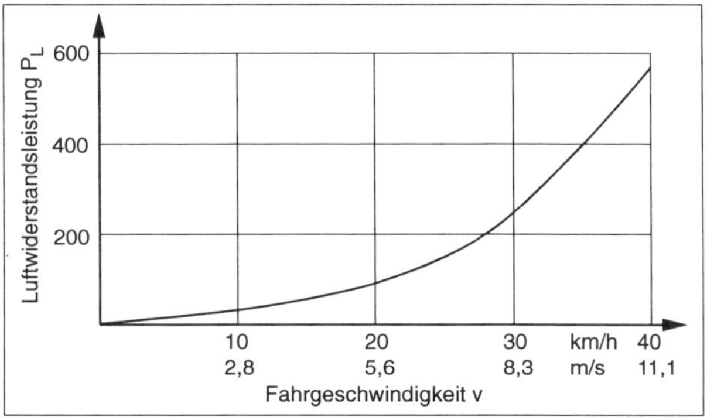

Reibungs- oder Zähigkeitswiderstand

Bei einem stromlinienförmigen Körper, z.B. einem modernen HPV [1] oder dem Sturzhelm in Bild 55, beginnt ein anderer Widerstand an Bedeutung zu gewinnen: der Reibungswiderstand. Dieser tritt natürlich auch bei stumpfen Körpern wie unserem Musterradfahrer auf, aber es ist wenig sinnvoll, ihn hier zu berücksichtigen, da der Strömungswiderstand viel höher ist.

Der Reibungs- oder Zähigkeitswiderstand tritt auf, weil Scherkräfte zwischen den Luftmolekülen und der Oberfläche des bewegten Körpers und zwischen den Luftteilchen selbst wirksam werden. Dabei bildet sich eine sogenannte »Grenzschicht«. Auf der Innenseite dieser Schicht haften die Luftteilchen am Körper, am Außenrand haben sie etwa die Geschwindigkeit der Außenströmung. Der »innere« Reibungswiderstand F_i wächst nicht quadratisch wie der Strömungswiderstand, sondern »nur« proportional mit der Geschwindigkeit:

$F_i = \frac{\eta \cdot A \cdot v}{d}$ Dabei bedeuten:

η ist die dynamische Viskosität (Zähigkeit) von Luft. Sie beträgt bei einer Temperatur von 20 °C: 0,000018 Pascalsekunde $Pa \cdot s$ oder $\frac{Ns}{m^2}$ oder $\frac{kg}{m \cdot s}$

A Berührungsfläche

d Abstand der beiden Schichten

v Strömungsgeschwindigkeit

Eine Überschlagsrechnung für wirbelfreie Strömungen zeigt, wie gering der Einfluss des Reibungswiderstandes gegenüber dem Druckwiderstand ist. Sinkt aber der Druckwiderstand aufgrund aerodynamisch verbesserter Formen, gewinnt der Reibungswiderstand zunehmend an Bedeutung. Für die Dicke der mitbewegten Luftschicht kann man setzen:

$d \approx \sqrt{\frac{\eta \cdot l}{\rho \cdot v}}$, wobei ρ die Luftdichte und l die Länge des umströmten Körpers ist. Für unseren Musterradfahrer, der bei einer Lufttemperatur von ϑ = 20 °C und einer Luftdichte von ρ = 1,205 kg/m^3 mit einer Geschwindigkeit von v = 10 m/s fährt, ergibt sich:

$$d \approx \sqrt{\frac{0{,}000018\,\text{kg} \cdot 1\,\text{m}}{\text{m} \cdot \text{s} \cdot 1{,}205\,\text{kg/m}^3 \cdot 10\,\text{m/s}}} \approx 0{,}0017\,\text{m} \quad \text{mit } \eta = 0{,}000018\,\text{kg/m} \cdot \text{s und } l = 2\,\text{m}.$$

$$F_i = \frac{0{,}000018\,\text{N} \cdot \text{s} \cdot 1\,\text{m}^2 \cdot 10\,\text{m/s}}{\text{m}^2 \cdot 0{,}0017\,\text{m}} \approx 0{,}1\,\text{N}$$

Bild 55

Bei diesem aerodynamisch gestylten Sturzhelm ist es angebracht, den Reibungswiderstand zu berücksichtigen.

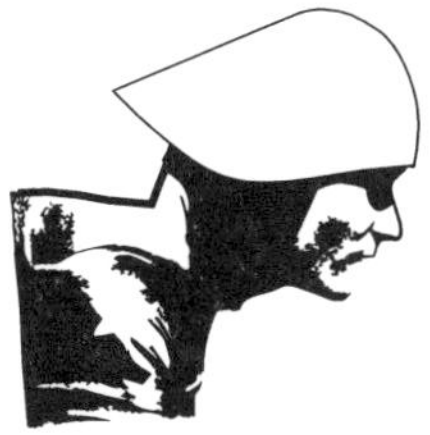

[1] HPV ≡ human powerd vehicle

Die 0,1 N Reibungswiderstand können getrost vernachlässigt werden. Aber wann und wo tritt beim Radfahren eine schon wirbelfreie (laminare) Strömung auf? Meist handelt es sich bei der Luftbewegung an der Grenzschicht um eine turbulente Luftströmung. Dabei bewegt sich die Luft nicht gleichförmig und in geordneten Schichten, sondern regellos. Vereinfacht kann man sich vorstellen, dass sich zusammengeballte Luftmoleküle von der Oberfläche lösen und dabei in Rotation geraten.

Eine laminare Strömung hat grundsätzlich einen kleineren Widerstand als eine turbulente. Das bedeutet, dass man die Strömung möglichst entlang des gesamten Körpers laminar halten sollte. Das gelingt durch eine besonders glatte Oberfläche, wie man sie bei Segelflugzeugen oder auch bei manchen HPVs bewundern kann.

Eine laminare Strömung hat aber einen Haken: Dort, wo der Körper hinten wieder zusammenläuft, kann die laminare Grenzschicht den Druckanstieg nur schlecht mitmachen und die Strömung löst sich ab. Und wie ich bereits beschrieben habe, will man Ablösungen vermeiden, da sie für den Strömungswiderstand verantwortlich sind. Der Vorteil eines stromlinienförmigen Körpers würde durch die Ablösung der laminaren Grenzschicht teilweise zunichte gemacht.

Eine turbulente Grenzschicht jedoch verträgt einen größeren Druckanstieg und löst deshalb später ab als eine laminare Schicht. Der Grund: Der Energiebedarf für die kleinen Rotationen wird von außen wieder zugeführt. Das ist z.B. ein Grund, warum Golfbälle nicht glatt sind. Die Dellen machen die Grenzschicht turbulent und die Ablösung tritt erst weiter hinten auf als bei einem glatten Ball. Das Ablösegebiet und damit auch der Strömungswiderstand bleibt kleiner und die Bälle fliegen weiter.

Ein klassisches Experiment von L. Prandtl macht deutlich, wie die kräftezehrende Wirbelbildung erst später einsetzt und abgeschwächt wird. An der Frontseite des Körpers wird die vorbeistreichende Luft absichtlich (hier durch einen dünnen Draht in Bild 56 b) in Turbulenz versetzt.

Bild 56

Wie sich durch eine Störung der Frontseite einer angeströmten Kugel die schädliche Wirbelbildung abschwächt.

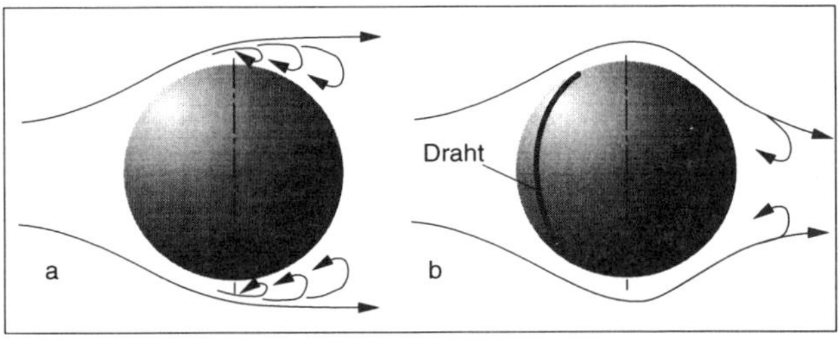

Im Yachtbau hat man Noppenfolien auf die Schiffsrümpfe geklebt - mit demselben Ergebnis. Auch im Flugzeugbau laufen Versuche mit Nippel- oder Noppenfolien auf den Tragflächen, um den Reibungswiderstand zu verringern. Berechnen kann man dabei wenig, da es sich bei den Verwirbelungen um ein chaotisches System handelt. Hier kommen nur Experimente zum Einsatz...

Wir werden bald die Konsequenzen dieses Phänomens an Fahrrad- und Ausrüstungskomponenten beobachten können. Schon sind Helme im Handel, deren Stirnseite eine angeraute Oberflächenstruktur aufweisen.

Windschattenfahren

Das Windschatten- oder Hinterradfahren hinter anderen Radfahrern bringt eine erhebliche Energieeinsparung. Wir haben den Strömungswiderstand als Folge des Druckunterschiedes $p_1 - p_2$ vor und hinter dem Fahrer erklärt (vgl. Bild 47 und 48). Je größer nun der Druckunterschied, desto größer auch der Widerstand. Leicht einzusehen ist, dass der Druck p_1 vor dem Windschattenfahrer kleiner wird, wenn er in den Unterdruckbereich p_2 des vor ihm Fahrenden eindringt. Damit verringert sich der Druckunterschied und der Hinterradfahrer spart Antriebskraft.

Die Einsparung hängt von mehreren Faktoren ab:

- Von der Fahrgeschwindigkeit. Als grobe Faustformel kann gelten: Fahrgeschwindigkeit in km/h ≈ Prozentwert der Energieeinsparung.
- Vom Abstand zum Vordermann. Je geringer der Abstand zum Hinterrad, desto größer die Ersparnis.
- Strömungswiderstand des Vorausfahrenden. Eine große Anströmfläche und ein »schlechter« c_w-Wert kommen dem Hinterradfahrer zugute.
- Von der Anzahl und der Formation der vorausfahrenden Fahrer. Es ist leicht einzusehen, dass seitliche Windkomponenten abgefangen werden, wenn die Vorausfahrenden nicht in einer Linie, sondern breit gestaffelt fahren.

Der Musterradfahrer, der mit 36 km/h in der Ebene fährt, braucht eine Leistung von 210 W, um den Luftwiderstand zu überwinden (Seite 65 unten). Durch Windschattenfahren hinter einer gestaffelten Gruppe spart er ca. 36 % der Antriebsleistung, das sind 75,6 W. Mit seiner verbleibenden Leistung von 210 W - 75,6 W = 134,4 W könnte er »solo« nur eine Geschwindigkeit von:

$$1)\ F = 1/2\, c_W \cdot A \cdot \rho \cdot v^2 \quad 2)\ F \cdot v = P \quad 1)\,\text{in}\,2)\ P = 1/2 \cdot c_W \cdot A \cdot \rho \cdot v^3$$

$$\rightarrow v = \sqrt[3]{\frac{2P}{A \cdot \rho \cdot c_W}} = \sqrt[3]{\frac{2\,(210 - 75{,}6)}{0{,}88 \cdot 0{,}38 \cdot 1{,}25}} = 8{,}6\ \text{m/s} \quad \approx 31\,\text{km/h} \quad \text{fahren.}$$

Mit einer Leistung von 140 Watt fährt unser Musterradfahrer im Windschatten eines Lkw. Wenn man von kleinen wirbelnden Luftbewegungen absieht, muss er (in der Ebene, sehr gute Straße) nur den Radwiderstand von 5,3 N (siehe Seite 57) überwinden. Welche Geschwindigkeit kann er erreichen?

$$v = \frac{P}{F_{Rad}} = \frac{140\,\text{W}}{5{,}3\,\text{N}} = 26{,}4\ \text{m/s} \quad \approx 95\,\text{km/h}.$$

Zu klären ist noch die Frage, ob sich der Strömungswiderstand des Vorausfahrenden durch einen dicht auffahrenden Windschattenfahrer vergrößert, ob er nicht beeinflusst wird oder sich vielleicht sogar verringert. Es kann sogar sein, dass der Windschattenfahrer den Druck p_2 im Rücken des Vorausfahrenden erhöht und ihm so einen kleineren Strömungswiderstand beschert. [1]

[1] Bitte schreiben Sie mir, wenn Sie an diesem Problem interessiert sind und/oder über neue Erkenntnisse verfügen. Meine Faxnummer 05682 - 5915 oder email: mgressmann@aol.com

Luftwiderstand der Laufräder

Jetzt können wir auch ermitteln, wie groß der Luftwiderstand der abrollenden Laufräder ist. Die Stirnfläche A der Laufräder ist leicht zu berechnen: Für das 27"- Rad des Musterfahrers mit 2,3 cm breiten Reifen ergibt sich eine Stirnfläche von

$$A = d \cdot b \quad = 0{,}67\,m \cdot 0{,}023\,m \quad = 0{,}01541 m^2.$$

Den c_w-Wert einer rechteckigen Platte nehmen wir mit 1,6 an. Wenn das Rad mit v = 10 m/s dahinrollt, hat jedes Rad einen Luftwiderstand von:

$$F_L = 1/2 \cdot c_W \cdot A \cdot \rho \cdot v^2 \quad = 0{,}5 \cdot 1{,}6 \cdot 0{,}01541 \cdot 1{,}25 \cdot 100 \quad = 1{,}54\,N.$$

Beide Laufräder zusammen: $F_L \approx 3$ N.

Nun zu den Speichen. Sie haben, wie aus den Bildern 13 und 14 hervorgeht, unterschiedliche Geschwindigkeiten. Am Abrollpunkt P (Bild 57) ist die Geschwindigkeit Null, denn hier heben sich Abroll- und Fahrgeschwindigkeit gegenseitig auf. Dafür ist die Geschwindigkeit im höchsten Punkt B der 295 mm langen Speiche für das 27"- Rad etwa:

$$v' = v + r \cdot \omega \quad = 10\ m/s + 0{,}295\ m \cdot 30\ 1/s \quad \approx 19\ m/s.$$

In einer früheren Ausgabe habe ich die mittlere Geschwindigkeit aus einer einfachen Dreiecksbeziehung hergeleitet. Das ist nicht korrekt, obwohl das Ergebnis kaum vom richtigen Betrag abweicht. Bestimmt werden muss die *mittlere quadratische Geschwindigkeit* und deren Ergebnis ist

$$v_m = \frac{2 \cdot v}{\sqrt{3}} \quad = 1{,}155 \cdot v$$

Mit der Geschwindigkeit des Musterfahrers von v = 36 km/h ergibt sich eine mittlere Geschwindigkeit von $v_m = 1{,}155 \cdot 10$ m/s = 11,55 m/s.

Jede Speiche hat eine Stirnfläche von $A = d \cdot l$ = 2 mm · 295 mm = 590 mm², alle 36 Speichen eine Gesamtfläche von 0,02124 m². Mit einem c_w-Wert von 1,0 für einen Zylinder

ergibt sich ein Speichenluftwiderstand von $F_L = 0{,}5 \cdot 1 \cdot 0{,}02124 \cdot 1{,}25 \cdot 11{,}55^2\ N \quad = 1{,}8\,N$

pro Laufrad.

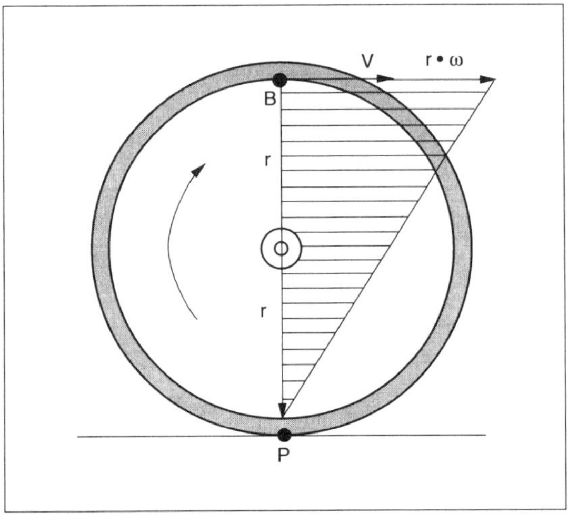

Bild 57

Die Geschwindigkeitsverteilung eines rollenden Speichenrades.

Beachten Sie, dass sich kein Punkt des abrollenden Rades nach hinten bewegt.

Beide Laufräder benötigen also bei einer Fahrgeschwindigkeit von 36 km/h eine Speichen-Luftwiderstandsleistung von

$P_L = F_L \cdot v$

$P_L = 2 \cdot 1{,}8 \cdot 10$ m/s

$P_L = 36$ W,

die zu den 210 W von Seite 65 noch addiert werden müssen:

$P_{L(gesamt)} = 246$ Watt.

- Kleine Laufräder haben einen kleineren Speichen-Luftwiderstand als große Räder - gleiche Fahrgeschwindigkeit und Speichenanzahl vorausgesetzt. Die mittlere quadratische Geschwindigkeit ist bei beiden gleich - die kürzeren Speichen haben aber eine kleinere Windangriffsfläche. Weniger Speichen, windschnittige Form der Speichen (Messerspeichen) oder spezielle Laufräder (Tri-Spokes, Scheibenräder) sind weitere Möglichkeiten, den Luftwiderstand zu senken.

Bild 58 Widerstandsleistung P beim Befahren einer Steigung von 5 %.

1 nur Fahrradwiderstandsleistung — *2 nur Steigungswiderstandsleistung*

3 Summe aus 1 und 2 — *4 nur Luftwiderstandsleistung*

5 Summe aus 1,2 und 4

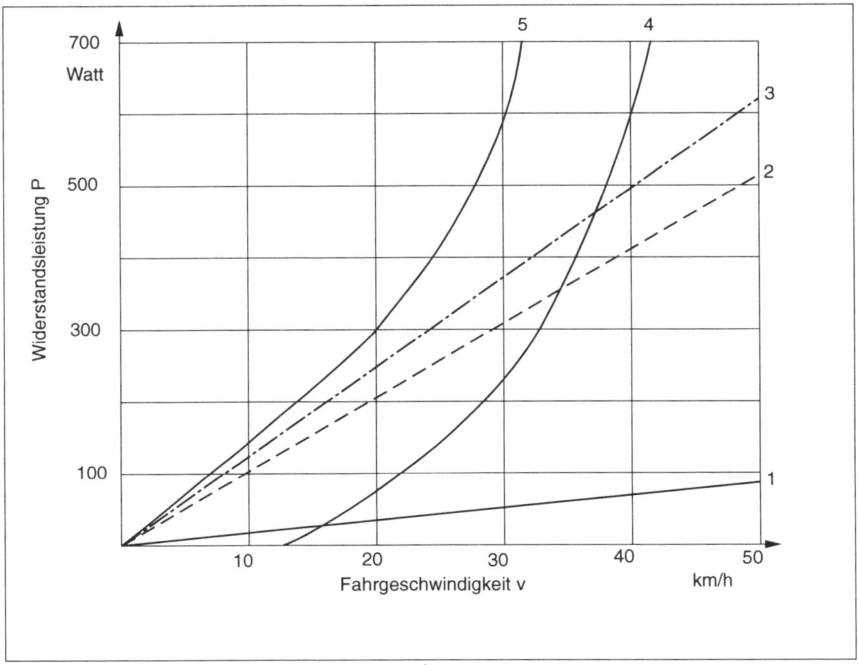

Einfluss der Luftdichte auf den Luftwiderstand

Einen nicht zu unterschätzenden Einfluss auf den Luftwiderstand hat die Luftdichte. Sie hängt von zwei physikalischen Größen ab, dem Druck p und der Temperatur ϑ (ϑ für die Temperatur in Grad Celsius).

Im Normalzustand bei ϑ = 0°C und p = 1013 mbar Luftdruck beträgt die Dichte der Luft ρ_0 = 1,293 g/dm³ oder ρ_0 = 1,293 kg/m³.

1 Kubikmeter Luft hat bei ϑ = 0°C (oder T = 273 Kelvin) eine Masse von m = 1,293 kg, wenn der Luftdruck p = 1,013 bar beträgt.

Steigt die Temperatur, dehnt sich das Volumen aus, während sich die Luftmasse *nicht* verändert. Damit wird die Luftdichte kleiner. Mit folgender Formel können wir die Luftdichte ρ bei einer bestimmten Celsiustemperatur ϑ ausrechnen:

$$\rho = 1{,}293 \frac{273}{273 + \vartheta}$$

Bei ϑ = 20°C erhalten wir bei Normaldruck eine Luftdichte von:

$$\rho = 1{,}293 \frac{273}{273 + 20} = 1{,}205\,\text{kg/m}^3$$

Pro Grad Celsius sinkt die Dichte um 1/273 ihres Wertes bei 0°C; sie steigt aber auch um 1/273 an, wenn die Temperatur absinkt. Bei - 20°C ist die Dichte der Luft auf 1,395 kg/m³ angestiegen.

Als Faustformel merken wir uns, dass sich die Luftdichte pro Grad Celsius um 0,4% ändert - und damit auch der Luftwiderstand. Bei einer Lufttemperatur von 20°C ist also der Luftwiderstand (und damit auch die benötigte Antriebsleistung) 20 x 0,4 = 8% geringer als bei 0°C! Bei höherer Lufttemperatur lässt es sich leichter fahren!

Bild 59 Die Abhängigkeit der Luftdichte ρ von der Lufttemperatur ϑ

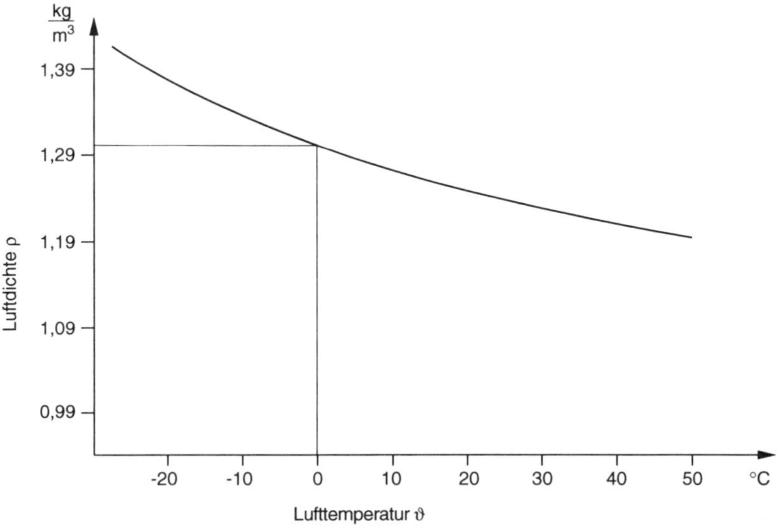

Genau umgekehrt verhält sich die Luftdichte, wenn sich der Druck ändert. Unter der Voraussetzung, dass die Temperatur gleich bleibt, verringert sich das Luftvolumen bei steigendem Druck. Fällt der Luftdruck, dehnt sich das Volumen aus und die Dichte wird kleiner - die Masse bleibt ja konstant.

Luftdruckschwankungen sind im täglichen Wettergeschehen an der Tagesordnung, nehmen aber nur geringe Werte an. Sie betragen an ein und demselben Ort in Deutschland ungefähr 30 Millibar (mbar).

Die Dichteänderung aufgrund der Druckunterschiede lässt sich ebenfalls berechnen. Unter der Voraussetzung, dass wir die Luft als ein ideales Gas betrachten und die Temperatur konstant bleibt, gilt das Boyle-Mariottsche Gesetz:

$$p_0 \cdot V_0 = p_1 \cdot V_1$$

Für das Volumen gilt die Formel: $\text{Volumen } V = \dfrac{\text{Masse } m}{\text{Dichte } \rho}$

eingesetzt in das Boyle-Mariottsche Gesetz:

$$p_0 \cdot \frac{m}{\rho_0} = p_1 \cdot \frac{m}{\rho_1}$$ und nach Kürzen der Masse m folgt $$\rho_1 = \frac{p_1 \cdot \rho_0}{p_0}$$

Ein Beispiel: Bei ϑ = 0°C und p_0 = 1013 mbar beträgt die Luftdichte ρ_0 = 1,293 kg/m³. Wie groß ist die Luftdichte ρ_1 bei der gleichen Temperatur, wenn der Luftdruck auf p_1 = 1030 mbar ansteigt?

$$\rho_1 = \frac{1030\,\text{mbar} \cdot 1{,}293\,\text{kg/m}^3}{1013\,\text{mbar}} = 1{,}315\,\text{kg/m}^3$$

Pro Millibar Druckunterschied ändert sich die Dichte der Luft um ca. 0,1 %.

Bezogen auf das letzte Beispiel steigt die Dichte (und damit auch der Luftwiderstand) um

$$\Delta\rho = \frac{\rho_1 - \rho_0}{\rho_0} = \frac{1030 - 1013}{1013} = \frac{17}{1013} = 0{,}017 = 1{,}7\,\%.$$

Bild 60 Die Abhängigkeit der Luftdichte ρ vom Luftdruck p

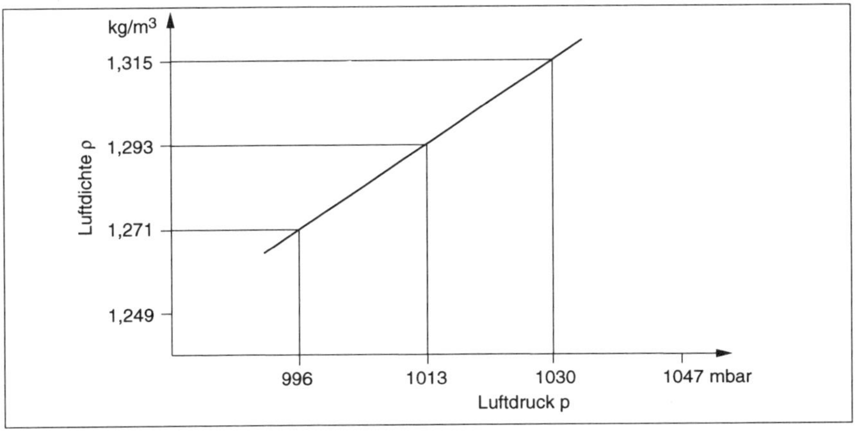

- Bei steigenden Temperaturen sinkt die Luftdichte und damit auch der störende Luftwiderstand. Gleichzeitig sinkt der Luftdruck und die Dichte der Luft wird noch kleiner. Beide Effekte unterstützen sich gegenseitig - zum Vorteil des Radfahrers. Aber kein Vorteil ohne Nachteil: Bei höheren Außentemperaturen ist der Wirkungsgrad der Muskelarbeit geringer!

Mit einem vereinfachten Beispiel will ich anhand von Bild 61 den Einfluss der Luftdichte auf den Luftwiderstand noch einmal erläutern:

Bild 61

Ein Radfahrer fährt mit Tempo 36 km/h in aufrechter Position (Stirnfläche A = 0,42 m²).

Pro Minute verdrängt er eine Luftmasse von m = 326 kg - falls die Lufttemperatur ϑ = 0°C beträgt.

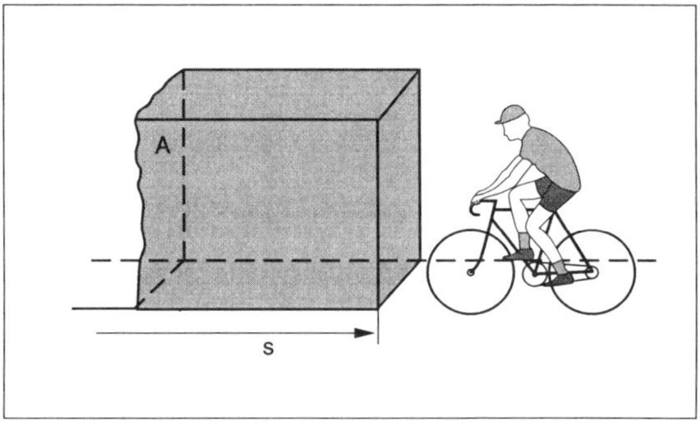

$m = \rho \cdot V$ mit $\rho = 1{,}293\,\text{kg/m}^3$ bei 0°C $\quad m = \rho \cdot A \cdot s$ mit $s = v \cdot t$

$s = 10\,\text{m/s} \cdot 60\,\text{s} \quad = 600\,\text{m}$

$m = 1{,}293\,\text{kg/m}^3 \cdot 0{,}42\,\text{m}^2 \cdot 600\,\text{m} \quad = 326\,\text{kg}.$

- Steigt die Temperatur auf 20°C, sinkt die Luftdichte auf 1,205 kg/m³. Jetzt ist der Luftwiderstand geringer, denn der Radfahrer verdrängt »nur« noch 304 kg pro Minute.

Eine Formel für die Luftdichte, die sowohl die Temperatur-, als auch die Luftdruckschwankungen berücksichtigt, lautet:

$\rho = \frac{348{,}7 \cdot p \;\; \text{bar}}{273 + \vartheta \;\; °\text{C}}$ mit p als dem aktuellen Druck und ϑ der aktuellen Celsiustemperatur.

Eine spürbare Veränderung erfährt die Luftdichte mit steigender Höhe. Der Luftdruck nimmt ab, weil die Luftsäule »kürzer« und damit leichter wird. Wäre die Luft inkompressibel (nicht zusammendrückbar, wie Wasser), würde der Druck linear mit der Höhe abnehmen. Da aber das Gewicht der höheren Luftschichten die darunter liegenden Schichten zusammendrückt, nimmt die Dichte der Luft mit der Höhe ab - aber nicht linear.

Die barometrische Höhenformel gibt den Zusammenhang zwischen Druckabnahme und Höhe an:

$$p_h = p_0 \cdot e^{-0{,}127 \cdot h}$$

Dabei bedeuten: p_h = Druck in der genannten Höhe in bar oder in mbar

p_o = Druck am Boden in bar oder in mbar

e = 2,72

h = die genannte Höhe in km

Für die Luftdichte ergibt sich analog

$$\rho_h = \rho_0 \cdot e^{-0,127 \cdot h}$$

mit ρ_h = Luftdichte in der genannten Höhe h in kg/m³

und ρ_0 = Luftdichte am Boden.

Faustformel: Der Luftdruck fällt pro 100 m um 12 mbar ab.

Mexiko-City liegt 2,2 km hoch. Dort herrscht ein normaler Luftdruck von ca. 750 mbar (765,8 mbar mit der genaueren Höhenformel von Seite 75). Die mittlere Luftdichte beträgt dann:

$$\rho_M = \frac{765{,}8 \cdot 1{,}293}{1013} = 0{,}977\ \text{kg/m}^3 \qquad {}_M \text{ für Mexiko City}$$

- Dementsprechend kleiner ist auch der Luftwiderstand. Francesco Moser fuhr hier 1984 seinen legendären Stundenweltrekord (in einer Stunde legte er 51,151 km zurück). Nicht ohne Grund hatte er Mexiko-City ausgesucht, denn durch die kleinere Luftdichte ist auch der Luftwiderstand geringer. Unter der Annahme, dass Moser nur gegen den Luftwiderstand gefahren ist, gilt:

$$\frac{v_M}{v_0} = \sqrt[3]{\frac{\rho_0}{\rho_M}} = \sqrt[3]{\frac{1{,}293}{0{,}977}} = \sqrt[3]{1{,}323} = 1{,}098 \quad \text{mit } {}_0 = \text{Meereshöhe und } {}_M = \text{Mexiko City}$$

Die (theoretische) Fahrgeschwindigkeit ist um 9,8 % gestiegen. In der Praxis sieht die Rechnung aber anders aus: Mit zunehmender Höhe steht für die Atmung weniger Sauerstoff zur Verfügung. Damit wird eine Leistungssteigerung zum Teil wieder aufgehoben. Hält man sich längere Zeit in großen Höhen auf, passt sich der Organismus dem Sauerstoffdefizit an. Das Knochenmark produziert mehr rote Blutkörperchen, so dass sich die Sauerstoffbilanz ausgleicht.

Bild 62

Francesco Moser

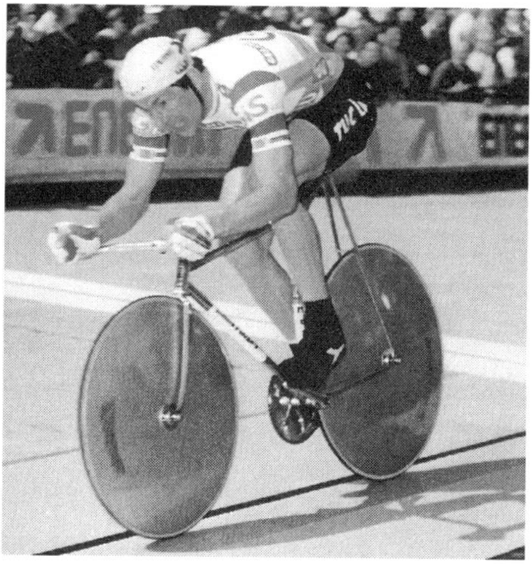

Kraftschluss mit der Fahrbahn

Bild 63
Der Körper setzt sich in Bewegung, weil die Antriebskraft F_A größer ist als die Haftreibungskraft F_H. Mit der Überschusskraft $F_Ü = F_A - F_H$ wird die Trägheit überwunden und der Körper beschleunigt.

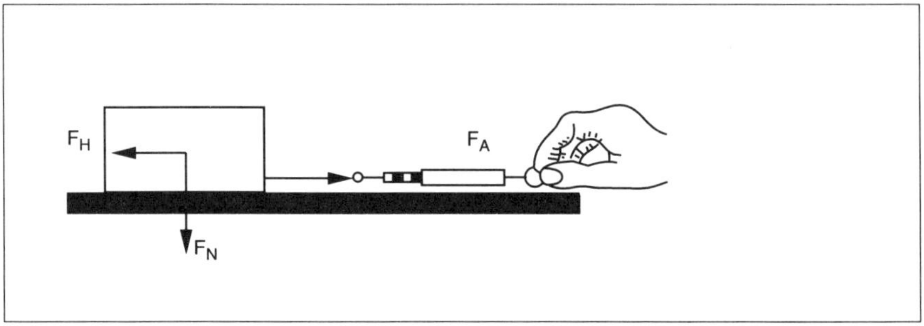

Wenn ein Körper ruht, verhindert die Haftreibungskraft, dass er sich in Bewegung setzt - es sei denn, dass die Antriebskraft gleich oder größer ist. Von welchen Größen hängt die Haftreibungskraft ab?

Zuerst einmal von der Kraftkomponente, die den Körper senkrecht auf die Unterlage drückt. Wir nennen sie die Normalkraft F_N. In Bild 63 ist es die Gewichtskraft F_G, in Bild 64 die Komponente $F_G \cdot \cos \alpha$. Je größer die Normalkraft, desto größer auch die Haftreibungskraft.

Weiterhin hängt die Größe der Haftreibungskraft von der Art und der Oberflächenbeschaffenheit und Art der beteiligten Materialien ab, z.B. Holz auf Metall. Diese Abhängigkeit wird durch die Haftreibungszahl μ_H ausgedrückt: Je größer der Zahlenwert, desto stärker die Haftreibung. Es gilt das Reibungsgesetz:

$$F_R = F_N \cdot \mu_H$$

Die Größe der Aufstands- oder Berührungsfläche, die Temperatur und die Geschwindigkeit der berührenden Flächen spielen bei dieser Art Reibung keine Rolle. Wir nennen sie auch die Coulombsche Reibung oder *trockene Reibung*. Nun treffen auf die *Gummireibung* (vereinfacht ausgedrückt: die Reibung zwischen Reifen und Fahrbahn oder Bremsbelag und Felge) nicht die Gesetze der trockenen Reibung zu, wie ich noch zeigen werde. Zum Beispiel hängt die übertragbare Reibungskraft doch von der Größe der Aufstandsfläche oder besser: Berührungsfläche ab.

Wir unterscheiden drei Arten der äußeren (trockenen) Reibung: Haftreibung, Gleitreibung und Rollreibung. Haftreibung tritt solange auf, wie die beiden berührenden Körper (z.B. Reifen und Fahrbahn) noch im Ruhezustand zueinander sind. Wenn sich ein Körper erst einmal in Bewegung gesetzt hat, ist nur noch die kleinere Gleitreibungskraft zu überwinden. Auch hier gilt das Gesetz:

$$F_R = F_N \cdot \mu_G$$

nur ist jetzt statt μ_H die kleinere Gleitreibungszahl μ_G einzusetzen.

Bild 64 Die Antriebskraft F_A ist hier die Hangabtriebskraft F_{St}

Der Körper rutscht, weil die Steigungskraft F_{St} größer ist als die Haftreibungskraft F_H.

Während des Rutschens muss nur noch die kleinere Gleitreibung überwunden werden.

$F_N = F_G \cdot \cos \alpha$

Der Körper bleibt in Ruhe, wenn $F_H > F_N \cdot \mu_H$ ist.

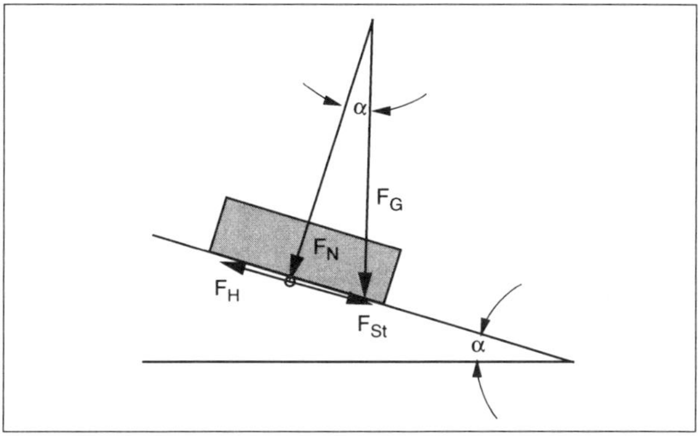

Die Haftreibungszahl μ_H ist größer als die Gleitreibungszahl μ_G. Warum? Weil ein ruhender Körper mit seiner immer rauen Oberfläche weiter in die Vertiefungen der Unterlage einrasten kann als ein bewegter Körper.

Bild 65 Die Antriebskraft F_A im Auflagepunkt P des Hinterrades wirkt entgegen der Fahrtrichtung nach hinten..

Die größte Kraft, die vom Boden her auf das Rad übertragen werden kann, ist der Größtwert F_H der Haftreibung (siehe auch Bild 42).

Dann nimmt die Haftreibungszahl μ_H ihren Maximalwert an.

Bei größeren Anforderungen würde das Rad gleiten.

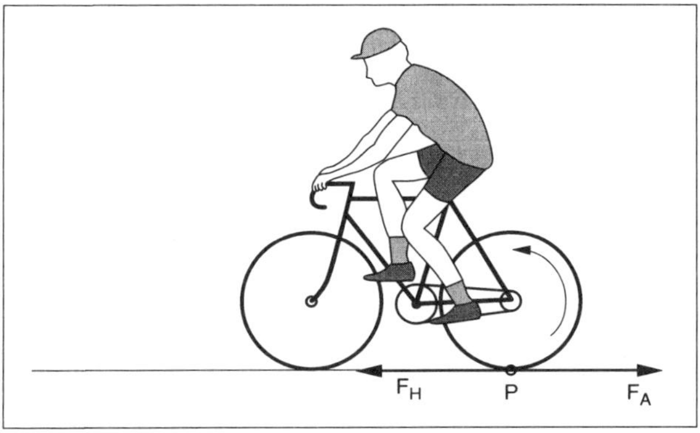

Noch einmal: Ohne die Haftreibung würde sich das Hinterrad um seine Achse drehen und der Punkt P würde ein Stück rückwärts laufen. Das sehen Sie immer dann, wenn beim scharfen Antritt das Hinterrad durchrutscht und Schlammspritzer nach hinten schleudert. Durch die Haftreibung wird das Hinterrad jedoch festgehalten. Daher muss die Reibungskraft nach vorn wirken.

Unser Musterradfahrer belastet das Hinterrad mit einer Normalkraft von 450 N. Die Haftreibungszahl von Asphalt soll 0,9 betragen. Welche maximale Antriebskraft kann er vom Hinterrad auf die Fahrbahn übertragen?

$F_H = F_A \qquad F_A = F_N \cdot \mu_H \qquad = 450\ \text{N} \cdot 0{,}9 \qquad = 405\ \text{N}.$

Die Haftreibungskraft sollte immer größer als die Normalkraft $F_N \cdot \mu_H$ sein, damit beim Beschleunigen, Bremsen oder in der Kurve der Kontakt zur Fahrbahn nicht verloren geht. Wenn die beschleunigten Räder (auch beim Bremsen und in der Kurve sind die Räder beschleunigt) durchrutschen oder blockieren, sprechen wir von »100 % Schlupf«. Dann nimmt die Haftreibungszahl einen Kleinstwert an und geht in die Gleitreibungszahl über, z.B. μ_G = 0,2 auf losem Schnee - je nach Reifentyp.

- Interessant ist, dass der Kraftschluss zwischen Radoberfläche und Straße nicht beim vollständigen Gleichlauf am besten ist, sondern bei einem gleichmäßigen Schlupf von etwa 20 %. Antriebs- und Bremskräfte können nämlich nur übertragen werden, wenn Schlupf vorliegt, d.h. wenn die Abrollbewegung von einem leichten Durchrutschen des Rades überlagert wird. Der Grund liegt in den Bindungskräften zwischen den Molekülen des Reifegummis und der Fahrbahnoberfläche, die eine Reifenhaftung überhaupt erst ermöglichen.

Die erreichbaren Beschleunigungen sind durch die Erdbeschleunigung g und der Reibungszahl μ_H (besser Kraftschlussbeiwert) begrenzt: $a_{max} = g \cdot \mu_H$.

Die Abhängigkeit der Reibungszahl μ (besser: Kraftschlussbeiwert) von Schlupf und Fahrbahnbelag zeigt Bild 66. Bei trockener und nasser Fahrbahn ist ein eindeutiges Maximum erkennbar, das bei Eis nur schwach ausgeprägt ist. Bei Kies oder Schnee wird das Maximum erst bei 100 % Schlupf erreicht, da sich vor einem blockierenden oder durchdrehenden Rad eine Kies- oder Schneemenge aufbaut, die mit dem Reifenprofil eine Keilwirkung eingeht.

Bild 66

Prinzipdarstellung: Die (Haft-)Reibungszahl in Abhängigkeit von Schlupf und Fahrbahnoberflächen.

Bei einem Schlupf von 100 % tritt Gleiten ein. [1]

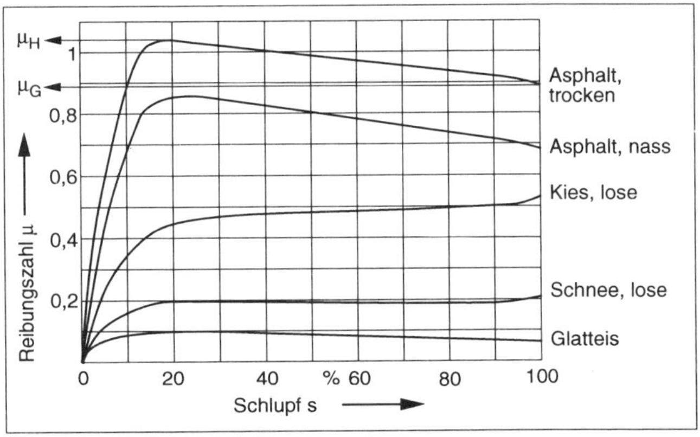

Leider ist die Haftreibungszahl keine Konstante. Sie nimmt mit höherer Belastung (sprich: Normalkraft) und steigendem Reifendruck ab - ähnlich wie die Rollwiderstandszahl k_R. Je höher also der Reifendruck und die Normalkraft in der Reifenaufstandsfläche ist, desto geringer ist die Haftreibungszahl.

Dieses Verhältnis ist nicht linear - und das macht die Sache kompliziert (siehe Bild 67). Das ist auch ein Grund für die ständig steigenden Reifenquerschnitte bei Kraftfahrzeugen. Bei einer vorgegebenen Radlast ist der Druck in der Auflagefläche geringer, je größer der

[1] Aus: J. Reimpell: Fahrwerktechnik: Reifen und Räder, Würzburg 1988, S.183 ff

Reifenquerschnitt ist. Mit der abnehmenden Flächenpressung steigt die Reibungswiderstandszahl und ermöglicht eine größere Kraftübertragung - allerdings auf Kosten des Rollwiderstandes. Fahrrad- und Motorradreifen können diese Entwicklung nicht mitmachen, denn breite Reifen verschlechtern das »Handling« in der Kurve.

- Beim harten Bremsen verlagert sich das Systemgewicht weitgehend auf das Vorderrad. In der Vorderradkontaktfläche steigt der Flächendruck an und damit sinkt die Haftreibungszahl - während sie am Hinterrad zunimmt. Ein gerechter Ausgleich, wie wir noch im Kapitel »Bremsen« sehen.

Bild 67 Reibungszahl von Gummi in Abhängigkeit vom Reifendruck (Quelle: siehe Bild 66). Die gestrichelte Kurve (Gerade) würde für die »klassische« Reibung gelten.

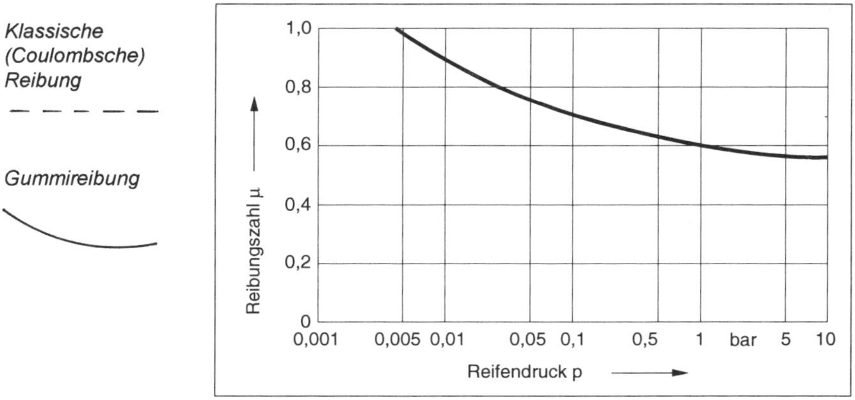

Im Gegensatz zu den klassischen (Coulombschen) Reibungsgesetzen, die besagen, dass die Reibungszahl eine Materialkonstante ist, ist die Gummireibung abhängig von

- der Flächenpressung,
- der Gleitgeschwindigkeit,
- der Temperatur
- und der Laufflächenmischung.

Wie hängt die Gummireibung vom Reifendruck ab?

Mit zunehmendem Kontaktdruck (er entspricht dem Reifendruck) verringert sich der Haftreibungswert.

"Die Erklärung der Druckabhängigkeit geht von der im Studium der Festreibung gewonnenen Erkenntnis aus, dass sich die Berührungsflächen zweier Körper auf die Stellen beschränken, an denen erhabene Punkte beider Oberflächen in Kontakt kommen. Die wahre Berührungsfläche ist deswegen viel kleiner als ihr nomineller Wert, und die örtlichen Drücke können hoch sein. Die Weiterführung der Analyse hat dann gezeigt, dass die Reibungskraft F_R der wahren Berührungsfläche proportional ist:

$F_R = \mu \cdot A$ *wobei μ eine Materialkonstante ist"* [1]

[1] aus A. Schallamach: Gummireibung. GAK 3/75 Jg. 28, S. 142).

Ein Modellversuch (Bild 68) soll den Sachverhalt deutlich machen: Der Reibungskörper (z.B. die Oberfläche eines Reifens) besteht, vereinfacht betrachtet, aus vielen kleinen elastischen Gummikugeln. Unter einer angenommenen Last F_N bildet sich eine bestimmte Kontaktfläche aus.

Mit zunehmender Last schließen sich die Lücken zwischen den einzelnen Kugeln und die Kontaktfläche vergrößert sich. Nach $p = \frac{F}{A}$ verringert sich der Druck p mit größerer Fläche A.

Bild 68 Modellversuch zur Druckabhängigkeit der Gummireibung.

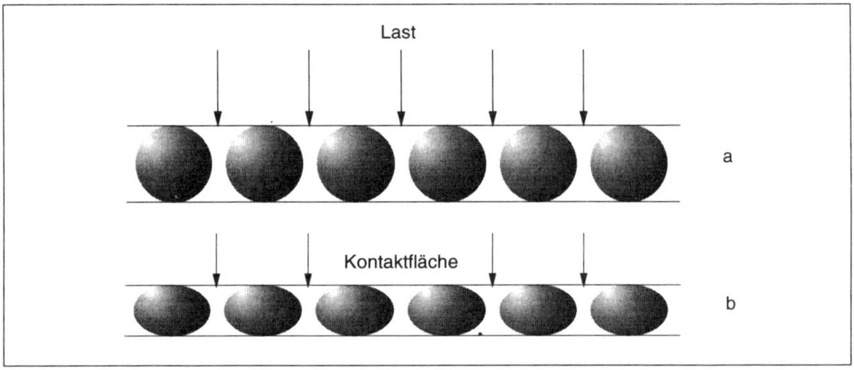

a: großer Reifendruck → kleine Kontaktfläche → kleine Haftreibung
b: kleiner Reifendruck → große Kontaktfläche → große Haftreibung

- Mit zunehmendem Reifendruck nehmen Haft- und Gleitreibungswerte ab. Beschleunigen, Abbremsen und Seitenkräfte in der Kurve erfordern aber möglichst große Haftreibungszahlen. Ein höherer Reifendruck wirkt sich hier ungünstig aus! Bei regennasser Straße sollte man mit etwas verringertem Reifendruck fahren! Beim beschleunigungsfreien Rollen dagegen bringt der höhere Reifendruck Vorteile, denn die Rollwiderstandszahl k_R wird kleiner und damit sinkt auch der Abrollwiderstand.

Stark profilierte Reifen haben nur im Gelände ihre Berechtigung. Auf glatten Straßen verschlechtert sich die Haftung aufgrund der kleineren wirksamen Aufstandsfläche. Das gilt auch bei Nässe, denn ein Aquaplaning-Problem kann es beim Radfahren nicht geben: Die Auflagefläche des Reifens und die gefahrenen Geschwindigkeiten sind doch recht klein.

Wie hängt die Gummireibung von der Geschwindigkeit und der Temperatur ab?

Der Reibwert μ_H nimmt mit steigender *Geschwindigkeit* bis zu einem Höchstwert zu und dann wieder ab. Für den Geschwindigkeitsbereich des Radfahrers (1 m/s bis 15 m/s) können wir dem Bild 69 entnehmen, dass die Reibungszahl sowohl für trockene als auch für nasse Fahrbahnen mit steigender Geschwindigkeit abnimmt.

Bild 69

Die Reibungszahl μ von Gummi in Abhängigkeit von der Geschwindigkeit v (Quelle: siehe Bild 66).

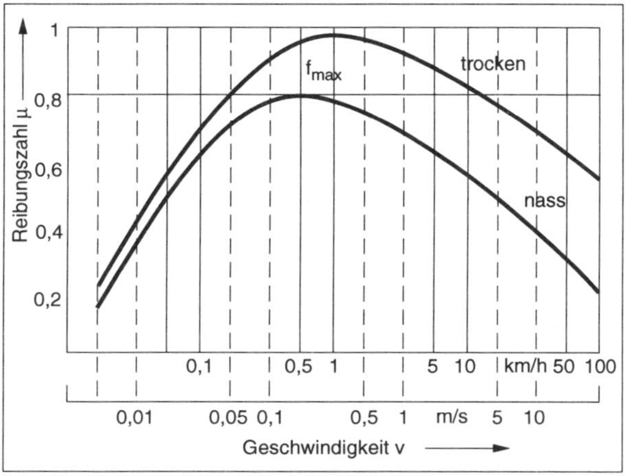

"Reibung kommt letzten Endes von der Adhäsion des Gummis am anderen Reibungspartner her. Aber was als Reibungskraft gemessen wird, ist hauptsächlich der mechanische Energieverlust, der die wellenförmige Fortpflanzung der Dehnungen um jede Falte begleitet. Außerdem erscheinen Unterschiede zwischen der beim Loslösen des Gummis vor der Falte geleisteten Arbeit und der beim Wiederherstellen der Adhäsion hinter der Welle frei werdende Energie als Reibung." (aus: Schallamach, Quelle siehe Seite 79).

Bild 70

Die Reibungszahl μ von Gummi in Abhängigkeit von der Temperatur.

(Quelle: siehe Bild 66)

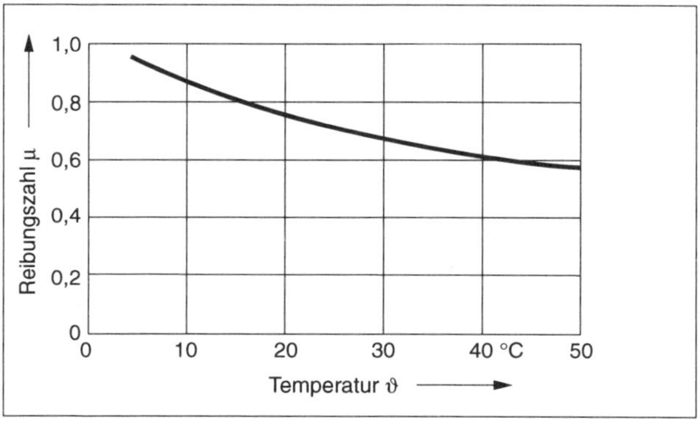

Mit steigender Temperatur sinkt die Reibungszahl. Drei Effekte überlagern sich: Bei kleinerem Reifendruck erhöht sich zwar die Reibungszahl, aber die verstärkte Walkarbeit lässt die Reifentemperatur ansteigen. Durch die nun wärmere Reifenoberfläche verringert sich die Reibungszahl. Gleichzeitig erhöht die steigende Temperatur den Druck im Reifen und die Reibungszahl fällt noch weiter ab.

Ein gefährlicher Zustand stellt sich bei beginnendem Regen nach längerer Trockenheit ein. Das Wasser-Staub-Gemisch auf der Fahrbahn lässt die Haftreibungszahl für kurze Zeit bis zu dem kleineren Gleitreibungswert sinken. Erst wenn die Fahrbahn vollkommen nass ist, steigt die Reibungszahl wieder auf höhere Werte an (Bild 71).

Bild 71 Abfall der Haftreibungszahl bei Regenbeginn (Quelle: siehe Bild 66)

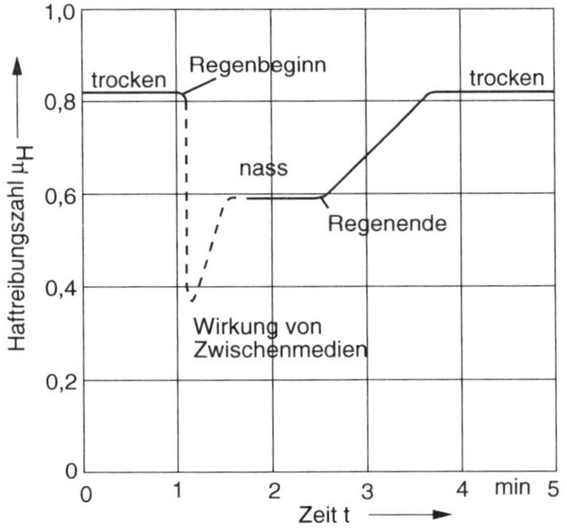

Die Haftreibung ist abhängig vom Laufflächenmaterial. Weiches Material bedeutet eine große Adhäsion und ermöglicht eine hohe Kraftübertragung. Das ist ein weiterer Grund, bei Autorennen breite Reifen einzusetzen, denn auf einer größeren Kontaktfläche lässt sich mehr weiches Material unterbringen. Außerdem erhitzen sich breite Reifen nicht so stark wie schmale; die Gefahr des »Schmelzens« nimmt ab.

Eine große Adhäsion andererseits hat einen hohen Abrieb und damit einen schnellen Verschleiß zur Folge. Noch ein Nachteil ist, dass der Walkwiderstand steigt.

Hartes Material bedeutet dagegen eine verminderte Haftung, einen geringeren Abrieb, weniger Abrollwiderstand und längere Haltbarkeit. Kurz gesagt: Alles, was die Haftreibung größer macht, erhöht (leider) auch den Fahrradwiderstand.

Fahren in der Kurve

Noch einmal knüpfen wir an den Trägheitssatz von Newton an: *"Jeder bewegte Körper will seine Bewegungsrichtung beibehalten..."* Am drehenden Rad haben wir auf Seite 24 gezeigt, dass alle Massenpunkte auch bei nichtbeschleunigter (also gleichförmiger) Drehbewegung eine Richtungsänderung erfahren. Die dazu notwendige Kraft ist die zum Mittelpunkt gerichtete Normalkraft F_N (auch mit Zentralkraft, Radialkraft oder meist als Zentripetalkraft bezeichnet). Diese Kraft ruft aus der Sicht des mitbewegten Beobachters sofort eine gleich große, entgegengesetzt gerichtete Zentralkraft, die Fliehkraft F_F (auch als Zentrifugalkraft bezeichnet), hervor (Bild 72).

Bild 72

Ein in m mitbewegter Beobachter stellt fest:

Fliehkraft F_F und Normalkraft F_N sind im Gleichgewicht.

Der Massenpunkt m kann seine Kreisbahn nicht verlassen.

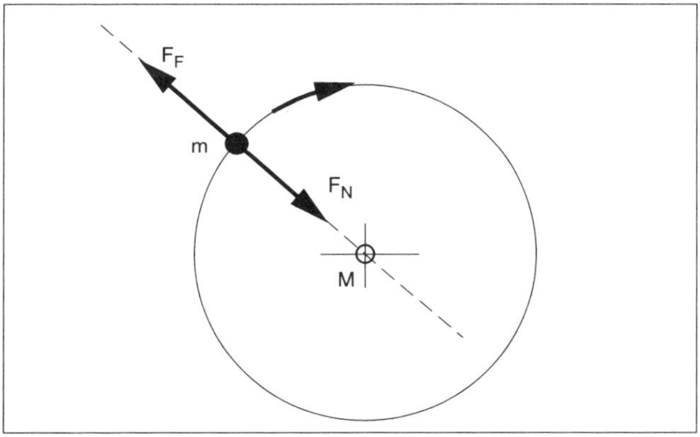

Das Fahrrad steht auf dem Kopf (wie in Bild 16, Seite 18) und wir betrachten das drehende Hinterrad. Aus der Sicht des nicht mitbewegten Beobachters wird jeder Massenpunkt des drehenden Rades zum Mittelpunkt hin (radial) beschleunigt. Die Normalkraft F_N ist die Ursache für die Normalbeschleunigung (oder Radialbeschleunigung). Als Reaktionskraft kommen nur die Zusammenhangskräfte (Kohäsions- und Adhäsionskräfte, Vorspannkräfte) von Nabe, Speichen, Felge, Schlauch und Mantel in Frage. Übersteigt zum Beispiel die Normalkraft die Adhäsionskraft von den Wasser- und Schmutzteilchen auf der Reifenoberfläche, verlassen diese Teilchen kräftefrei tangential die Kreisbahn.

Bei der Kurvenfahrt ist neben der Abrollbewegung der Räder eine weitere Kreisbewegung zu beachten: die des Systems Rad/Radfahrer. Jetzt ist der Radfahrer in der Rolle des mitbewegten Beobachters. Das System will mit der gerade bestehenden Geschwindigkeit die Fahrtrichtung »geradeaus« beibehalten (Bild 73). Es ist »träge« und beharrt mit dem Translationsimpuls $\vec{p} = m \cdot v$ auf diesen Bewegungszustand.

Unser 80 kg schwerer Musterradfahrer, der mit 36 km/h dahinfährt, hat also einen Translationsimpuls von $\vec{p} = 80\ \text{kg} \cdot 10\ \text{m/s} \quad = 800\ \text{kgm/s}$ gespeichert.

Nun leitet der Radfahrer die Kurve ein. Sofort spürt er die Fliehkraft, die ihn nach außen drückt. Um die Reifenaufstandslinie (Aufstandsachse AA in Bild 73 und 74) entsteht ein Drehmoment aus der Fliehkraft F_F und dem Hebelarm h. Die Kippwirkung ist sofort wirksam, weil sich der Radfahrer nur auf zwei Rädern bewegt. Bei einem Auto tritt das Kippmoment erst spürbar auf, wenn es aufgrund zu hoher Kurvengeschwindigkeit ebenfalls nur noch auf zwei Rädern fährt.

Bild 73

Das System hat die Tendenz, seine Bewegungsrichtung »geradeaus« beizubehalten.

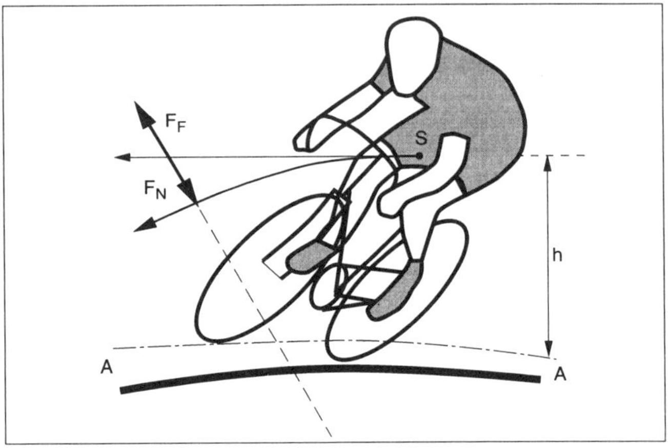

Um nicht zu kippen, gleicht der Radfahrer instinktiv diese »Drehkraft« aus. Er verlagert seine Gewichtskraft zur Kurveninnenseite und schafft so eine gleich große, aber entgegengesetzte Kraft, die Zentralkraft (bzw. Zentripetalkraft) F_N. Das dabei entstehende Aufrichtmoment $F_N \cdot h$ hebt das Kippmoment $F_F \cdot h$ gerade auf. Aus diesem Grund verlagert der Radfahrer sein (System)gewicht in einer Rechtskurve nach rechts und in einer Linkskurve nach links. Richtet sich der Radfahrer in der Kurve plötzlich auf, verliert die Zentralkraft sofort ihre Wirkung und er fliegt radial aus der Kurve heraus.

Für einen Beobachter am Straßenrand existiert die Fliehkraft nicht (die Fliehkraft spürt nur der mitbewegte Radfahrer; es ist eine Trägheitskraft). Der Beobachter deutet den Sturz anders: Ähnlich wie die Wasserteilchen in Bild 16 fliegt der Radfahrer tangential aus der Kurve heraus.

Bild 74

Der Musterradfahrer von vorn gesehen: Damit das rechtsdrehende Drehmoment $M = F_F \cdot h$ das System nicht umkippen lässt, muss der Radfahrer ein linksdrehendes Gegenmoment $M = F_N \cdot h$ einleiten.

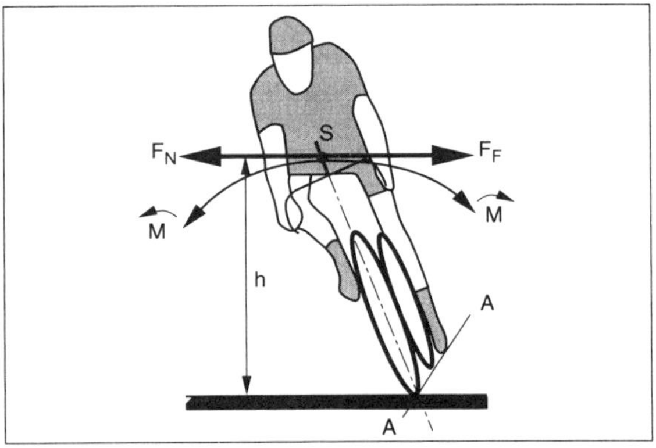

Von welchen Größen ist nun die Fliehkraft abhängig? In Bild 75 soll der Massepunkt m das System Rad/Radfahrer darstellen, das sich mit der Geschwindigkeit v auf der Kreisbahn bewegt. Ohne die Wirkung einer Kraft würde sich das System entlang der Tangente vom Punkt A auf den Punkt B zu bewegen. Aber eine angreifende Kraft - die Normalkraft F_N - erteilt dem System eine Beschleunigung zum Kreismittelpunkt M hin.

In der kleinen Zeitspanne Δt gelangt das System (der Massepunkt m) von A nach C. Man kann sich diese Bewegung aus zwei anderen Bewegungen zusammengesetzt denken: Zuerst die gleichförmige Bewegung von A nach B. Deren Länge ist $s_{(AB)} = v \cdot t$. Dann die zweite, beschleunigte Bewegung von B nach C mit der Länge $s_{(BC)} = ½ \cdot a \cdot t^2$ (s. Seite 22).

Bild 75

Zur Berechnung der Fliehkraft F_F: Der Massepunkt m bei A soll das System Rad/Radfahrer darstellen, das mit v = 10 m/s in Richtung C fährt.

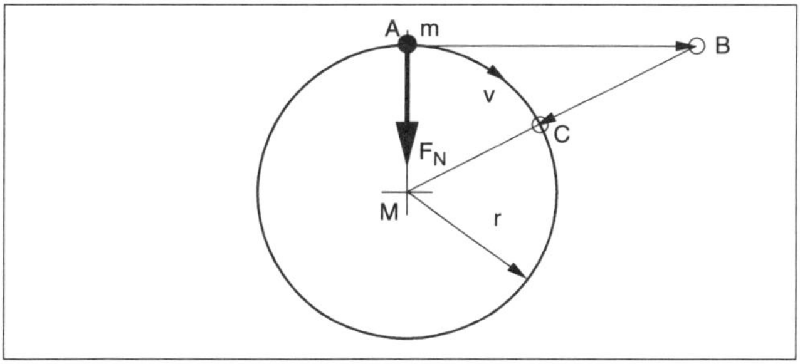

Das Dreieck MAB ist rechtwinklig, also gilt nach dem Satz des Pythagoras:

$$(MA)^2 + (AB)^2 = (MB)^2 \quad \text{oder} \quad r^2 + (v \cdot t)^2 = (r + 1/2 \cdot a \cdot t^2)^2$$

Nach Umformen, Subtraktion von r^2 und Division durch t^2 erhalten wir:

$$v^2 = a \cdot r + 1/4 \cdot a^2 \cdot t^2$$

Der Summand $1/4 \cdot a^2 \cdot t^2$ ist sehr klein und wenn wir uns die Zeitspanne Δt ebenfalls klein vorstellen, können wir diesen Anteil vernachlässigen.

Aus der Gleichung $v^2 = a \cdot r$ erhalten wir für die Normalbeschleunigung a_n den Betrag:

$$a_n = \frac{v^2}{r} \quad \text{oder mit } \omega \cdot r \rightarrow a_n = \omega^2 \cdot r$$

Dabei bedeutet ω die Winkelgeschwindigkeit.

Da Kraft gleich Masse mal Beschleunigung und die Beschleunigung a_n bekannt ist, lässt sich die Normalkraft, die ins Zentrum wirkt (Zentralkraft), bestimmen:

$$F_N = m \cdot a_n = \frac{m \cdot v^2}{r} = \omega^2 \cdot r$$

Aus der Sicht des bewegten Radfahrers ist die Gegenkraft zur Normalkraft F_N die Fliehkraft F_F. Sie hat den gleichen Betrag:

$$F_F = \frac{m \cdot v^2}{r}$$

Welche Folgerungen ergeben sich für den Radfahrer?

- Aus Erfahrung wissen wir, dass die Fliehkraft umso größer wird, je schneller wir eine Kurve durchfahren. Das merkt auch jeder Autofahrer, der mit überhöhter Geschwindigkeit in eine Kurve geht. Infolge der Massenträgheit wird er nach außen gegen die Autotür gedrückt. Die Fliehkraft wächst quadratisch mit der Geschwindigkeit.

- Aus der Formel $F_F = \frac{m \cdot v^2}{r}$ geht weiter hervor (und dies bestätigt die Erfahrung), dass eine größere Masse auch eine größere Fliehkraft hervorruft.

- Wie sieht es mit der dritten Größe, dem Kurvenradius r, aus? Spielt er überhaupt eine Rolle? Das kann jeder beantworten, der mit gleicher Geschwindigkeit v einmal eine enge, dann eine weite Kurve fährt. Die Fliehkraft steigt, wenn der Kurvenradius kleiner wird.

Ein Zahlenbeispiel soll den Zusammenhang erläutern. Der Musterradfahrer durchfährt mit 36 km/h eine Kurve, die einen Radius von 20 m hat. Die Fliehkraft beträgt dann:

$$F_F = \frac{m \cdot v^2}{r} = \frac{80\,\text{kg} \cdot (10\,\text{m/s})^2}{20\,\text{m}} = 400\,\text{N}.$$

Durch sofortige Gewichtsverlagerung in Richtung zum Kurvenmittelpunkt gleicht der Fahrer diese 400 N Fliehkraft aus. Dazu neigt er sich so im Winkel α, dass die Horizontalkomponente seiner Gewichtskraft die Fliehkraft gerade aufhebt. Die Horizontalkomponente ist die Normalkraft F_N.

Bild 76

Das Gleichgewicht in der Kurve ist dann erreicht, wenn die Resultierende F_{res} aus der Fliehkraft F_F und der Schwerkraft F_G (die beide auf den Massenschwerpunkt S wirken) durch die Verbindungslinie zwischen den Reifenaufstandsflächen hindurchgeht.

Die Wirkungslinie der resultierenden Kraft F_{res} bildet mit einer Senkrechten den Schräglagenwinkel α.

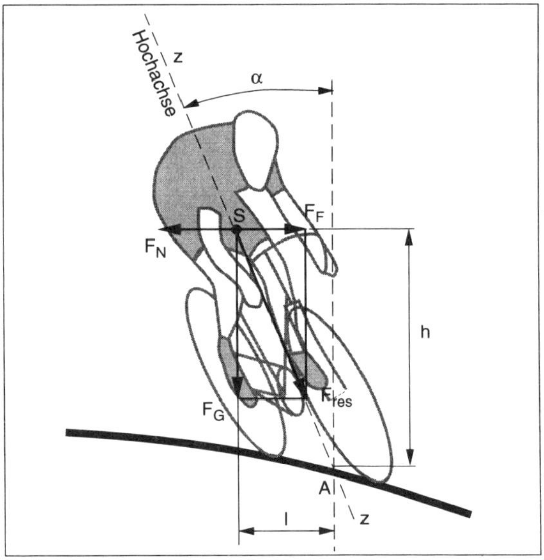

Wir betrachten das Gleichgewicht bei idealisierten Bedingungen. Die Kräfte greifen im Schwerpunkt des Systems an und in unserem vereinfachten Fall nur am Vorderrad. Die Resultierende F_{res} aus der Gewichtskraft F_G und der Fliehkraft F_F muss dabei durch den Radaufstandspunkt A gehen, weil sonst kein Gleichgewicht mit den dort wirkenden Kräften erzielt wird (es ergäbe sich sonst ein zusätzliches Moment). Damit das System nicht umfällt, müssen sich die aus der Fliehkraft und der Gewichtskraft resultierenden Momente um den Reifenaufstandspunkt aufheben. Dann gilt: $F_G \cdot l = F_F \cdot h$

Wir berechnen den Schräglagenwinkel α (siehe Bild 76 und 77):

$$\tan\alpha = \frac{\text{Gegenkathete}}{\text{Ankathete}} = \frac{F_F}{F_G} = \frac{400\,\text{N}}{800\,\text{N}} = 0{,}5 \quad \alpha = 26^\circ\,40'.$$

Setzt man für die Fliehkraft $F_F = m \cdot \frac{v^2}{r}$ und für die Gewichtskraft $F_G = m \cdot g$, so kann man für den Schräglagenwinkel α auch schreiben: $\tan\alpha = \frac{v^2}{g \cdot r}$

Diesen Neigungswinkel wählt der Fahrer gefühlsmäßig richtig. Sein Gleichgewichtsorgan meldet ihm sofort jede Abweichung der Fliehkraft.

- Der Schräglagenwinkel hängt also von der Fahrgeschwindigkeit v (diese allerdings quadratisch), dem Kurvenradius r und der Fallbeschleunigung g ab. Es durchfahren also alle Fahrer unabhängig vom Gewicht und vom Fahrstil eine vorgegebene Kurve bei gleicher Geschwindigkeit (und am gleichen Ort) mit genau der gleichen Schräglage. Bei unterschiedlichen Reifenbreiten gibt es ganz geringe Abweichungen.

Mit der resultierenden Kraftkomponente F_{res} drücken die Reifen auf die Fahrbahn. Diese Druckkraft lässt sich über den Satz des Pythagoras berechnen:

$$F_{res}^2 = F_F^2 + F_G^2 \qquad F_{res} = \sqrt{(400\,\text{N})^2 + (800\,\text{N})^2} = 894\,\text{N}$$

- Bei der Geradeausfahrt drückt ein größerer Betrag als das Systemgewicht auf die Fahrbahn. In der Kurve erhöht sich der Reifenanpressdruck - eine Folge der Flieh- und Normalkraft.

Liegt der Schwerpunkt in der Systemmitte, drückt jeder Reifen mit der halben Kraft auf die Fahrbahn. In Bild 77 nehmen wir vereinfacht an, dass A der gemeinsame Auflagepunkt beider Räder ist.

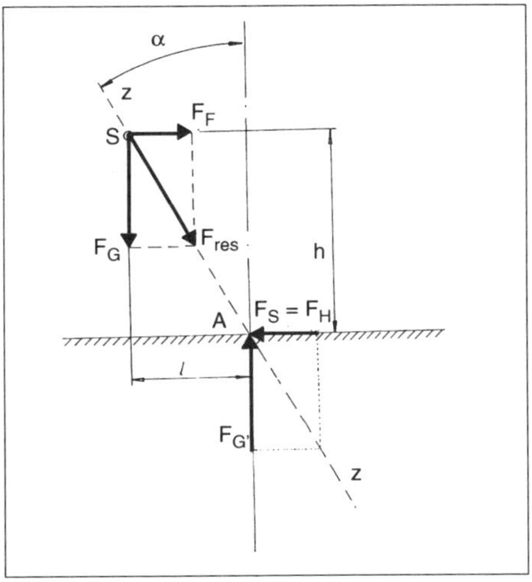

Bild 77

Der Radfahrer in der Kurve. Die Wirkungslinie der resultierenden Kraft F_{res} ist gleichzeitig die Hochachse zz des Fahrers.

Die Kraft F_{res} wird entlang der Hochachse verschoben und trifft im Reifenaufstandspunkt A die Fahrbahn.

α	*Schräglagenwinkel*
S	*Schwerpunkt*
F_F	*Fliehkraft*
F_{res}	*resultierende Kraft auf die Straße*
F_G	*Gewichtskraft*
A	*Reifenaufstandspunkt*
F_S	*Seitenführungskraft (Querkraft, Haftreibungskraft)*
zz	*Hochachse*

Am Reifen baut sich infolge der Schräglage eine Seitenführungskraft auf, die dafür sorgt, dass das Fahrrad nicht seitlich wegrutscht. Aus der Gleichgewichtsbedingung für stabiles Fahren folgt, dass der Betrag der Seitenkraft am Reifen dem Betrag der Fliehkraft entsprechen muss (die Summe aller horizontalen Kräfte muss Null sein): $F_S = F_F$

Am gemeinsamen Auflagepunkt A zerlegen wir die resultierende Kraft F_{res} wieder in eine vertikale und eine horizontale Komponente. Die vertikale Komponente ist die Gegenkraft $F_{G'}$ zum Systemgewicht, die horizontale die wichtige Seitenführungskraft (Querkraft) F_S.

Reibungskräfte in der Kurve

Die Seitenführungskraft F_S ist gleichzeitig die Haftreibungskraft F_H, die mindestens die Größe der Fliehkraft F_F haben muss, damit der Radfahrer nicht wegrutscht. Oder anders ausgedrückt: Der Radfahrer kann die Kurve nur dann sicher durchfahren, wenn die Haftreibungskraft zwischen Fahrbahn und Straße größer ist als die Fliehkraft.

Bild 78

Für sicheres Kurvenfahren gilt:
Die Seitenführungskraft F_S (= Haftreibungskraft F_H) muss gleich oder größer sein als die Fliehkraft F_F.

Die mögliche Kurvengeschwindigkeit hängt nicht von der Höhe h des Schwerpunktes S ab.

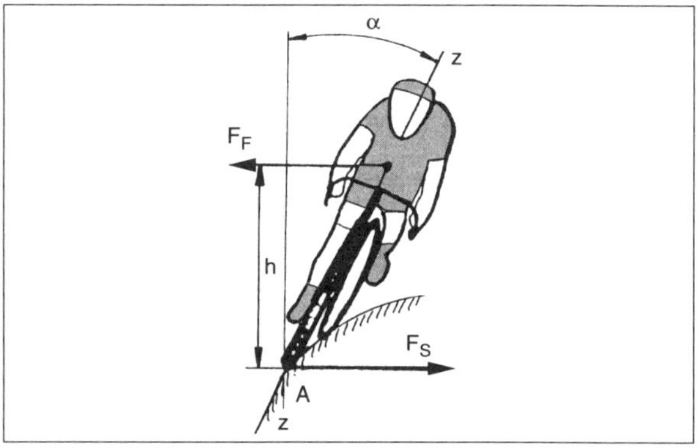

Haftreibung tritt solange auf, wie die berührenden Körper - hier Reifen und Fahrbahn - noch im Ruhezustand gegeneinander sind. Bei der Kurvenfahrt bewegen sich zwar die Reifen (und damit auch das System) in Fahrtrichtung, aber quer dazu (in der Wirkungslinie der Zentralkräfte) sind Reifen und Fahrbahn zueinander in Ruhe. Die Haftreibungskraft F_H hängt von der Kraftkomponente ab, die senkrecht auf die Fahrbahn wirkt (in Bild 77 die Gewichtskraft F_G).

$$F_H = F_G \cdot \mu_H$$

Im Grenzfall - kurz bevor der Radfahrer wegrutscht - ist die Fliehkraft gleich der maximalen Haftreibungskraft. Wie groß muss die Haftreibungszahl $\mu_{H(max)}$ auf ebener Fahrbahn mindestens sein, damit der Musterradfahrer mit v = 36 km/h sicher durch eine Kurve mit dem Radius r = 20 m fahren kann?

Mit der Fliehkraft F_F = 400 N aus dem Beispiel auf Seite 86 muss $\mu_{H(max)}$

$$F_H = F_F = F_G \cdot \mu_{H(max)} \rightarrow \mu_{H(max)} = \frac{F_F}{F_G} = \frac{400\,N}{800\,N} = 0{,}5$$ betragen.

Die Haftreibungszahl entspricht dem Tangens des Schräglagenwinkels!

Das heißt: Allein der Reibwert zwischen Fahrbahn und Reifen bestimmt die mögliche Schräglage. Noch einmal: Wird der mögliche Schräglagenwinkel überschritten, den der Reibwert zulässt (z.B. weil man mit zu hoher Geschwindigkeit in die Kurve gegangen ist oder die Kurve zu eng ist), rutscht man unweigerlich aus der Kurve.

Übliche Reibwerte für trockene Fahrbahnen liegen bei μ_H = 0,9 und damit beträgt der maximal fahrbare Schräglagenwinkel auf ebener Straße $\alpha_{max} \approx 42°$ (Rechnung siehe unten).

Aus diesem Zusammenhang können wir die kritische Grenzgeschwindigkeit v_k ausrechnen, bei der der Fahrer in der Kurve gerade noch nicht wegrutscht. Zuerst setzen wir die Fliehkraft gleich der Haftreibungskraft: $F_F = F_H$.

$$\frac{m \cdot v^2}{r} = \mu_{H(max)} \cdot m \cdot g$$

Nach dem Kürzen der Masse und weiteren Umstellungen folgt:

$$v = \sqrt{\mu_{H(max)} \cdot g \cdot r}$$

Mit einer angenommenen maximalen Haftreibungszahl von 0,9 und einem Kurvenradius von 20 m ergibt sich eine kritische Grenzgeschwindigkeit von:

$$v_{max} = \sqrt{0{,}9 \cdot 9{,}81 \text{m/s}^2 \cdot 20 \text{m}} = 13{,}3 \text{m/s} \approx 48 \text{km/h}.$$

Wie groß ist der »Grenzschräglagenwinkel« des Radfahrers?

$$\tan\alpha = \frac{v^2}{r \cdot g} = \frac{(13{,}3 \text{m/s})^2}{20 \text{m} \cdot 9{,}81 \text{m/s}^2} = 0{,}9016 \qquad \alpha_{max} \approx 42°$$

- Bei der Bestimmung der gerade noch möglichen Kurvengeschwindigkeit spielen die Masse des Systems und die Schwerpunkthöhe (siehe Bild 77 und 78) keine Rolle.

- Breite Reifen erhöhen nicht die mögliche Kurvengeschwindigkeit - im Gegensatz zu einer oft geäußerten Ansicht. Im Gegenteil: Je breiter der Reifen, desto größer muss bei gleicher Fahrgeschwindigkeit und gleichem Kurvenradius die notwendige Schräglage sein.

- Die maximale Kurvengeschwindigkeit hängt - bei nicht überhöhten Kurven - nur von der Haftreibungszahl $\mu_{H(max)}$, dem Kurvenradius r und der Erdbeschleunigung g ab. Je größer der Kurvenradius und die maximale Haftreibungszahl ist, desto schneller können wir in die Kurve gehen.

- Vorsicht: Mit steigendem Reifendruck sinkt die Haftreibung (siehe Bild 67) und damit die maximale Kurvengeschwindigkeit.

Der Musterradfahrer will mit einer Geschwindigkeit von v = 36 km/h eine Kurve durchfahren. Welcher Mindestkurvenradius r ist möglich, wenn bei Regen die Haftreibungszahl nur noch μ_H = 0,7 beträgt?

$$r = \frac{v^2}{g \cdot \mu_H} = \frac{(10 \text{m/s})^2}{9{,}81 \text{m/s}^2 \cdot 0{,}7} = 14{,}6 \text{m}$$

- Vorsicht ist beim Fahren einer scharfen Linkskurve in der Nähe des Mittelstreifens geboten: Kopf und Oberkörper können entgegenkommende Fahrzeuge berühren - mit unangenehmen Folgen.

- Befindet sich der Radfahrer in einer Gruppe, so muss er beachten, dass der kurveninnere Fahrer auf einem kleineren Kurvenradius fährt. Sein Schräglagenwinkel ist entsprechend größer!

Bild 79 verdeutlicht den Sachverhalt: Fünf Radfahrer fahren mit der gleichen Bahngeschwindigkeit von v = 10 m/s in eine Rechtskurve, die einen mittleren Kurvenradius von r = 40 m aufweist. Der Abstand zwischen den einzelnen Fahrern soll 1 m betragen.

Bild 79

Der kurveninnere Fahrer benötigt einen größeren Schräglagenwinkel als der kurvenäußere Fahrer.

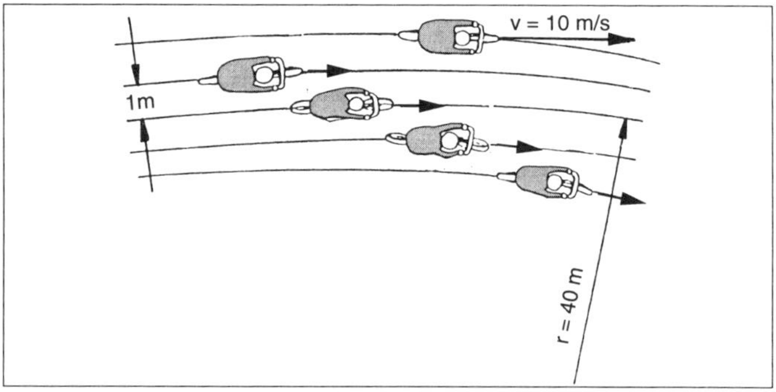

Für den kurveninneren Fahrer ergibt sich ein Schräglagenwinkel von

$$\tan\alpha = \frac{(10\,\text{m/s})^2}{38\,\text{m} \cdot 9{,}81\,\text{m/s}^2} = 0{,}2683 \quad \alpha \approx 15^\circ.$$

Der kurvenäußere Fahrer nimmt einen Schräglagenwinkel von

$$\tan\alpha = \frac{(10\,\text{m/s})^2}{42\,\text{m} \cdot 9{,}81\,\text{m/s}^2} = 0{,}2427 \quad \alpha \approx 13{,}6^\circ \text{ ein.}$$

- Bei scharfem Kurvenwechsel und Fahren »auf Tuchfühlung« müssen wir diese unterschiedlichen Neigungswinkel berücksichtigen, um Massenstürze zu vermeiden.

- Auch wenn die Fahrer mit unterschiedlichen Geschwindigkeiten in die Kurve gehen - der auf der Außenbahn mit einer größeren Bahngeschwindigkeit als der kurveninnere - sind unterschiedliche Schräglagenwinkel zu beachten.

Die Winkelgeschwindigkeit ω soll bei den fünf Fahrern in Bild 79 die gleiche sein. Dann verhalten sich:

$$\frac{\tan\alpha_a}{\tan\alpha_i} = \frac{v_a^2 \cdot r_i}{v_i^2 \cdot r_a}$$ (mit $_a$ für außen und $_i$ für innen)

Jetzt muss sich der schnellere (außen fahrende) Radfahrer stärker in die Kurve legen, weil ja die Geschwindigkeit quadratisch in die Formel eingeht.

Der Fahrer sollte in der Kurve eine möglichst nicht abgeknickte Gerade bilden. Beide Fahrer in Bild 80 haben die kurveninnere Tretkurbel oben, damit bei starker Kurvenneigung das Pedal nicht die Fahrbahn berührt. Das kurveninnere Bein ist beim Fahrer 1 nicht ausgestellt, während Fahrer 2 sein inneres Bein abwinkelt. Fahrer 1 handelt richtig, denn er übt mit dem kurveninneren Bein ebenfalls einen gewissen Druck auf das Pedal aus und verbessert so die Stabilität beim Kurvenfahren.

Außerdem bietet dieses Bein noch eine Art »Sicherheitsreserve«: Stellt der Fahrer fest, dass er zu schnell in die Kurve gegangen ist und sich der Neigungswinkel nicht weiter vergrößern lässt, kann er noch durch Ausstellen des Beines die Gegenkraft zur Fliehkraft vergrößern.

Bild 80

Fahrer 1 fährt mit einer Sicherheitsreserve in die Kurve.

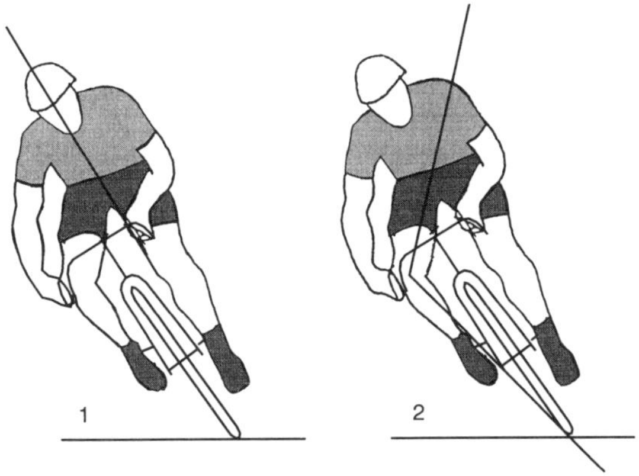

In dem amerikanischen Magazin *bicycle guide* (2/1990, S. 32 ff.) beschreibt der Profifahrer Davis Phinney eine andere Kurventechnik: Er legt sich nicht so in die Kurve wie der Fahrer 1 in Bild 81, sondern drückt das Rad stärker nach innen und unten, während sein Oberkörper aufrecht bleibt. Der Schwerpunkt verlässt um wenige Zentimeter seine gerade Wirkungslinie zz (siehe auch Bild 77) durch Rad und Fahrer zur Kurveninnenseite und bildet den Öffnungswinkel φ. Wo liegt der Vorteil?

Bild 81 D. Phinney (2) drückt sein Rad in die Kurve. Diese Technik, so schreibt er, hat er von (Gelände)-Motorradfahrern übernommen.

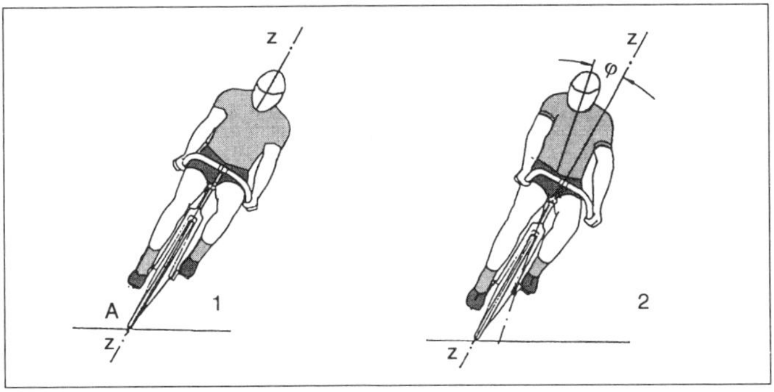

Sollte das Rad plötzlich »wegschmieren« (Dreck, Pfütze, Öl auf der Fahrbahn), schließt sich zuerst dieser Winkel und der Schwerpunkt wandert zurück in die gerade Linie durch den Reifenaufstandspunkt A. Die seitliche Abrutschbewegung wird für einen kurzen Moment kompensiert und Davis Phinney kann ein kleines Stück weiterfahren - vielleicht an dem Hindernis vorbei oder aus der Wasserpfütze heraus.

- Straßenmotorradfahrer machen es umgekehrt (»Spencer-Technik«): Sie legen sich selbst stärker in die Kurve, als es der Neigung der Maschine entspricht. Damit verringern sie das Schwerkraftmoment, während das Fliehkraftmoment ansteigt. Das resultierende Moment drückt die Maschine zur Kurvenaußenseite.

Außerdem vertritt Davis Phinney die Meinung, dass man bei seiner Technik schneller auf Geschwindigkeitsänderungen und wechselnde Kurvenkrümmungen reagieren kann. Wenn der Fahrer 1 seine Richtung korrigieren will, muss er sich durch Körperverlagerung erst einen kleinen Hebelarm schaffen, denn der Schwerpunkt hat bei dieser Kurventechnik noch keinen Hebelarm - und das dauert seine Zeit.

Phinneys Kurventechnik schafft eben diesen Hebelarm von selbst. Durch Zug und Druck an Lenker und Pedalen kontrolliert er augenblicklich die Radneigung. Sein Oberkörper bleibt dabei stabil. Ein positiver Nebeneffekt dieser Kurventechnik: Das kurvenäußere Bein hat auf das tiefgestellte Pedal einen stärkeren Kontakt als beim Fahrer 1. Mit dem zur Kurveninnenseite ausgestellten Knie korrigiert er kleinste Abweichungen des Gleichgewichts.

Überhöhte Fahrbahn

Bild 82 Eine überhöhte Kurve ersetzt die Gewichtsverlagerung.

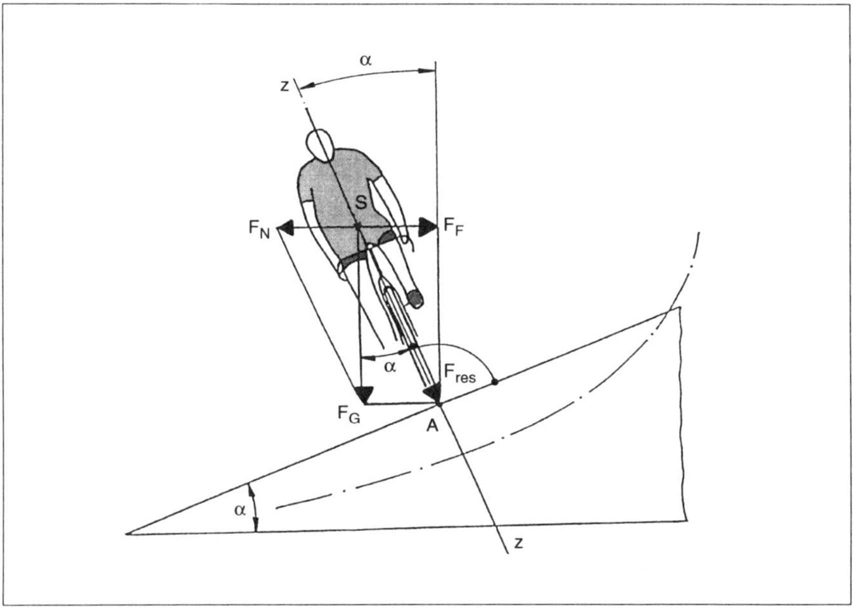

Bei geneigten Fahrbahnen übernimmt die Überhöhung ganz oder zum Teil die Gegenkraft zur Fliehkraft. Die Überhöhung bewirkt dasselbe, wie die Gewichtsverlagerung des Radfahrers bei der Kurvenfahrt auf nicht überhöhten Straßen. Wir zerlegen die Gewichtskraft in zwei Komponenten:

- Die waagerechte Normalkraft F_N wirkt der Fliehkraft F_F entgegen.
- Die in der Hochachse verlaufende Komponente F_{res} übt den Bodendruck im Reifenaufstandspunkt A aus.

Steht die resultierende Kraft aus Flieh- und Gewichtskraft genau senkrecht auf der Fahrbahn, sind keine Seitenführungs- und Haftreibungskräfte (Bild 77) erforderlich. Auch bei spiegelglatter Fahrbahn ist ein Wegrutschen ausgeschlossen.

Ein vorgegebener Überhöhungswinkel kann nur für eine ganz bestimmte Geschwindigkeit einen Kräfteausgleich herbeiführen. Die Berechnung dieser Geschwindigkeit haben wir schon abgeleitet; sie erfolgt analog der Herleitung des Schräglagenwinkels α:

$$v = \sqrt{r \cdot g \cdot \tan\alpha}$$

Fahren wir mit einer anderen Geschwindigkeit in die Kurve, muss zusätzlich zu der Überhöhungsgeschwindigkeit ein Betrag addiert oder subtrahiert werden. Ein Beispiel:

Der Überhöhungswinkel einer Kurve mit dem Kurvenradius r = 20 m beträgt α = 12°. Mit welcher Geschwindigkeit v muss der Radfahrer durch die Kurve fahren, damit seine Hochachse senkrecht auf der Fahrbahn steht und ein Wegrutschen ausgeschlossen ist?

$$v = \sqrt{20\,\text{m} \cdot 9{,}81\,\text{m/s}^2 \cdot \tan 12^\circ} = \sqrt{41{,}71\,\text{m}^2/\text{s}^2} = 6{,}46\,\text{m/s} \approx 23{,}3\,\text{km/h}.$$

Das Beispiel geht weiter: Der Radfahrer fährt nur mit 15 km/h (= 4,2 m/s) durch die überhöhte Kurve. Ohne Überhöhung wäre sein natürlicher Schräglagenwinkel:

$$\tan\alpha = \frac{v^2}{g \cdot r} = \frac{(4{,}2\,\text{m/s})^2}{9{,}81\,\text{m/s}^2 \cdot 20\,\text{m}} = 0{,}0899 \quad \alpha \approx 5^\circ$$

Der Radfahrer wird sich also nur um 12° - 5° = 7° zur Kurveninnenseite neigen. Radrennbahnen haben meist keinen einheitlichen Überhöhungswinkel, sondern ein parabelförmiges Überhöhungsprofil, wie die Strichpunktlinie in Bild 82 andeuten soll. Fahrer mit höheren Geschwindigkeiten wählen eine kurvenäußere Fahrlinie, weil dort der Überhöhungswinkel entsprechend größer ist. Sie nehmen allerdings einen größeren Weg in Kauf.

Das Einleiten der Kurve ist beim Radfahren viel komplizierter als das Fahren in der Kurve. Um das zu verstehen, müssen wir in einem späteren Kapitel erst die Kreiselvorgänge und Fragen der Lenkgeometrie besprechen.

Das Rad als Kreisel

Warum fährt ein Fahrrad, ohne umzufallen? Das Fahrrad ist ein Einspurfahrzeug und befindet sich während der Fahrt im labilen Gleichgewicht. Damit es nicht umfällt, muss der Radfahrer sein System fortwährend dynamisch stabilisieren. Eine wichtige Rolle spielen dabei die Kreiselkräfte, die sich am drehenden Rad einstellen.

Um die komplizierten Kreiselvorgänge an den beiden Laufrädern zu verstehen, ist die Einführung eines neuen Begriffes erforderlich: der Drehimpuls. Der Impuls $\vec{p}$ ist uns schon einmal auf Seite 83 begegnet: als Produkt aus Kraft mal Zeit oder Masse mal Geschwindigkeit (der Pfeil über dem $\vec{p}$ deutet an, dass der Impuls ein Vektor ist - aus Gründen der Vereinfachung lasse ich in Zukunft an Vektoren den Pfeil weg).

$$F \cdot t = m \cdot v$$

Kraft mal Zeit wird auch »Kraftstoß« und Masse mal Geschwindigkeit »Bewegungsgröße« genannt. Stoßen zwei Körper zusammen, wird ein Impuls übertragen.

Bild 83

Zwei Systeme mit den Massen m_1 und m_2 stoßen zusammen. Die Federn sollen andeuten, dass der Stoß elastisch ist.

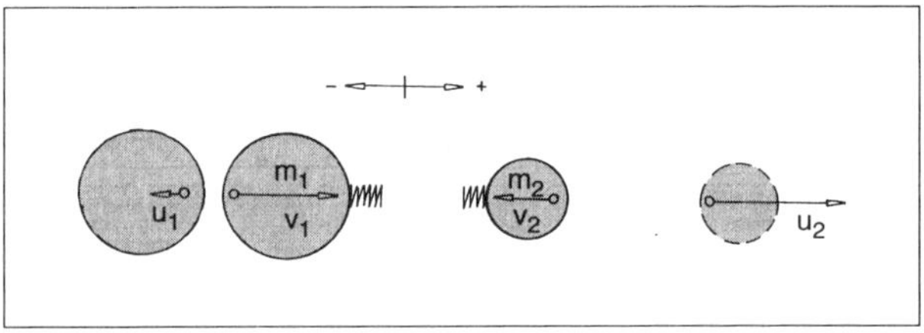

Wir bezeichnen die Anfangsgeschwindigkeiten mit v_1 und v_2 und die Endgeschwindigkeiten mit u_1 und u_2. System 1 (m_1 = 100 kg, v_1 = 10 m/s) und System 2 (m_2 = 70 kg, v_2 = – 5 m/s) stoßen zusammen (Bild 83).

Beide Systeme verformen sich, bis sie gleiche Geschwindigkeiten haben. Für eine sehr kurze Zeit wird die Bewegungsenergie in Formänderungsarbeit umgewandelt und gespeichert. Dann nehmen beide Systeme aufgrund ihrer Elastizität wieder ihre ursprüngliche Form an und die elastischen Kräfte rufen noch einmal die gleiche Geschwindigkeitsänderung hervor. Die Summe der kinetischen Energie vor und nach dem Stoß bleibt unverändert. Das ist der Energieerhaltungssatz. Auch der Impuls bleibt erhalten, da die Einwirkungszeit von Kraft und Gegenkraft gleich ist (Impulserhaltungssatz).

W_{kin} vor dem Stoß = W_{kin} nach dem Stoß

$$1/2 \cdot m_1 \cdot v_1^2 + 1/2 \cdot m_2 \cdot v_2^2 = 1/2 \cdot m_1 \cdot u_1^2 + 1/2 \cdot m_2 \cdot u_2^2$$

$$\rightarrow m_1(v_1^2 - u_1^2) = m_2(u_2^2 - v_2^2) \qquad \text{Gleichung I}$$

p vor dem Stoß = p nach dem Stoß

$$m_1 \cdot v_1 + m_2 \cdot v_2 = m_1 \cdot u_1 \cdot + m_2 \cdot u_2$$

$$\rightarrow m_1(v_1 - u_1) = m_2(u_2 - v_2) \qquad \text{Gleichung II}$$

$$\text{I : II} \qquad \Rightarrow v_1 + u_1 = v_2 + u_2 \quad \text{Gleichung III}$$

Wir berechnen aus den Gleichungen II und III die Endgeschwindigkeiten u_1 und u_2:

$$u_2 = \frac{2m_1v_1 + (m_2 - m_1)v_2}{m_1 + m_2} = \frac{2 \cdot 100\,kg \cdot 10\,m/s + (70\,kg - 100\,kg)(-5\,m/s)}{100\,kg + 70\,kg} = 12{,}7\,m/s$$

$$u_1 = v_2 + u_2 - v_1 = -5\,m/s + 12{,}7\,m/s - 10\,m/s = -2{,}3\,m/s$$

Das System 2 wird in die Anfangsrichtung von System 1 geschleudert.

Bei der Bestimmung der erforderlichen Bremskraft wird uns der Impulssatz von Nutzen sein.

In der Praxis endet ein Zusammenstoß von zwei Radfahrern meist so, dass beide am selben Ort zum Stehen (besser: Liegen) kommen. Es handelt sich dann um einen unelastischen Stoß.

Bild 84 Zwei Systeme stoßen unelastisch zusammen. Es bedeuten v_1 und v_2 die Anfangsgeschwindigkeiten, u die gemeinsame Endgeschwindigkeit.

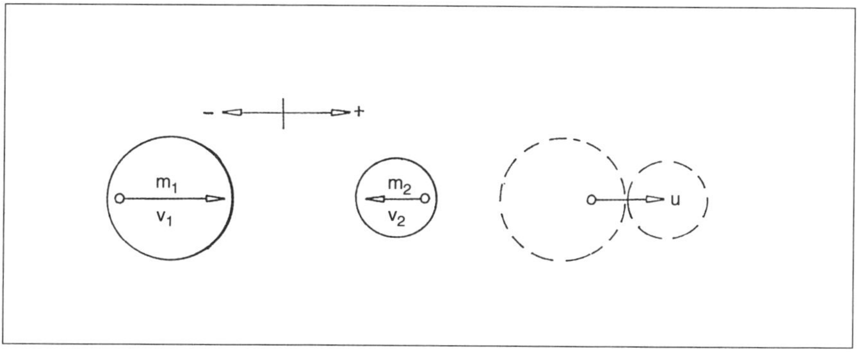

Beim unelastischen Stoß bleibt die kinetische Energie <u>nicht</u> erhalten; ein Teil wird in Formänderungsarbeit umgewandelt. Nach dem Stoß bewegen sich beide Systeme mit gleicher Geschwindigkeit weiter, als würden sie aneinander kleben.

Wie groß ist der Energieanteil zur Formänderung bei dem Zusammenstoß der beiden Systeme in Bild 84 (m_1 = 100 kg, v_1 = 10 m/s, m_2 = 70 kg, v_2 = – 5 m/s)? Der Impuls p bleibt erhalten: $p = p_1 + p_2$

$$m_1 \cdot v_1 + m_2 \cdot v_2 = (m_1 + m_2)u$$

$$u = \frac{m_1 \cdot v_1 + m_2 \cdot v_2}{m_1 + m_2} = \frac{100\,kg \cdot 10\,m/s + 70\,kg \cdot (-5\,m/s)}{100\,kg + 70\,kg} = 3{,}82\,m/s$$

Die kinetische Energie vor dem Zusammenstoß beträgt:

$$W_{1ges} = 1/2 \cdot m_1 \cdot v_1^2 + 1/2 \cdot m_2 \cdot v_2^2 = 1/2 \cdot [100\,kg \cdot (10\,m/s)^2 + 70\,kg \cdot (-5\,m/s)^2] = 5875\,J$$

Die kinetische Energie nach der unelastischen »Berührung«:

$$W_{2ges} = 1/2 \cdot (m_1 + m_2) \cdot u^2 \quad = 1/2 \cdot (100\,kg + 70\,kg) \cdot (3{,}82\,m/s)^2 \quad = 1240\,J$$

Damit wird die Formänderungsarbeit: W = 5875 J – 1240 J = 4635 J.

Den Impulsgrößen der Translation stellen wir die Drehimpulsgrößen der Rotation gegenüber:

Translation	$\vec{p} = m \cdot \vec{v} \quad = \vec{F} \cdot t$	m = Masse
Rotation:	$\vec{L} = I \cdot \vec{\omega} \quad = \vec{M} \cdot t$	I = Trägheitsmoment

- Drehimpuls L, Drehmoment M und Winkelgeschwindigkeit ω müssen wir als Vektoren auffassen, denn die Richtung des Drehmomentes und der Winkelgeschwindigkeit stimmen oft nicht überein. Wenn die Vektoren in die gleiche Richtung zeigen, können wir auf die Schreibweise mit Pfeilen verzichten.

Bild 85

Die Richtung des Drehmomentes M als Schraube mit Rechtsgewinde

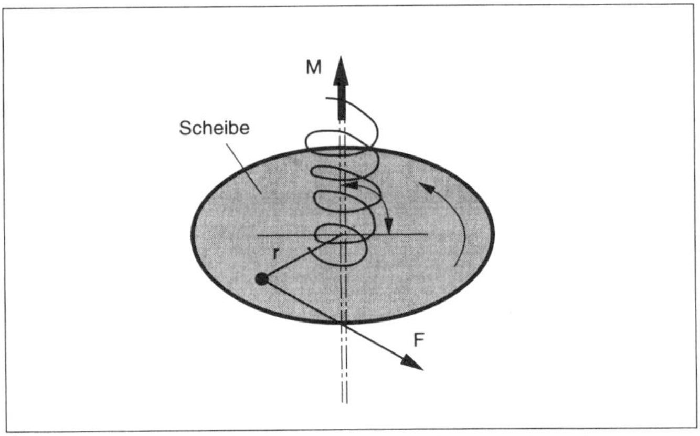

Das Drehmoment ist ein Vektor, dessen Richtung auf der Kraft F und dem Radius r senkrecht steht. Stellen wir uns die Achse in Bild 86 als eine Schraube mit Rechtsgewinde vor und die Scheibe als Mutter, dann bewegt sich die Scheibe unter Einwirkung der Kraft F nach oben: Das ist die Richtung des Drehmomentes M.

Bild 86

Ein Drehmoment lässt sich über eine Achse (richtig: Welle) von einem Drehkörper auf einen anderen übertragen.

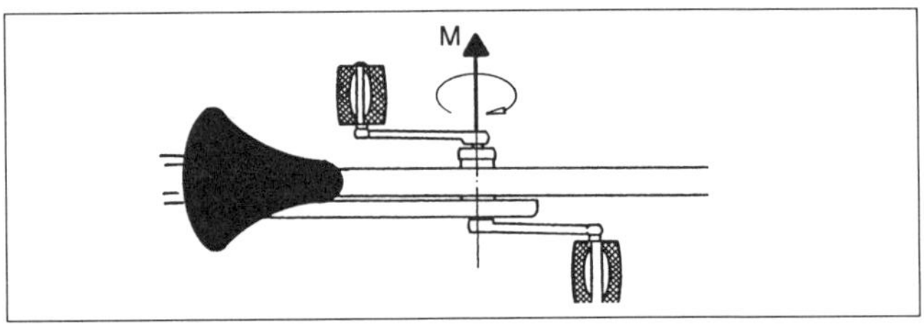

Aus der Gleichung $L = I \cdot \omega = M \cdot t$ können wir erkennen, dass der Drehimpuls die gleiche Richtung wie das Drehmoment M und die Winkelgeschwindigkeit ω hat - bei konstantem Drehmoment und fester Achse (richtig: Welle).

Bild 87

Bei einer festen Drehachse (1) stimmen Achsrichtung und Drehmomentrichtung überein.

Die Drehachse weicht aus, wenn sie nicht fest gelagert ist und das Drehmoment nicht in Achsrichtung wirkt (2).

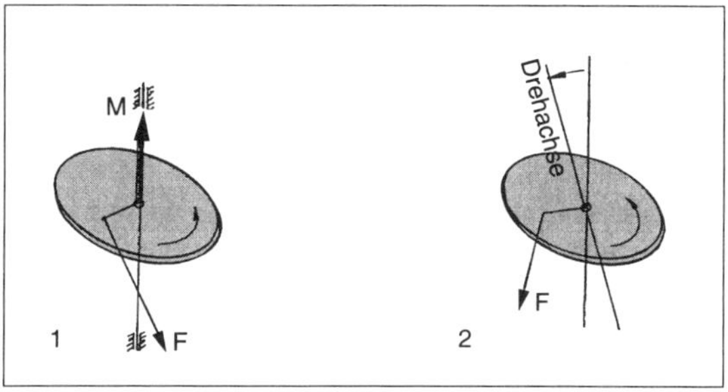

Hat aus irgendeinem Grund das Drehmoment M eine andere Richtung, so kann nur die Komponente, die in die Drehachse fällt, wirksam werden. Wird dabei die Drehachse <u>nicht</u> festgehalten, erzwingt ein »schiefes« Drehmoment eine Änderung der Achsrichtung (Bild 87/2).

Analog zum Impulserhaltungssatz der Translation gilt der Drehimpulserhaltungssatz:

$L_1 = L_2 = L_{ges}$

Ein wichtiger Unterschied ist aber zu beachten: Während beim geradlinigen Impuls die Masse (meist) unverändert bleibt und der Impuls bei gleichförmiger Geschwindigkeit konstant ist, kann der Drehimpuls auch bei wechselnder Winkelgeschwindigkeit konstant bleiben. Man kann nämlich durch ein Verschieben von Teilmassen das Trägheitsmoment ändern und damit die Änderung der Winkelgeschwindigkeit kompensieren!

Ähnlich wie eine Eiskunstläuferin ihre Drehgeschwindigkeit vergrößert, indem sie bei der Pirouette die vorher ausgebreiteten Arme an den Körper zieht und damit das Trägheitsmoment verringert, kann auch der Radrennfahrer diesen Effekt ausnutzen - wenn auch nur minimal (Bild 88):

Bild 88

Der Radfahrer verlagert seinen Schwerpunkt in Richtung Kurvenmittelpunkt M. Er verringert sein Trägheitsmoment und steigert dadurch die Winkelgeschwindigkeit.

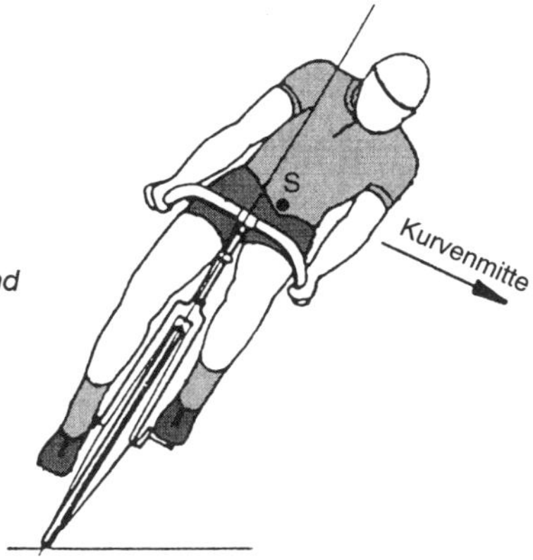

Der Fahrer neigt sich beim Durchfahren der Kurve stärker in die Kurveninnenrichtung als nach dem Gesetz von Flieh- und Gegenkraft notwendig ist. Damit verringert er kurzfristig sein Trägheitsmoment und die Winkelgeschwindigkeit steigt im gleichen Verhältnis an. Ein Zahlenbeispiel verdeutlicht den Zusammenhang:

Unser Musterradfahrer (m = 80 kg, v = 10 m/s) durchfährt eine Kurve mit dem Radius r = 10 m (= 1000 cm). Plötzlich verlagert er seinen Schwerpunkt um 5 cm nach innen. Um welchen Betrag erhöht sich seine Geschwindigkeit?

Es gilt der Drehimpulserhaltungssatz: $L_a = L_e$ ($_a$ für Anfang, $_e$ für Ende)

$$I_a \cdot \omega_a = I_e \cdot \omega_e$$

Vor der Schwerpunktverlagerung beträgt die Winkelgeschwindigkeit:

$$\omega_a = \frac{v_a}{r} = \frac{10\,\text{m/s}}{10\,\text{m}} = 1\frac{1}{s}$$

Sein Trägheitsmoment beträgt: $I_a = m \cdot r^2 = 80\text{ kg }(10\text{ m})^2 = 8000\text{ kgm}^2$

Nach der Schwerpunktverlagerung ist sein Trägheitsmoment kleiner geworden:

$$I_e = 80\text{ kg }(9{,}95\text{ m})^2 = 7920\text{ kgm}^2$$

$$\omega_e = \frac{I_a \cdot \omega_a}{I_e} = \frac{8000\,\text{kgm}^2 \cdot 1\,1/\text{s}}{7920\,\text{kgm}^2} = 1{,}01\frac{1}{s}$$

Die Geschwindigkeit steigt auf $v_e = \omega_e \cdot r$ (die Räder fahren ja weiterhin auf r = 10 m!)

$$v_e = 1{,}01\ 1/\text{s} \cdot 10\text{ m} = 10{,}1\text{ m/s}$$

Der Radfahrer steigert seine Geschwindigkeit kurzfristig um 0,1 m/s oder 1 %. Ob das D. Phinney bei seiner Kurventechnik auch berücksichtigt hat (vergleiche Bild 81 mit Bild 88)?

Ein kleines Experiment lässt Wirkung und Richtung des Drehimpulses gut erkennen (Bild 89):

Wir setzen uns auf einen Drehschemel und nehmen ein möglichst schweres Vorderrad so in beide Hände, dass die Achse lotrecht steht. Noch ist das System Mensch, Rad und Schemel in Ruhe. Wenn wir uns nun mit dem Fuß abstoßen, wird ein Drehimpuls auf das System übertragen. Die Richtung des Drehimpulses stimmt mit der Drehachse des Drehschemels überein. Drehen wir uns rechts herum, zeigt der Drehimpulsvektor nach unten, wie eine Mutter abwärts wandert, die wir auf einer lotrecht gehaltenen Schraube mit Rechtsgewinde rechts herum drehen (Bild 85).

Nun besteht unser System aber aus zwei Drehkörpern und jeder kann einen eigenen Drehimpuls annehmen. Da der Gesamtdrehimpuls erhalten bleibt, müssen sich die beiden Einzeldrehimpulse gegenseitig aufheben:

$$L_1 = -L_2 \text{ oder } L_{ges} = 0$$

Bild 89

Körper und Schemel drehen sich rechts, das Rad dreht sich links herum.

Der Gesamtdrehimpuls bleibt erhalten.

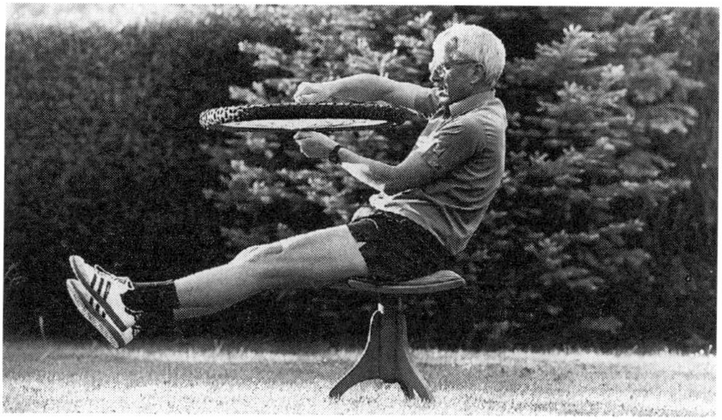

Das anfangs stillstehende Rad entwickelt einen Drehimpuls in die entgegengesetzte Richtung. Es dreht sich links herum, gegen die Drehschemelrichtung. Sein Drehimpulsvektor zeigt nach oben und hebt den Impulsvektor von Körper und Schemel auf! Setzen wir das System in eine Linksdrehung, indem wir uns mit dem rechten Fuß abstoßen, kehren sich die Verhältnisse um: Das Rad dreht sich rechts herum.

Dem Spiel- und Lerntrieb sind keine Grenzen gesetzt. Setzen wir z.B. das Rad in eine langsame Drehbewegung und stoßen uns entgegengesetzt der Laufrichtung des Rades ab, staunen wir über die große Erhöhung der Drehgeschwindigkeit.

Ein Kreisel ist im Grunde nichts anderes als ein schnell rotierendes Rad, dessen Achse nicht durch zwei feste Lager gehalten wird. Er verfügt über eine sehr hohe Achsstabilität; das heißt, über eine starke Tendenz, die Lage seiner Rotationsebene im Raum beizubehalten. Auch die Laufräder des Fahrrades können wir als Kreisel auffassen, da sie um freie Achsen rotieren und ausweichen können.

Bild 90

Die freien Achsen am Vorderrad. Für die reine Drehbewegung um die Drehachse sind es die

- *Längsachse x*
- *Drehachse y*
- *Hochachse z*

Die Abrollbewegung um den Auflagepunkt A erfolgt um die (freien) Achsen:

Abrollachse B
Lenkachse C
Aufstandslinie A

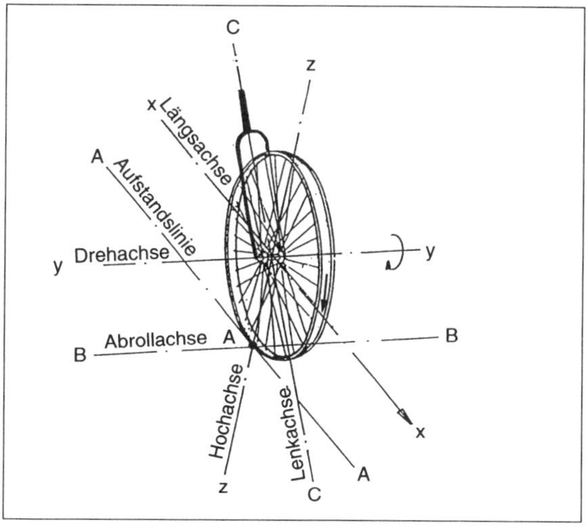

Das Vorderrad eines Fahrrades ruht mit der Achse nicht in ortsfesten Lagern - die Gabel kann ja Drehbewegungen um die Hochachse z (oder Lenkachse C) ausführen. Außerdem kann das Rad um die Längsachse x (bzw. Aufstandslinie A) kippen und sich um die Drehachse y drehen (bzw. um die Abrollachse B abrollen). Am ausgebauten und in Rotation gesetzten Vorderrad lassen sich die typischen Kreiselbewegungen besser beobachten.

Das ausgebaute Rad hat drei Freiheitsgrade der Drehung:

- um die Längsachse x
- um die Drehachse y
- um die Hochachse z

Bild 91

Das ausgebaute Rad dreht um die Drehachse y rechts herum in Fahrtrichtung.

Drehen wir das Rad in Fahrtrichtung, weist der Drehimpulsvektor L_1 nach links.

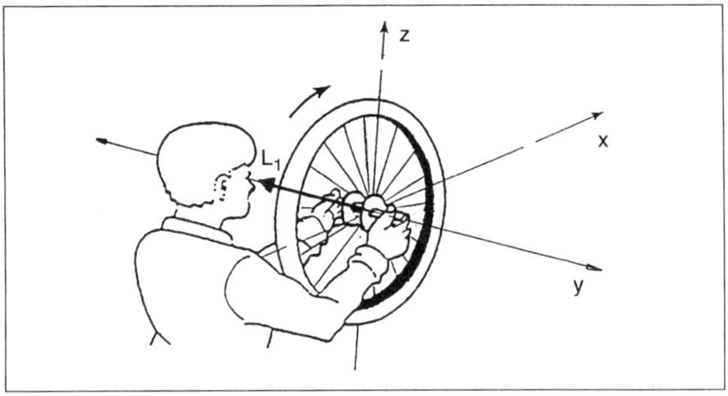

Wir nehmen das ausgebaute Vorderrad, verlängern die Achsen durch aufgesteckte kurze Rohrstücke und vergrößern das Trägheitsmoment, indem wir Draht um die Felge wickeln. Wir halten das Rad an den kurzen Rohrstücken fest und versetzen es in eine rasche Drehbewegung in Fahrtrichtung von uns weg. Das schnell rotierende Rad lässt sich leicht in jede Achsrichtung verschieben - wenn wir die Drehachse y nicht kippen.

Jetzt führen wir Experiment 1 aus: Wir kippen die Drehachse y mit einem kleinen Ruck nach rechts unten (Bild 92). Das Rad zeigt ein unerwartetes Verhalten: Die Achse folgt nicht dem Drehsinn des Kräftepaares F_1 und F_2, sondern weicht senkrecht zur Kippebene aus. Das Rad (oder der Kreisel) dreht sich um die Hochachse z rechts herum! Wie ist dieses Verhalten zu erklären?

Bild 92

Experiment 1: Wir kippen die Drehachse y nach rechts unten. Die Achse der aufgezwungenen Drehbewegung ist hier die Längsachse x. Das Rad behält seine Rotationsebene bei und weicht senkrecht dazu aus.

Es dreht sich rechts herum um die Hochachse z.

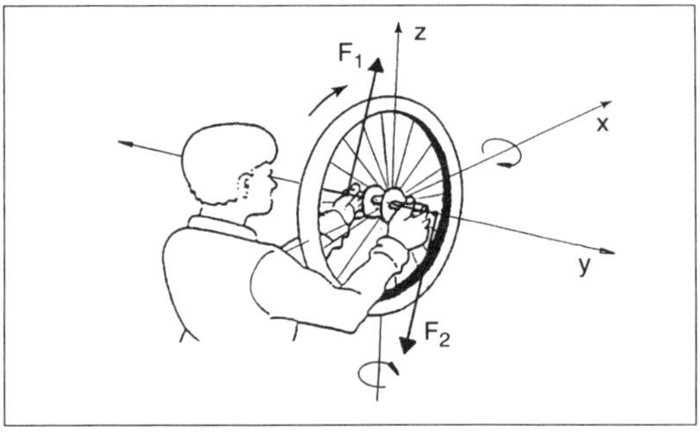

Wir betrachten Bild 93. Wenn das Vorderrad um seine Drehachse y rotiert, läuft Punkt P mit seiner Umfangsgeschwindigkeit v_u in Fahrtrichtung nach vorn. Das störende Kräftepaar F_1F_2 ist bestrebt, das linke Ende der Achse nach oben und das rechte Ende nach unten zu kippen. Der Punkt P will dieser Kippbewegung folgen und erhält eine Zusatzgeschwindigkeit v_z horizontal nach rechts. Dieser Geschwindigkeitspfeil ist in der Abbildung übertrieben groß gezeichnet.

Bild 93

Die Drehachse y des drehenden Rades wird kurzfristig mit einem Ruck nach rechts unten gekippt.

Punkt P folgt der Bewegung...

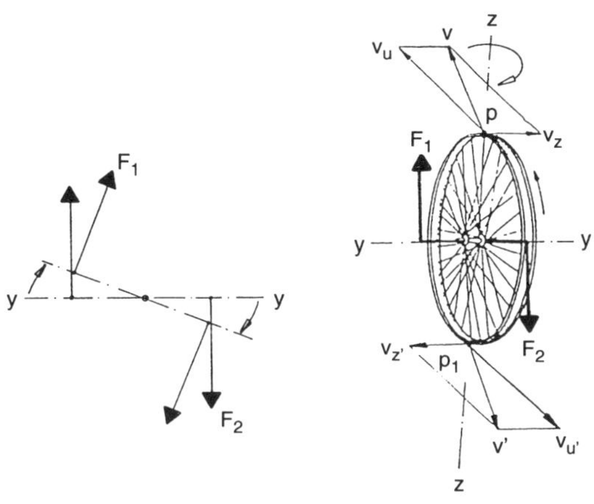

Aus der Umfangs- und Zusatzgeschwindigkeit resultiert eine Geschwindigkeitskomponente v, die nach rechts vorn zeigt. Der gegenüberliegende Punkt P' am anderen Ende des Rades bewegt sich mit der Geschwindigkeit v' entsprechend nach hinten links. Die Achse des Rades folgt dieser neuen Richtung und dreht das Rad um die Hochachse z nach rechts. Mit anderen Worten: das Rad ist bestrebt, seine Drehachse in gleichsinnige Übereinstimmung mit der Achse der aufgezwungenen Drehbewegung zu bringen.

Die Ausweichreaktion des Kreisels auf das plötzliche Neigen seiner Achse nennt man Präzession.

Wir überprüfen die Kreiselwirkung und neigen die Drehachse nach links unten. Wie zu erwarten, weicht das Rad um die Hochachse nach links aus - würde also im eingebauten Zustand eine Linkskurve einleiten.

Noch einmal aus der Sicht des Radfahrers (Bild 94): Bei einem rollenden Rad weist der resultierende Drehimpulsvektor L vom Radfahrer aus gesehen nach links. Neigt sich der Radfahrer nun nach rechts, gelangt sein Systemschwerpunkt S seitlich rechts neben die Aufstandslinie AA.

Bild 94

Der Radfahrer neigt sich nach rechts in die Kurve. Sein Systemschwerpunkt S wandert seitlich rechts neben die Verbindungslinie AA der beiden Radauflagepunkte. Vorder- und Hinterradachsen folgen der Kippbewegung und die Räder präzessieren. Das Vorderrad dreht nach rechts in Kurvenrichtung, die Fliehkraft setzt ein und das Lot vom Schwerpunkt S wandert wieder über die Aufstandslinie AA.

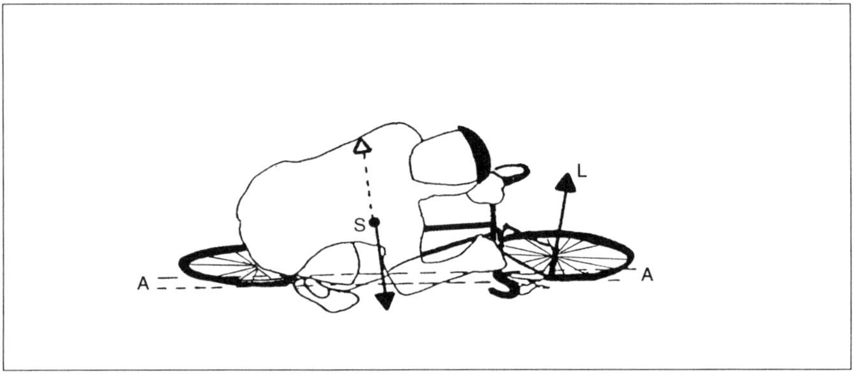

Das System kippt um die Aufstandslinie AA. Durch die erzwungene Präzession erhält das System - und damit auch das Vorderrad - ein Drehmoment M (Kreiselmoment), das in Fahrtrichtung nach vorn weist (Bild 95). In die Fahrtrichtung weist auch die zusätzliche Winkelgeschwindigkeit ω_k der Kippbewegung, so dass auch der Drehimpuls L_2 nach vorn zeigt. Die Resultierende aus den beiden Drehimpulsen L_1 und L_2 - der Gesamtdrehimpuls L - nimmt die Richtung nach vorn links ein. Die Raddrehachse y folgt dieser Richtung und dreht sich so nach rechts, dass Achs- und Drehimpulsvektor L fluchten. Weil das Rad über die Gabel drehbar im Lenkrohr gelagert ist, schlägt der Lenker selbstständig nach rechts aus und das Rad beschreibt eine Rechtskurve (Bild 95). Dazu braucht das Rad keinen Nachlauf-Hebelarm. Der Hebelarm, der das Rad um die Hochachse drehen lässt, ist der Radradius!

Bild 95

Ein Kippen nach rechts von oben betrachtet:

Das Vorderrad präzessiert und dreht (um die Hoch- oder Lenkerachse) nach rechts.

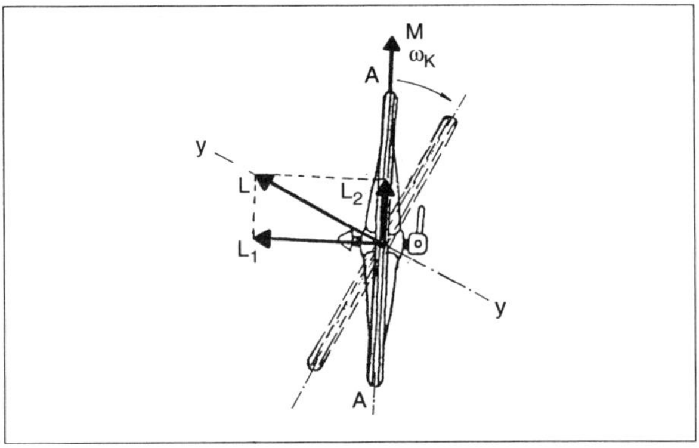

Die Rechtskurve ist beendet, wenn die Spur des Rades (Aufstandslinie AA) wieder unter die Schwerpunktlinie gewandert ist. Dann setzt als Folgereaktion aber die Trägheit ein und das System versucht, nach links zu kippen. Der ganze Vorgang wiederholt sich in umgekehrter Reihenfolge und endet mit einer Linkskurve. Dieses Spiel setzt sich fort und sorgt so für eine gewisse (dynamische) Stabilität. Voraussetzung dafür ist aber eine ausreichende Fahrgeschwindigkeit.

Mit zwei weiteren Experimenten wollen wir die Kreiselgesetze studieren. Wir bringen eine Fahrradfelge durch Anschieben mit einem Stock in eine schnelle Vorwärtsbewegung. Dann bleibt die Felge sich selbst überlassen und wir beobachten das weitere Verhalten. Eine kleine Störung soll die Felge nach rechts kippen (Bild 96 und 97).

Bild 96

Die in Laufrichtung I abrollende Felge neigt sich durch eine kleine Störung nach rechts (1, zum Leser hin). Das Lot vom Schwerpunkt S wandert vom Auflagepunkt A weg und die Felge droht umzukippen (2).

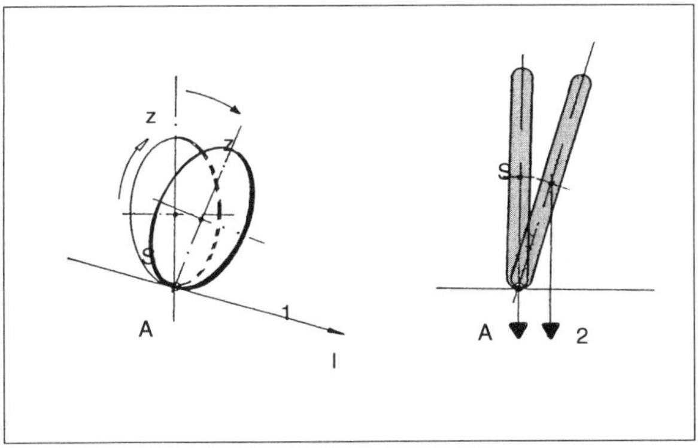

Der Schwerpunkt S der Felge, die anfangs lotrecht über dem Auflagepunkt A lag, wandert vom Auflagepunkt weg. Eine nicht rollende Felge würde nach rechts umkippen. Aber durch die Präzessionsbewegung dreht sich die Felge um die Hochachse z ebenfalls nach rechts und beschreibt in Laufrichtung eine Rechtskurve.

Der Schwerpunkt hat das Bestreben, seinen einmal eingeschlagenen Weg beizubehalten, aber der Auflagepunkt wandert seitlich entlang der neuen Rechtskurve in Kipprichtung (Bahn 2 in Bild 97), bis er mit dem Schwerpunkt S fluchtet. Die Felge richtet sich auf, die Präzession verschwindet kurzzeitig und eine neue Störung kann das Spiel von vorn beginnen lassen.

Wenn die Felge nur sehr langsam läuft, reicht die Präzessionswirkung nicht aus, Auflagepunkt und Schwerpunkt zur Deckung zu bringen. Dann wandert der Schwerpunkt immer weiter nach außen. Die Felge beschreibt immer engere Kreise und kippt schließlich um.

Bild 97 Bahn 1: Ohne Präzession kippt die Felge um. Bahn 2: Die Präzession leitet eine Rechtskurve ein und der Auflagepunkt A wandert wieder unter den Schwerpunkt S.

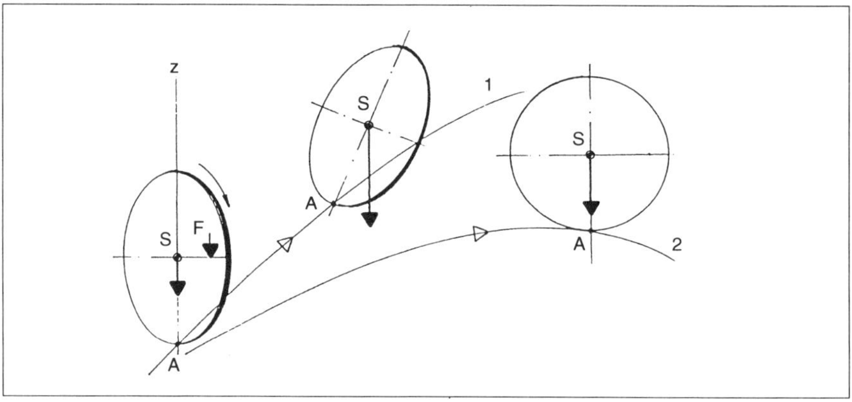

Ein ähnlicher Effekt lässt sich beobachten, wenn man auf dem Zeigefinger einen längeren Gegenstand, z.B. einen Teppichklopfer (Bild 98), balanciert. Droht der Teppichklopfer umzukippen, schiebt man schnell den Auflagepunkt A (Finger) unter das Lot des Schwerpunktes. Dabei nutzt man die Trägheit des Gegenstandes aus - hier die Masse des Teppichklopfers. Der Auflagepunkt ist mit etwas Geschick unter dem Schwerpunkt zu halten, da dieser die Korrekturbewegung nur verzögert mitmacht.

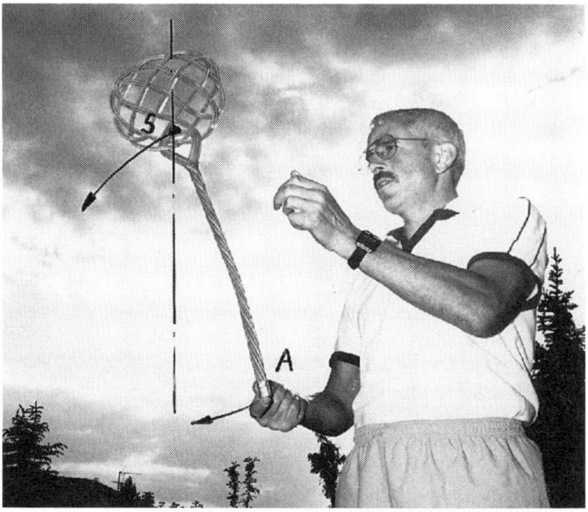

Bild 98

Der Schwerpunkt S des Teppichklopfers wandert infolge einer Störung nach links. Er droht umzukippen, weil der Schwerpunkt nicht mehr lotrecht über dem Auflagepunkt A liegt.

Eine schnelle Bewegung nach links - also in Kipprichtung - bringt den Teppichklopfer wieder ins Gleichgewicht.

Die Ausgleichsbewegung muss mit größerer Beschleunigung als die Kippbewegung erfolgen.

Bisher haben wir die Kreiselbewegung als Folge eines Störkräftepaares F_1F_2 um die Längsachse x betrachtet (Bild 91). Sehr häufig tritt aber der Fall auf, dass eine Drehung um die Hochachse z erfolgt, etwa beim bewussten Einschlagen des Lenkers in eine neue Richtung (Bild 99).

In einem zweiten Experiment schwenken wir das ausgebaute rotierende Rad um die Hochachse z nach rechts. Dem entspricht aus der Sicht des Radfahrers ein kurzes Drehen des Lenkers nach rechts. Wie reagiert das Rad? Wieder weicht es im rechten Winkel zur Schwenkebene aus und kippt zur linken Seite hin - dreht sich also um die Längsachse x.

Bild 99 Experiment 2: Eine Lenkerdrehung nach rechts (Bild 1 von oben betrachtet) und das Kräftepaar $F_{L1}F_{L2}$ dreht die Achse des Vorderrades um die Hochachse z (Bild 2).

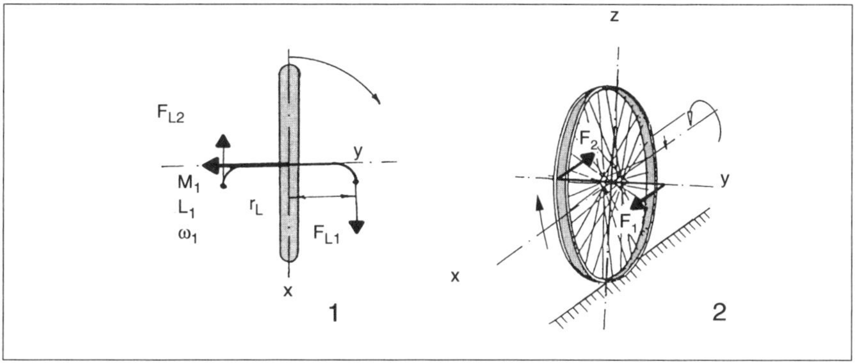

Zur Erklärung versetzen wir uns wieder in die Position des Radfahrers und drehen den Lenker wie in Bild 99/1 nach rechts. Das Drehmoment M_L aus dem Lenkerkräftepaar F_{L1} und F_{L2} mit dem Hebelarm $2 \cdot r_L$ weist entlang der Hochachse nach unten (Bild 100). Winkelgeschwindigkeit ω_L und Drehimpuls L_2 folgen dieser Richtung. Es überlagert sich mit dem Drehmoment M_1 aus der Raddrehung. Die beiden Drehimpulse L_1 und L_2 addieren sich zum resultierenden Drehimpuls L, der nach links unten zeigt. Die Drehachse folgt dieser Richtung und das Rad neigt sich nach links. Das Rad leitet eine Linkskurve ein. Und wieder die Folgereaktion: Sofort entsteht eine Fliehkraft nach rechts, die das Rad nach rechts kippen lässt - in die gewünschte Fahrtrichtung.

Bild 100

Der Fahrer dreht den Lenker nach rechts. Zwei Drehmomente überlagern sich: M_1 und M_L.
M_1 ist das Produkt der Raddrehung: Umfangskraft x Radradius. Es weist in Drehachsrichtung y nach links, ebenso die Winkelgeschwindigkeit ω_1 und der Drehimpuls L_1.

M_L, das Drehmoment aus dem Kräftepaar der Lenkerdrehung und dem doppelten Lenkerradius r_L, wirkt entlang der Hochachse z nach unten.
L ist hier der nach links unten wirkende resultierende Drehimpuls.

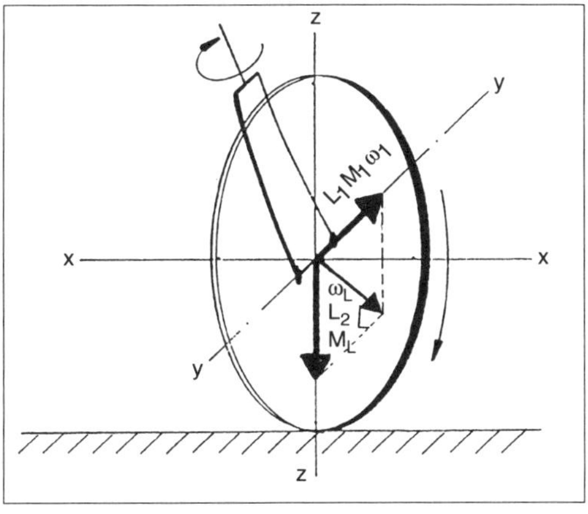

Bild 101

Das Vorderrad von hinten betrachtet: Eine Lenkerdrehung nach rechts um die Hochachse z lässt die Drehachse y nach links unten kippen - rechtwinklig zur Ebene der Lenkerdrehung.

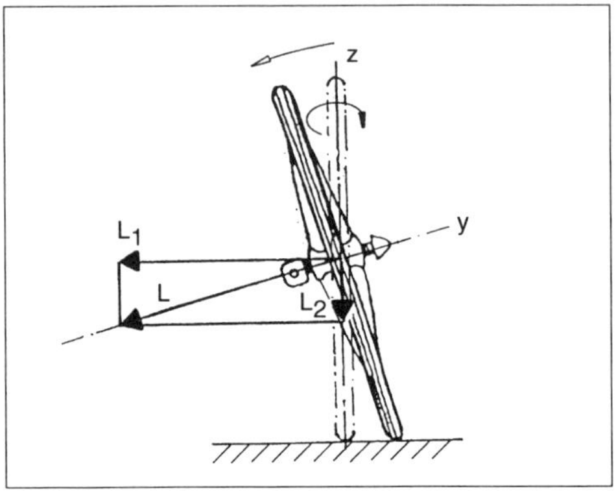

Jetzt verstehen wir auch, warum der Radfahrer, der eine Rechtskurve fahren will, erst einen kurzen, meist unbewussten Lenkereinschlag nach links ausführt (Bild 102). Die Präzession mit nachfolgender (Hilfs-)Fliehkraft kippt das Rad in die gewünschte Richtung - in diesem Fall nach rechts. Übrigens: Für die Stärke der Kreiselreaktion ist nicht das Ausmaß, um das die Kreiselachse gekippt wird, entscheidend, sondern wie abrupt die Störkraft einsetzt.

Bild 102
Der Radfahrer macht eine Lenkbewegung nach rechts, ohne sich in die Kurve zu legen. Das Vorderrad reagiert mit einer Kippbewegung nach links - eine Folge der Präzession mit nachfolgender »Hilfsfliehkraft«.

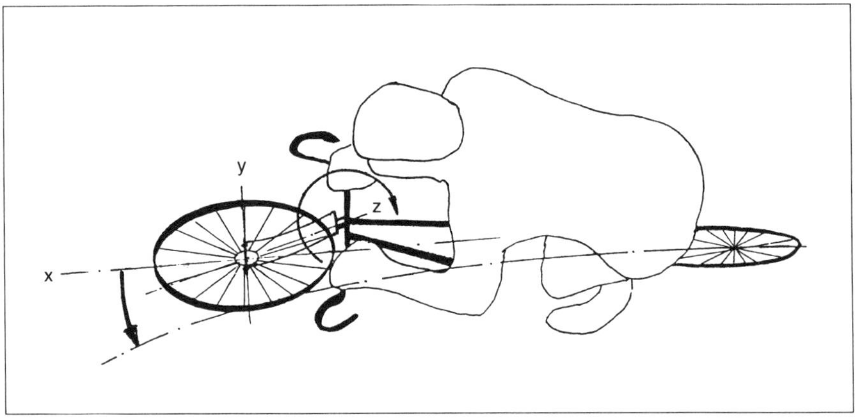

Ein kleiner Handversuch zeigt, wie sich eine Drehung um die Hochachse z in Kurvenrichtung und die Drehung um die Längsachse gegen die Kurvenrichtung überlagern. Wir nehmen das ausgebaute Vorderrad und versetzen es in eine schnelle Drehbewegung. Dabei halten wir die Nabenachse mit beiden Händen fest. Dann lassen wir eine Hand los (Bild 103) und geben das Lager frei. Aus dem »gebundenen« Rad ist ein Kreisel geworden. Das Rad kippt nicht um, obwohl wir die Achse nur mit einem Finger unterstützen. Wo ist das abkippende Moment geblieben?

Bild 103 Warum kippt das drehende Rad nicht um?

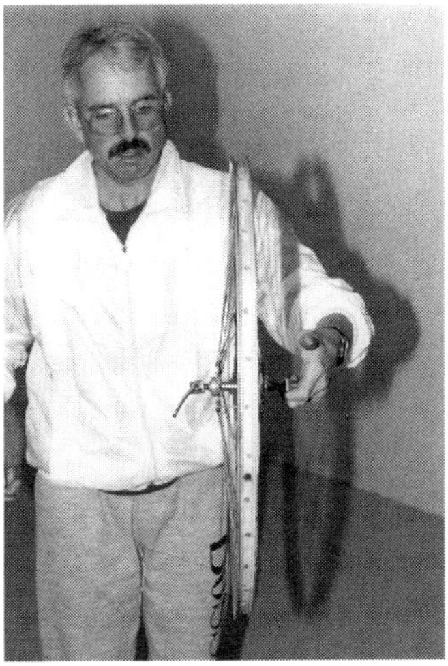

Die Erklärung hierzu ist einleuchtend: Geben wir ein Lager der Nabe frei, folgt das Rad der Schwerkraft und kippt nach unten. Die Kippkraft leitet die Präzession ein und diese wiederum lässt das schnell laufende Rad um die Hochachse drehen. Mit der unterstützenden Hand folgen wir aber dieser Drehung. Die Drehachse bewegt sich jetzt horizontal und die daraus entwickelte neue Präzession lässt das Rad kippen - in die entgegengesetzte Richtung zur kippenden Gewichtskraft.

So heben sich beide Momente auf und das Rad ruht - schnell drehend - nur in einem Lagerpunkt.

Zusammenfassung

Der Radfahrer hat es mit vier möglichen Kreiselreaktionen zu tun (siehe dazu Bild 90):

1. Kippen nach rechts (um die x-Achse). Die Folgereaktion ist ein Lenkereinschlag nach rechts (um die z-Achse).
2. Kippen nach links. Die Folgereaktion ist ein Lenkerausschlag nach links.
3. Lenkereinschlag nach rechts (um die z-Achse). Die Folgereaktion ist ein Kippen nach links (um die x-Achse).
4. Lenkereinschlag nach links. Die Folgereaktion ist ein Kippen nach rechts.

Wie halten die Kreiselkräfte das Fahrrad ohne fremdes Zutun im Gleichgewicht und auf geradem Kurs? Jeder Radfahrer weiß doch, dass er bei niedriger Geschwindigkeit kaum freihändig fahren kann!

Das Fahrrad rollt mit einer mittleren Geschwindigkeit dahin. Ein kleiner Windstoß und das Rad kippt nach links. Die Kreiselkräfte schlagen das Vorderrad, das ja über die Gabel im Lenkkopf beweglich gelagert ist, nach links ein und das Fahrrad beschreibt eine Linkskurve. Sofort macht sich die Fliehkraft bemerkbar, die der eintretenden Schräglage entgegenwirkt. Sie versucht, das System wieder aufzurichten. Das bedeutet aber ein Kippen nach rechts und das Einleiten einer Rechtskurve. Der Kreiseleffekt kehrt sich um und stabilisiert die Lenkung in Richtung der Geradeausstellung.

Eine wichtige Rolle beim Freihändigfahren spielt noch der Nachlauf des Vorderrades. Im Kapitel »Lenkgeometrie« versuche ich zu erklären, wie die Seitenführungskräfte eines eingeschlagenen Vorderrades über den Nachlaufhebelarm ein stabilisierendes Rückstellmoment erzeugen.

Kreiselkräfte gibt es auch am Hinterrad, das aber aufgrund seiner starren Verbindung zum Rahmen nur wenig zur Stabilisierung beiträgt.

Soviel zum Thema Gleichgewicht.

Das Einleiten der Kurve

Das Fahren in der Kurve haben wir ausgiebig untersucht. Das ausgleichende Spiel von Gewichts- und Fliehkraft ist auch relativ einfach zu verstehen. Schwieriger einzusehen sind die Vorgänge beim Einleiten oder Verlassen der Kurve, da hier neben den Kreiseleffekten die Lenkgeometrie eine wichtige Rolle spielt. Zum besseren Verständnis deshalb noch einmal die Frage: Wie leiten wir die Kurve ein? Müssen wir zuerst das System kippen oder erst den Lenker drehen?

Wenn wir den Lenker einfach in die gewünschte Richtung einschlagen, würden uns sofort die Kreiselpräzession und die Fliehkraft nach der Kurvenaußenseite drücken und eventuell umwerfen. Deshalb lenken wir zuerst ganz kurz in die entgegengesetzte Richtung, in die wir gar nicht hinwollen! Flieh- und Kreiselkräfte lassen dann das System in die gewünschte Richtung kippen (vgl. Experiment 2, Bild 99, Seite 105). Die Schwerkraft verstärkt dabei die sich anfangs einstellende Schräglage. Dies wiederum hat eine Kreiselkraft zur Folge, die das Vorderrad aufrichtet und in die gewünschte Kurve dreht.

Die Lenkkopfneigung und der Nachlauf unterstützen diesen Vorgang, wie ich im nächsten Kapitel genauer zeigen werde.

Will der Radfahrer aus der Kurve heraus wieder in die Geradeausfahrt übergehen, verläuft der Vorgang umgekehrt: Eine kurze Zeit verstärkt er den Lenkereinschlag und das System richtet sich auf. Wenn die Neigung beseitigt ist, stellt er den Lenker in Geradeausstellung.

Die Kurvenfahrt kann also durch eine kurzfristig »falsche« Richtung eingeleitet werden.

Bild 104 Beim Geradeausfahren treten immer wieder kleine Störkräfte auf, die ein Kippen der Radebene um die Längsachse x (bzw. um die Aufstandslinie AA) zur Folge haben.

Das Rad reagiert mit einer Präzessionsbewegung. Sofort setzt die Fliehkraft ein und der Radfahrer neigt sich mit seinem Systemgewicht gegen die Fliehkraft.

Von oben betrachtet fährt der Radfahrer fortwährend kleine Schlangenlinien.

Je langsamer er fährt, umso ausgeprägter sind die Abweichungen von der Geraden. Doch wie erklärt es sich, dass man auch freihändig eine Kurve fahren kann?

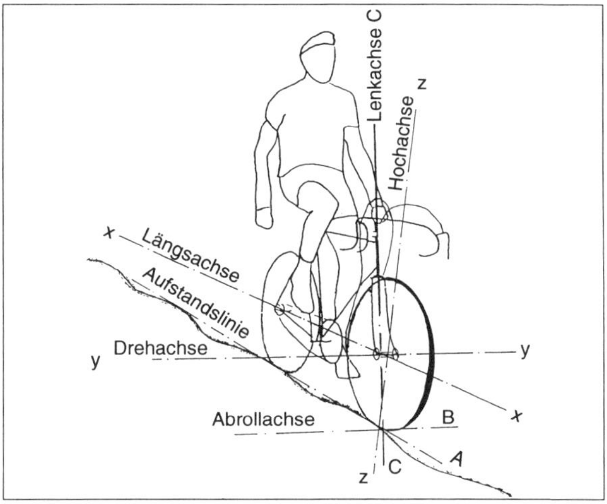

Das erste Experiment (Bild 92, Seite 100) gibt uns die Antwort: Ein bloßes »in die Kurve legen« genügt, und das Vorderrad dreht sich durch die Präzession (und den Nachlaufeffekt) automatisch in die gewünschte Richtung. Aber da es beim Freihändigfahren keinen festen Punkt gibt, an dem wir uns abstützen können, bleibt uns nichts anderes übrig, als uns mit der Trägheit des eigenen Körpers an der Fahrradmasse abzustoßen. Um das Fahrrad nach links zu neigen, damit eine Rechtskurve eingeleitet wird, müssen wir unseren Körper erst einmal nach rechts bewegen. So schwierig ist das freihändige Radfahren - zumindest theoretisch. In der Praxis lernen wir das Freihändigfahren schneller, besonders in jungen Jahren.

Es gibt also zwei Möglichkeiten, zu einer Kurvenfahrt anzusetzen:

1. erst kippen, dann lenken,

2. erst lenken, dann kippen.

In beiden Fällen muss unser Körper das Gegenteil dessen ausführen, was unserem Gefühl logisch erscheint. Deshalb hat ein Anfänger, der das Radfahren lernt, oft Schwierigkeiten mit dem Balancehalten: Droht er umzukippen, lenkt er gefühlsmäßig nach der (falschen) Gegenseite – und kippt erst recht um.

Lenkgeometrie

Die Lenkgeometrie hat neben den Kreiselkräften einen entscheidenden Anteil am Fahrverhalten des Fahrrades. Welches sind die Merkmale und Grundelemente der Lenkgeometrie? Es sind dies der Nachlauf, der Lenkkopfwinkel, die Versetzung der Radachse (Versatz), der Sturz, der Radstand und der Raddurchmesser.

Bild 105

n *Nachlauf*

v *Versatz*

O *Spurpunkt*

A *Auflagepunkt*

CC *Lenkachse*

δ *Lenkkopfwinkel* [1]
z *Hochachse*

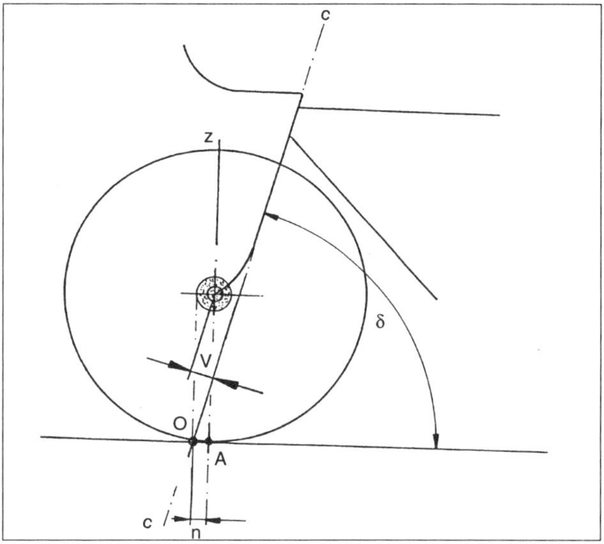

[1] In vielen Darstellungen wird der Winkel zwischen der Hochachse z und der Lenkachse CC als Lenkkopfwinkel angegeben.

Nachlauf und Versatz

Das Maß für den Nachlauf ist der Abstand n zwischen dem Schnittpunkt (Spurpunkt O) der verlängerten Lenkachse cc mit der Fahrbahn und der Mitte der Radaufstandsfläche A. Der Nachlauf bewirkt, dass der größte Teil des Vorderrades gezogen wird - es läuft seinem Spurpunkt nach. Nur der in Bild 105 gepunktete Bereich des Rades wird geschoben, aber er ist aufgrund des kleinen Trägheitsmomentes unbedeutend. Der Nachlauf ist positiv, wenn sich der größte Teil der Reifenaufstandsfläche hinter dem Spurpunkt O befindet.

Die Versetzung der Radachse (Drehachse) gegenüber der Lenkachse nennt man »Versatz« - er wird im rechten Winkel zur Lenkachse gemessen.

Die Hauptaufgabe des Nachlaufs ist es, den Geradeauslauf des Fahrrades zu stabilisieren. Nach einem Lenkereinschlag und einer sich daraus ergebenden Seitenneigung ziehen Rückstellkräfte das Vorderrad wieder in die Geradeausstellung. Daneben soll der Nachlauf das berüchtigte »Flattern« verhindern oder zumindest verringern. Soviel vorweg: Ein großer Nachlauf sorgt bei ausreichender Geschwindigkeit für stabiles, bequemes Fahren; ein kleiner Nachlauf macht das Rad wendiger, aber auch unruhiger.

Bild 106

Draufsicht auf das Vorderrad: Greift die Rollwiderstandskraft F_R hinter der Lenkachse (1) an, so läuft das Rad in Zugrichtung F_A stabil »nach«. Der Nachlauf n ist positiv, denn die Lenkachse (1) und Abrollachse (4) liegen in Fahrtrichtung hintereinander.

1 Lenkachse
2 Gabel
3 Vorderrad
4 Abrollachse

F_A Kraft in Fahrtrichtung
F_R Abrollwiderstand

n Nachlauf

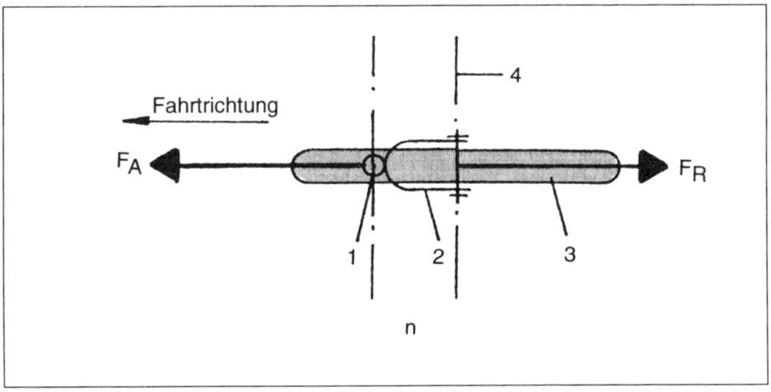

Bild 106 und 107 zeigen, wie die rückstellende Wirkung des Nachlaufs zustande kommt. Die Kraft in Fahrtrichtung F_A und die Rollwiderstandskraft F_R liegen hintereinander auf einer Wirkungslinie - also in einem stabilen Verhältnis. Bringt eine kleine Bodenunebenheit oder eine Lenkbewegung das Vorderrad aus der Geradeausrichtung, so stellt die Seitenkraft F_S über den Hebelarm i [1] das Vorderrad so lange zurück, bis es wieder geradeaus läuft. Die Seitenkraft F_S (Bild 107) ist eine Komponente des Abrollwiderstandes F_R.

Die rückstellende Wirkung des Nachlaufes ermöglicht erst das Freihändigfahren - und zwar bei jeder Geschwindigkeit. Selbst wenn wir ein stehendes Fahrrad kippen, dreht sich das Vorderrad von selbst in die Neigungsrichtung.

[1] i ist der wirksame Hebelarm des Nachlaufes n

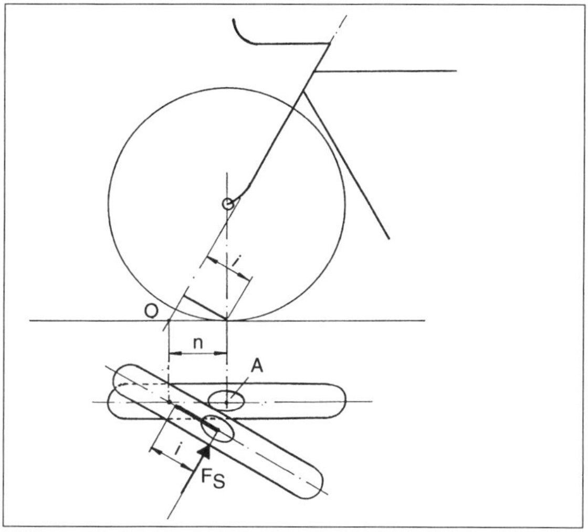

Bild 107

Der Nachlauf-Hebelarm i und die Seitenkraftkomponente F_S eines schräg stehenden Vorderrades.

O Spurpunkt (Durchstichpunkt der Lenkachse am Boden)
n Nachlauf
i Nachlauf-Hebelarm
F_S Seitenkraft
A Reifenaufstandsfläche

$F_S \cdot i$ ist das Rückstellmoment, das den gestörten Geradeauslauf wiederherstellt.

Noch einmal ausführlicher: In Bild 107 ist ein Vorderrad gezeichnet, das, bedingt durch eine Lenkbewegung, schräg zur Fahrtrichtung steht. Die Abrollwiderstandskraft bekommt sofort eine Seitenkomponente: die Seitenkraft F_S, die rechtwinklig auf den Reifen wirkt. Da das Rad einen positiven Nachlauf hat, befindet sich die Reifenaufstandsfläche hinter dem Durchstichpunkt der Lenkachse und die Seitenkraft F_S erzeugt über den Hebelarm i ein Rückstellmoment auf das eingeschlagene Rad. Das bedeutet: Sobald sich die Stellung der Lenkung durch eine absichtliche oder unabsichtliche Störung verändert, wirkt ein positiver Nachlauf automatisch dieser Störung entgegen. Je größer der Nachlauf n - und damit auch der Hebelarm i für die Seitenkraft - desto wirkungsvoller ist das Rückstellmoment und die Geradeausstabilität.

Der positive Nachlauf ergänzt so die stabilisierende Wirkung der Kreiselkräfte.

Wenn das Fahrrad einen negativen Nachlauf hätte, befände sich die Mitte der Reifenaufstandsfläche vor der Lenkachse und das entstehende Moment würde den durch eine Störung entstandenen Lenkeinschlag noch vergrößern. Das Fahrrad wäre richtungsinstabil. Das kann man gut zeigen, wenn man das Fahrrad am Sattel einmal vorwärts, ein andermal rückwärts schiebt. Beim Rückwärtsschieben hat das Vorderrad einen negativen Nachlauf und schlägt bei der geringsten Störung um.

Auch das Hinterrad übt einen geringen Nachlaufeffekt aus. Es hat zwar mit dem Achsabstand Vorderrad/Hinterrad einen weitaus größeren Rückstell-Hebelarm, aber die Seitenkraftkomponente ist sehr klein. Außerdem dämpft die träge Masse des »Hinterbaus« den Rückstelleffekt viel stärker als die Trägheit der vorn drehenden Teile.

Aber ein größerer Nachlauf ist auch mit Nachteilen verbunden, denn jede absichtlich eingeleitete Lenkbewegung muss das Rückstellmoment aus Seitenkraft und Hebelarm überwinden. Ein zu großer Nachlauf macht das Rad träge und schwergängig. Dem kann man durch die Gabelvorbiegung (dem »Versatz« v) (Bild 105, 109 und Seite 114 f) entgegenwirken: Der Nachlauf n verkürzt sich und damit auch der Nachlauf-Hebelarm i. Außerdem »stürzt« das Rad nicht so stark, wie aus Bild 112 auf Seite 114 hervorgeht.

Die konventionelle Anordnung der Vorderradaufhängung mit positivem Achsversatz (Bild 105 und 109/1) hat sich aus konstruktiven Gründen durchgesetzt. Der Fahrradrahmen kann kurz gehalten werden und die Gabelbiegung nimmt einen großen Teil der Fahrbahnstöße auf. Aus Gründen der Fahrstabilität könnte aber eine senkrechte Lenkachse mit negativem Achsversatz die beste Fahrstabilität bringen, denn dann ist mit dem Lenkereinschlag keine (!) Absenkung des Lenkkopfes verbunden. Schon 1885 baute Mr. Starley ein Sicherheitsfahrrad (Rover-Wanderrad, Bild 108) mit senkrechter Lenkachse - konnte sich aber nicht auf dem Markt durchsetzen.

Bild 108

Starley-safety-bicycle mit (fast) senkrechter Lenkachse

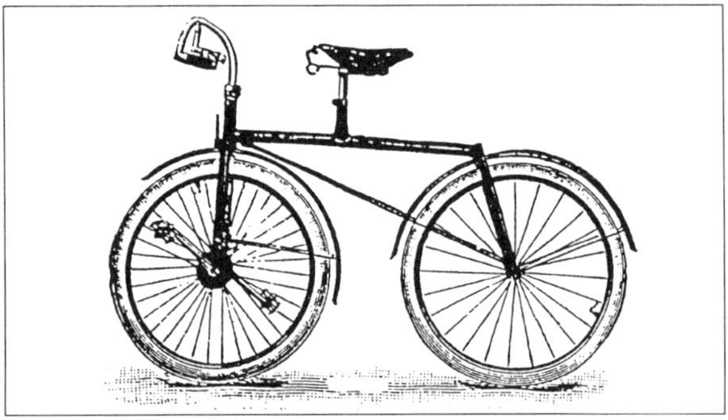

Bild 109 Drei unterschiedliche Lenkkopfwinkel δ bei gleichem Nachlauf n

1 *Konventionelle Vorderradaufhängung mit positivem Achsversatz v und einem Lenkkopfwinkel δ von 65° bis 75°*
2 *Lenkkopf ohne Achsversatz v*
3 *Senkrechte Lenkachse (Lenkkopfwinkel δ = 90°) mit negativem Achsversatz – v*

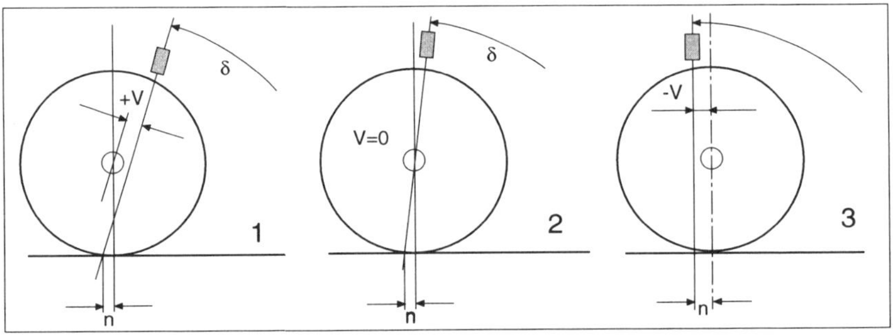

Wichtig: Werden Versatz und Lenkkopfwinkel vergrößert, verringert sich der Nachlauf.

Aus Bild 110 geht klar hervor, dass eine steile Lenkachse (bzw. ein großer Lenkkopfwinkel) einen größeren (!) Nachlauf-Hebelarm für die Seitenkraft zur Folge hat - obwohl der Nachlauf unverändert geblieben ist. Die Lenkung reagiert schwerfälliger. Es ist also voreilig zu schließen, dass eine steilere Lenkachse gleichbedeutend ist mit einem »nervösen« Lenkverhalten, und umgekehrt ein kleiner Lenkkopfwinkel ein träges Fahrverhalten zur Folge hat.

Man muss in die Beurteilung auch den Achsversatz mit einbeziehen. In der Praxis heißt das, dass ein kleiner Lenkkopfwinkel (bei gleichem Versatz) einen größeren Nachlauf erfordert, um den gewünschten ruhigen Geradeauslauf zu erzielen.

Bild 110

Je größer der Lenkkopfwinkel δ, desto größer ist der Rückstellhebelarm i - bei gleichem Nachlauf n.
$\delta_1 > \delta_2$ und $i = n \cdot \sin \delta$

Anders herum: Um einen bestimmten Nachlauf zu erhalten, können Versatz und Lenkkopfwinkel variiert werden.

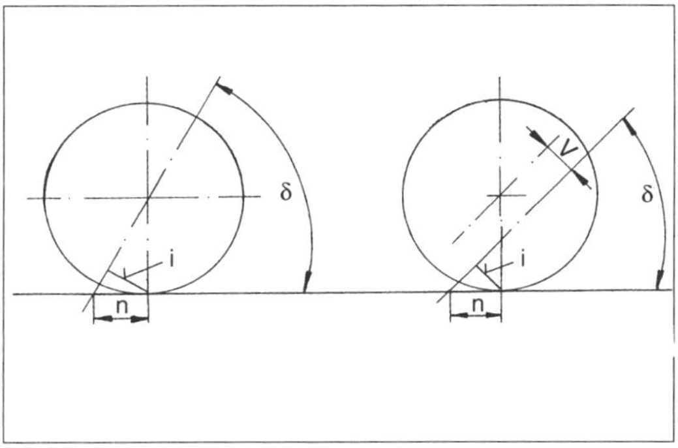

- Es gibt einen spürbaren Unterschied zwischen Fahrrädern mit gleichem Nachlauf, aber unterschiedlichen Lenkkopfwinkeln. Ein Fahrrad mit flachem Lenkkopfwinkel reagiert träger und zeigt nur bis zu einem gewissen Winkel - dem *angle of wheelflop* - exaktes Ansprechen auf die Steuerung. Ein noch kleinerer Lenkkopfwinkel führt zu abrupter Übersteuerung.

- Der Vorteil des kleineren Lenkkopfwinkels liegt im gesteigerten Komfort, besonders für das Tourenfahren abseits der Straße.

- Während Mountainbikes mit einem Lenkkopfwinkel von 67° bis 68° auskommen, weisen Tourenräder in der Regel einen Lenkkopfwinkel von ca. 72° auf; Rennräder haben Lenkkopfwinkel von 73,5° bis 74°.

Die schräge Lenkachse sorgt auch für folgenden Effekt: Der Nachlauf wird immer kleiner, je mehr man den Lenker einschlägt. Bei einem sehr großen Lenkereinschlag kann der Nachlauf sogar negativ werden. Das ist auch der Grund dafür, dass der Lenker bei einem am Sattel geschobenen Rad ab einem kritischen Lenker-Einschlagwinkel ß plötzlich umschlägt.

Bild 111

Eine kleine Kippbewegung nach links - und der Lenker schlägt zur selben Seite aus.

Der (anfangs) positive Nachlauf wird negativ und vergrößert den Einschlag des Vorderrades.

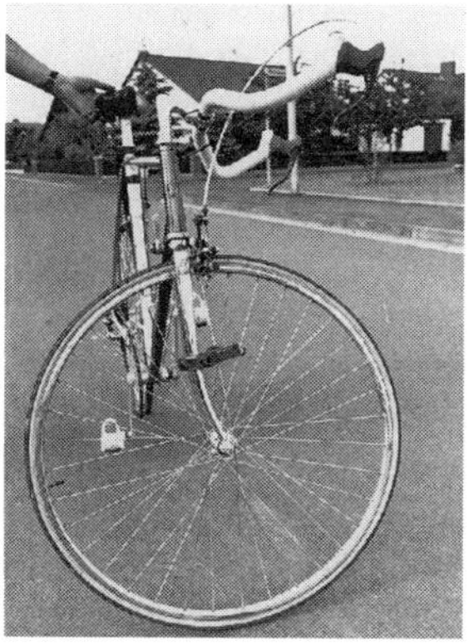

Senkung des Lenkkopfes

Wenn wir ein stehendes Fahrrad seitlich neigen, schlägt der Lenker in Kipprichtung um. Warum? Ein Teil des Fahrradgewichtes lastet auf dem Lenkkopf und wird über Gabel, Rad und Reifenaufstandsfläche auf die Fahrbahn übertragen. Dieser Gewichtskraftanteil tendiert dazu, die Lenkung soweit einzuschlagen, dass der Lenkkopf seine tiefstmögliche Position erreicht, d.h. eine Position mit einem Minimum an potentieller Energie. Die Absenkung des Lenkkopfes im Fahrbetrieb ist gering, da nur kleine Lenkerausschläge vorkommen. Trotzdem spürt man den Effekt, dass die Lenkung bei Schräglage »in die Kurve hinein fallen will«. Da die Kreiselkräfte die gleiche Reaktion zeigen, ist es schwer, beide Einflüsse auseinanderzuhalten. Die Absenkung des Lenkkopfes dämpft das durch den Nachlauf bedingte Rückstellmoment $F_S \cdot i$ (siehe Bild 107).

Bild 112

Bei einem Lenkereinschlag ß senkt sich der Lenkkopf und das Vorderrad stellt sich schräg. Gleichzeitig »stürzt« das Rad - hier als Sturz St eingetragen..

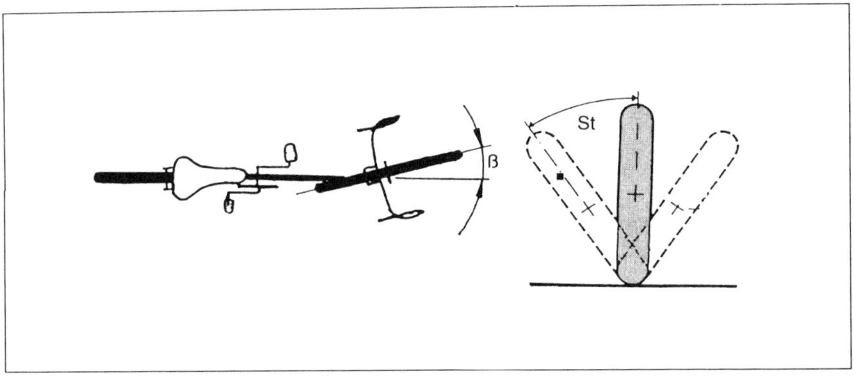

Die Absenkung des Lenkkopfes hängt vom Lenkkopfwinkel δ ab: Je flacher die Lenkachse, desto ausgeprägter ist die Absenkung. Ein großer Lenkkopfwinkel unterstützt dagegen das Selbstrückstellmoment des Nachlaufes. Nebenbei können wir aus Bild 112 ableiten, dass das Vorderrad in Kurvenlage stärker geneigt ist als das Hinterrad.

Kunstradfahrer bevorzugen eine sehr steile Lenkachse, die das Rad auch bei einem großen Lenkerausschlag noch manövrierfähig hält.

Versatz

Die Lenkachse braucht einen größeren Versatz, wenn trotz kleinerem Lenkkopfwinkel der gleiche Nachlauf erhalten bleiben soll (Bild 110). Eine genau senkrecht stehende Lenkachse verlangt die größte Versetzung der Vorderradachse - gleicher Nachlauf vorausgesetzt. Aber in der Praxis ist nicht die Größe des Nachlaufs entscheidend, sondern die Länge des Rückstellhebelarmes i. Sollen zwei Fahrräder die gleiche Rückstelldämpfung aufweisen, kommt das Rad mit der steileren Lenkachse mit einem kleineren Versatz v aus (Bild 113/1).

Bild 113

Gabel 1: Ein großer Lenkkopfwinkel δ_1 verlangt einen kleinen Versatz v_1 - falls der Rückstellhebelarm i erhalten bleiben soll.

Gabel 2: umgekehrt.

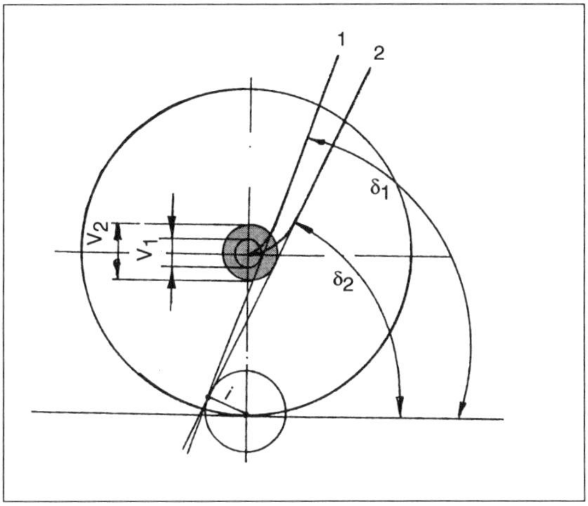

Ein Vorteil des kleinen Versatzes ist eine geringere Trägheit der drehenden Teile des Lenksystems. Die Lenkung reagiert direkter. Von Nachteil ist die kleinere Krümmung der Gabel, die damit weniger zur Dämpfung beitragen kann.

Bild 114

Bild 1: Bei gleichem Gabelversatz v vergrößert sich der Nachlauf n (und damit der Rückstellhebelarm i), wenn der Lenkkopfwinkel δ kleiner wird. Bild 2: Bei gleichem Lenkkopfwinkel verringert sich der Nachlauf, wenn der Gabelversatz v größer wird.

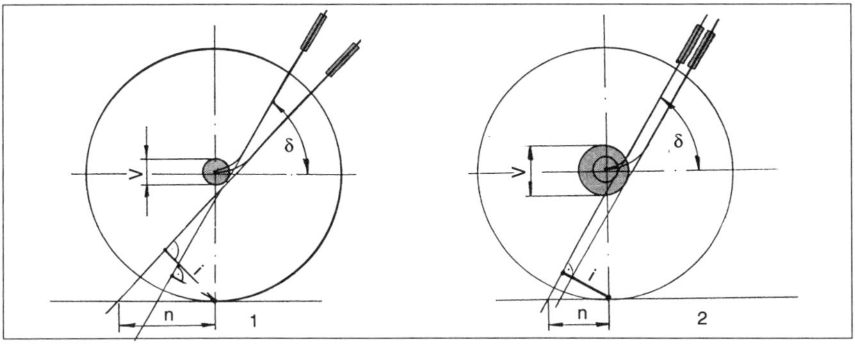

Ein Konstrukteur ist mit dem Fahrverhalten eines bestimmten Rahmens unzufrieden und will den Nachlauf etwas verringern - vielleicht, um die Flatterneigung zu mindern. Drei Wege bieten sich an:

1. den Lenkkopfwinkel δ vergrößern,
2. den Gabelversatz v vergrößern,
3. beide Maßnahmen kombinieren.

Anmerkung: Bei der Erläuterung der gleichgewichtsregulierenden Wirkung der Kreiselpräzession bin ich von einem senkrechten Lenkkopfwinkel (δ = 90°) ausgegangen. Bei einem geneigten Lenkkopfwinkel (δ < 90°) wird nur ein Teil dieser »Kreiselkraft« in eine Drehkraft an der Lenkung umgesetzt. Der Lenkkopfwinkel dosiert gewissermaßen die Größe der Kreiselkräfte.

Bild 115 Die Drehachse (Hochachse z) des Kreiselmomentes und die Drehachse des Lenkmomentes (Lenkachse CC)

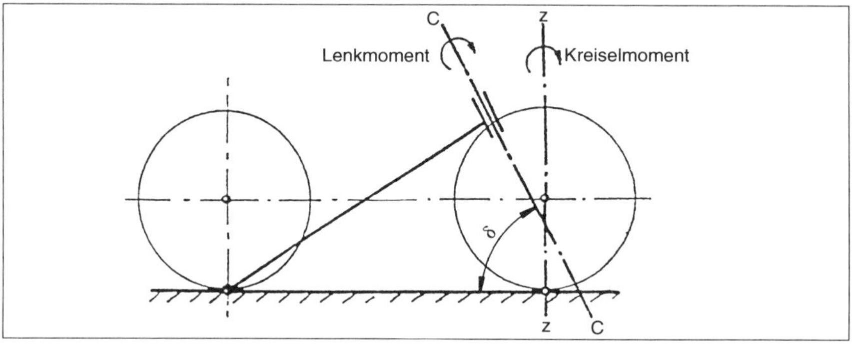

Lenkwinkel (Lenkereinschlagwinkel)

Die Neigung der Lenkachse δ verringert den tatsächlichen Lenkwinkel ß zwischen Reifen und Fahrbahn (Bild 112). Wir können uns diesen Sachverhalt an Bild 116 klarmachen: Bei einem Lenkkopfwinkel von δ = 90° (also einer vertikalen Lenkachse) ist der Drehwinkel am Lenker gleich dem Winkel zwischen Fahrbahn und Reifen (1). Das andere Extrem (2) ist ein Lenkkopfwinkel von δ = 0°. In diesem Fall wird überhaupt kein wirksamer Lenkeinschlag erfolgen; stattdessen ergibt sich eine Sturzänderung, die mit dem Lenk(ereinschlag)winkel übereinstimmt. Mit Lenkwinkeln im normalen Bereich erzeugt man nur geringe Sturzänderung, die den effektiven Lenkereinschlag um wenige Prozent verringern.

Bild 116 Extrembeispiele: Lenkkopfwinkel δ_1 = 90° (Bild 1) und δ_2 = 0° (Bild 2)

1: Das Rad dreht sich zur Seite, ohne dass sich der Lenkkopf absenkt und ohne Sturzänderung.
2: Der Lenkereinschlag führt zu einer Sturzänderung. Ein wirksamer Lenkeinschlag auf der Fahrbahn stellt sich nicht ein.

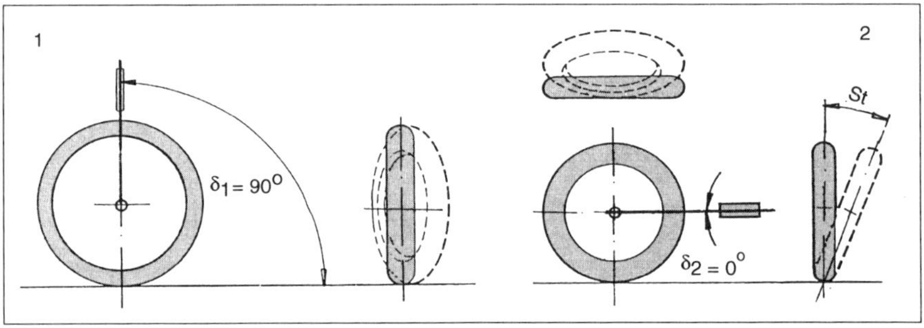

Radstand

Der Radstand l - gemessen von Vorderradmitte bis Hinterradmitte - hat einen maßgeblichen Einfluss auf die Fahreigenschaften. Allgemein gilt, dass mit einem langen Radstand die Richtungsstabilität zunimmt. Aber auch hier ist der Vorteil mit einem Nachteil erkauft: Der Kraftaufwand zum Einleiten einer Kurve nimmt zu. Dafür gibt es mehrere Gründe.

Bild 117

Ein längerer Radstand l_1 erfordert bei vorgegebenem Kurvenradius r einen stärkeren Lenkeinschlag ß.

$ß_1 > ß_2$

$$\tan\beta = \frac{l}{r}$$

r ≈ konstant

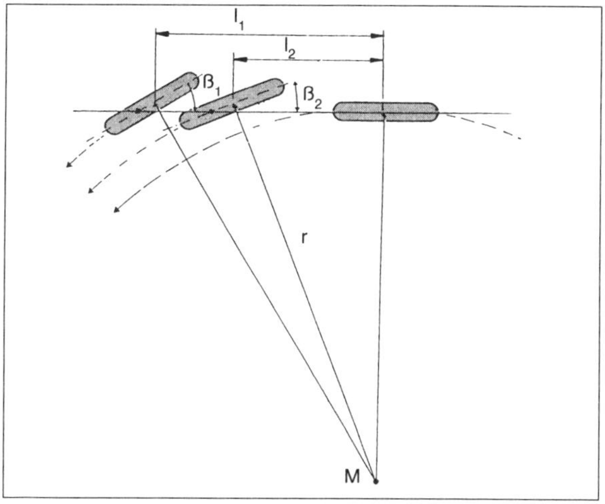

Aus Bild 117 geht hervor, dass ein Fahrrad mit langem Radstand stärker in die Kurve gelenkt werden muss. Ein Beispiel: Ein Rennrad mit l_1 = 98 cm Radstand und ein Tourenrad mit l_2 = 115 cm fahren eine Kurve mit dem Kurvenradius r = 10 m. Wie groß ist der erforderliche Lenkereinschlagwinkel $ß_1$ bzw. $ß_2$?

$$\tan\beta_1 = \frac{l_1}{r} = \frac{0{,}98\ \text{m}}{10\ \text{m}} = 0{,}098 \qquad \beta_1 = 5{,}6^\circ$$

$$\tan\beta_2 = \frac{l_2}{r} = \frac{1{,}15\ \text{m}}{10\ \text{m}} = 0{,}115 \qquad \beta_2 = 6{,}6^\circ$$

- Ein Fahrrad mit langem Radstand erfordert beim Kurvenfahren einen größeren Kraftaufwand als ein Fahrrad mit kürzerem Radstand. Aus dem gleichen Grund haben kleine seitliche Störungen (z.B. Bodenwellen) weniger Einfluss auf den Geradeauslauf. Ein kurzer Radstand erleichtert die Kurvengängigkeit. Bei gleichem Lenkereinschlagwinkel ergibt sich für ein Rad mit kleinerem Radstand ein engerer Wendekreis.

- Bei einem Fahrrad mit langem Radstand ist bei der Kurvenfahrt der Spurversatz des Hinterrades gegenüber dem Vorderrad kleiner. Das wirkt sich positiv auf die Richtungsstabilität aus.

- Die Massenträgheit des längeren Hinterbaus um die Hoch- oder Lenkachse ist bei einem Rad mit längerem Radstand größer. Es verleiht dem System mehr Trägheit und damit mehr Stabilität.

- Tourenräder haben oft einen langen Radstand und einen größeren Nachlauf (genauer: Rückstellhebelarm i), die einen guten Geradeauslauf ermöglichen und für entspanntes Fahren sorgen. Rennmaschinen für »rasiermesserscharfes Handling« haben dagegen einen kurzen Radstand und kleineren Nachlauf. Sollen die Rennmaschinen aber bei hohen Geschwindigkeiten noch einigermaßen stabil laufen, muss ein Kompromiss gefunden werden.

Bild 118 zeigt ein Fahrrad bei langsamer Kurvenfahrt. In diesem Fall treten an den Rädern kaum Seitenkräfte auf; sie rollen praktisch ohne seitlichen Schlupf. Die verlängerten Achslinien von Vorder- und Hinterrad treffen sich im Kreismittelpunkt. Der hierzu gehörende Vorderradeinschlagwinkel heißt Ackermannwinkel, benannt nach dem Erfinder der Achsschenkellenkung.

Wenn bei der Kurvenfahrt die Geschwindigkeit größer wird, rollen die Räder nicht mehr schlupffrei, sondern unter mehr oder weniger großen Schräglaufwinkeln α_v bzw. α_h ($_v$ für vorn, $_h$ für hinten). Die verlängerten Achsen treffen sich nicht mehr im Kreismittelpunkt M, sondern in M' (Bild 119).

Bild 118

Fahrrad bei langsamer (grau hinterlegt) und schneller Kurvenfahrt (übertrieben dargestellt)

Der Lenkereinschlag bei schneller Fahrt ist gestrichelt eingezeichnet.

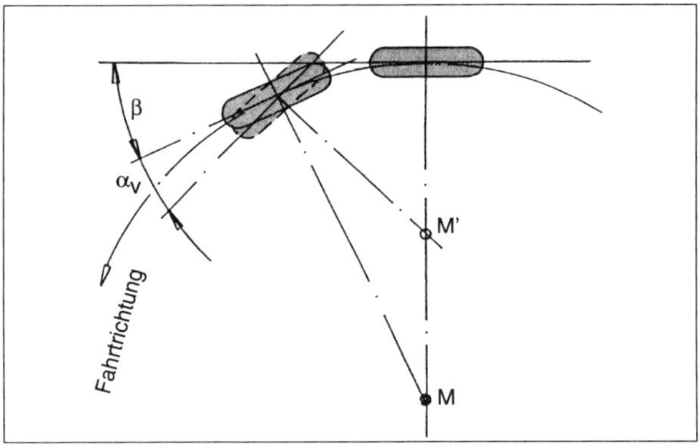

Jetzt muss zum normalen Radeinschlag ß ein zusätzlicher Anteil aufgebracht werden. Diese Zusatzwinkel α_v und α_h hängen von vielen Faktoren ab und bestimmen das Eigenlenkverhalten:

- Geschwindigkeit,
- Radlastverteilung,
- Radaufhängung,
- Reifeneigenschaften und
- Brems- oder Beschleunigungskräfte.

Zum besseren Verständnis werden die Begriffe »Unter- und Übersteuern« sowie »neutrales Fahrverhalten« benutzt.

Untersteuern, Übersteuern

Wann neigt das Rad zum Übersteuern, wann zum Untersteuern? Generell kann man sagen, dass bei einer ungleichmäßigen Radlastverteilung vom neutralen Fahrverhalten abgewichen wird. Belastet der Radfahrer das Hinterrad stärker als das Vorderrad, neigt das Fahrrad zum Übersteuern, d.h. der Fahrer muss den Lenkeinschlag mehr zurücknehmen, als es die Kurvenkrümmung erfordert. Damit begegnet er der Tendenz des Hinterrades, nach außen zu wandern.

Bild 119
1 $\alpha_v \approx \alpha_h$: neutrales Fahrverhalten 2 $\alpha_v > \alpha_h$: untersteuern 3 $\alpha_v < \alpha_h$: übersteuern
Aus Gründen der Übersichtlichkeit sind in den drei Skizzen die Verlängerungen der Achsen in der Mitte zusammengezogen. In der Praxis sind die Radeinschlagwinkel beim Fahrrad viel kleiner.

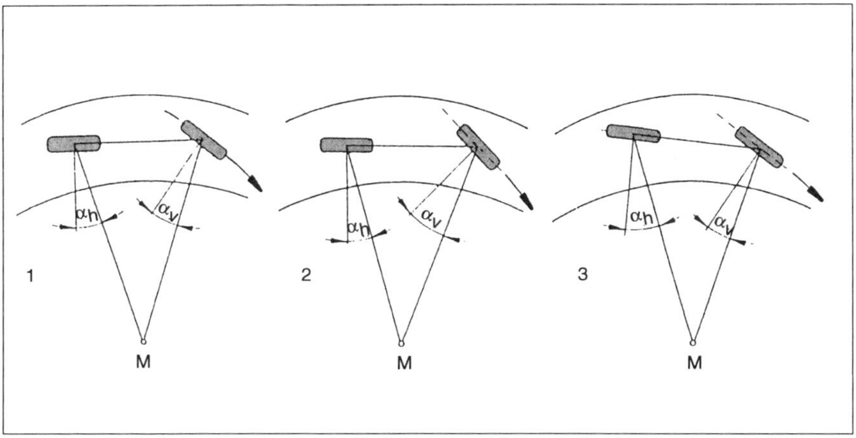

Beim Untersteuern muss der Fahrer den Lenkwinkel vergrößern, um dem vorgegebenen Kurvenverlauf zu folgen.

Auch wenn in der Kurve gebremst oder beschleunigt wird, ändert sich das Fahrverhalten. Die am schräglaufenden Reifen angreifende Seitenkraft verformt den Reifen und verschiebt die Reifenaufstandsfläche etwas zum Kurvenmittelpunkt. Der Angriffspunkt der Seitenkraft und der Kraft in Fahrtrichtung F_A liegt nicht mehr im Radaufstandspunkt A, sondern etwas versetzt davon bei B. Ein kleiner Hebelarm n_a (der Reifennachlauf - nicht zu verwechseln mit dem Radnachlauf n!) übt zusammen mit F_A ein Rückstellmoment M_R aus, das beim Beschleunigen das Rad wieder in Geradeausstellung zieht (Bild 120). Dieses Rückstellmoment unterstützt also die »Nachlaufstabilisierung«. Beschleunigen in der Kurve macht sich als »Untersteuerung« bemerkbar; der Fahrer muss also den Lenkeinschlag etwas verstärken.

Beim Abbremsen in der Kurve dreht das Rückstellmoment M_R das Rad in die Kurve hinein, reduziert demnach die Nachlaufstabilisierung. Bremsen in der Kurve führt zur Übersteuerung; der Fahrer muss den Lenkeinschlag etwas zurücknehmen.

- Deshalb nie in der Kurve bremsen. Und erst beschleunigen, wenn die Kurve mindestens zur Hälfte durchfahren ist.

Bild 120

Wanderung des Kraftangriffpunktes in der Vorderradaufstandsfläche bei der beschleunigten Kurvenfahrt

A Radmittelpunkt

B Neuer Angriffspunkt für die Kraft in Fahrtrichtung F_A und der Seitenkraft F_S

Rückstellmoment $M_R = n_A \cdot F_A$

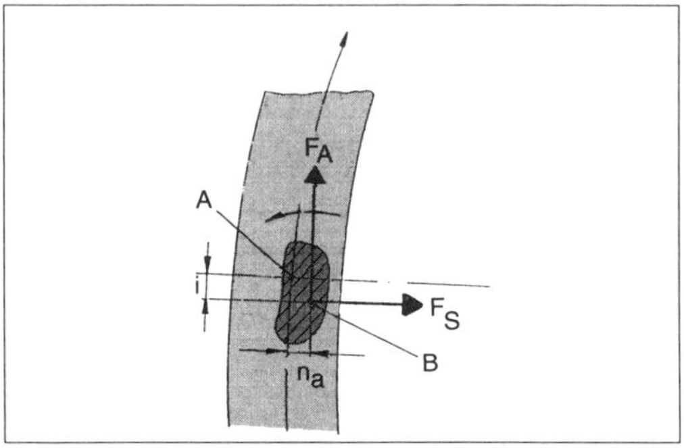

Das Rückstellmoment M_R hängt von vielen Faktoren ab. Es wächst mit größerem Nachlauf, stärkerer Seitenkraft, steigendem Schräglaufwinkel, steigender Vorderachslast und geringerem Luftdruck.

Raddurchmesser

Welchen Einfluss hat der Raddurchmesser auf das Fahrverhalten? Ist ein großer Raddurchmesser günstiger als ein kleiner? Beide Radgrößen haben spezifische Vorteile - aber auch Nachteile. Wie schon erläutert, haben größere Räder einen geringeren Abrollwiderstand als kleine Räder. Bodenunebenheiten werden besser geschluckt, weil große Räder mit weniger Kraftaufwand »klettern«. In Bild 121 sind zwei unterschiedlich große Räder abgebildet, die ein Hindernis der Stärke s überwinden. Beide Räder sollen die gleiche Achslast F_G auf die Fahrbahn übertragen. Das kleine Rad mit dem Radius r benötigt dazu eine etwas größere Antriebskraft F_r als das größere Rad mit dem Radius R.

Bild 121

Bei gleicher Achslast F_G klettert ein größeres Rad leichter über ein Hindernis: $F_r > F_R$ bzw. $F_R < F_r$ (gleiche Bedingungen vorausgesetzt).

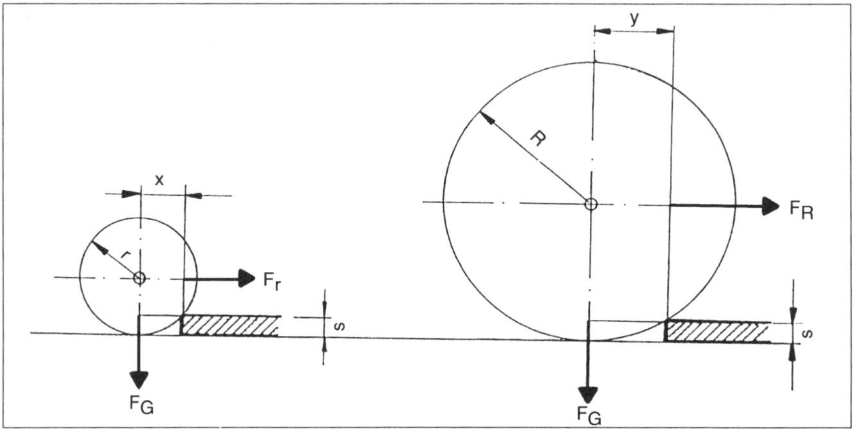

27"- Laufräder mit einem Reifen Außendurchmesser von 670 mm haben beim Überklettern von Hindernissen eine 1,0125-fache Kraftersparnis (sprich: geringeren Abrollwiderstand) gegenüber einem 26"-Rad mit 654 mm Außendurchmesser. Dieser Gewinn muss mit einem größeren Weg bezahlt werden, denn die verrichtete Arbeit ist die gleiche.

$$\frac{F_r \cdot (r-s)}{F_R \cdot (R-s)} = \frac{F_G \cdot x}{F_G \cdot y} \rightarrow F_r = F_R \frac{R-s}{r-s} \cdot \frac{x}{y} \quad \text{mit } x = \sqrt{s\,(2r-s)}\ ^{1} \quad \text{und } y = \sqrt{s\,(2R-s)}$$

$$F_r = F_R \frac{R-s}{r-s} \sqrt{\frac{s\,(2r-s)}{s\,(2R-s)}} \quad \text{wegen } s \ll R \text{ und } s \ll r \quad \text{folgt}$$

$$F_r \approx F_R \frac{R}{r} \sqrt{\frac{r}{R}} = F_R \sqrt{\frac{R}{r}} \quad \text{wegen } \sqrt{\frac{R}{r}} > 1 \quad \text{folgt} \quad F_r > F_R$$

Der entscheidend größere Kraftanteil folgt aus dem dynamischen Kraftgesetz: $F = m \cdot a$. Wenn beide Räder mit der gleichen Geschwindigkeit rollen, wird das kleinere Rad in einer kürzeren Zeit nach oben angehoben. Aus der damit verbundenen größeren Beschleunigung resultiert auch eine größere Kraft. Reifen, Felgen, Speichen, Gabel, Rahmen usw. dämpfen diese Massenkraft, die das System aber erst einmal aufbringen muss.

Ein kleineres Rad taucht tiefer in ein Schlagloch ein (Bild 122 und 123) und entsprechend deutlicher sind die Unebenheiten spürbar. Es ist im Vergleich zu einem größeren Rad mehr Hubarbeit erforderlich, um die Bodenvertiefung zu verlassen (man kann den größeren Hubweg auch positiv sehen: Der größere Reifenhub puffert Fahrbahnstöße besser ab).

Bild 122

Ein kleines Rad muss um den Weg x höher angehoben werden, um aus dem Schlagloch herauszuklettern. Bei gleicher Achslast F_G ist mehr Hubarbeit W_h erforderlich.

$W_h = F_G \cdot x$

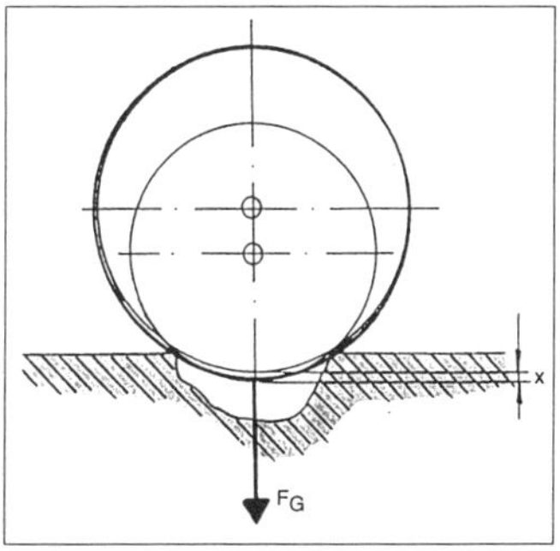

Bild 123 Ein kleineres Rad r hüpft auf unebener Oberfläche mehr auf und ab als ein größeres Rad R: $x_r < x_R$

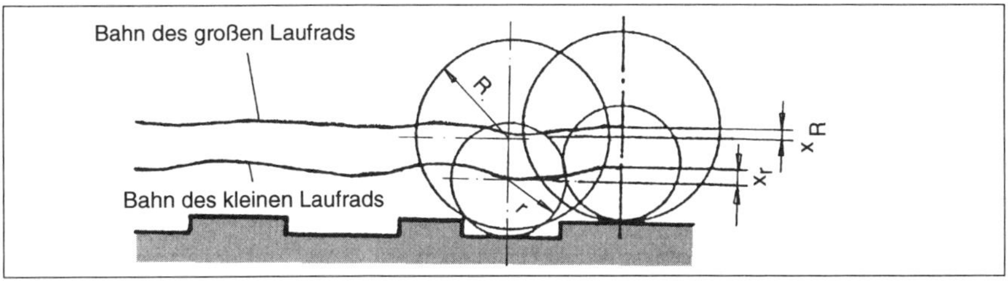

---

[1] Höhensatz

Die Radgröße wirkt sich auch auf die Kreiseleffekte aus. Die Kreiselkräfte nehmen proportional zur Fahrgeschwindigkeit und im Quadrat des Raddurchmessers zu. Die stabilisierende Wirkung eines großen Rades macht sich schon bei niedrigeren Geschwindigkeiten bemerkbar.

Was sind nun die Vorteile eines kleinen Laufrades? Ein kleines Rad verringert den Anteil der ungefederten Massen. Zwar ist die Trennung von gefederten und ungefederten Bauteilen am normalen Fahrrad problematisch, doch können wir vereinfacht den Rahmen zu den gefederten Teilen rechnen. Kleinere ungefederte Massen mit ihrer geringeren Massenträgheit üben weniger Einfluss auf die Rahmenschwingung aus.

Auch das Trägheitsmoment um die Lenkachse ist bei kleinen Laufrädern geringer. Weitere Vorteile sind die bessere Seitenstabilität aufgrund der kleineren Baumaße. Auch die vertikale Steifigkeit ist höher, da bei gleicher Speichenanzahl die Speichen näher zusammenrücken. Dass kleinere Laufräder eine geringere Windangriffsfläche haben, spielt erst bei größeren Geschwindigkeiten eine Rolle.

Kleinere Räder können bei Transportfahrrädern angebracht sein; sie erlauben aufgrund der vertikalen Steifigkeit eine höhere Beladung und verlegen den Schwerpunkt weiter nach unten.

Bild 124

Kleinere Räder haben - bei gleichem Lenkkopfwinkel δ und Achsversatz v - einen kleineren Nachlauf n.

Das Rückstellmoment ist schwächer, das Lenkverhalten direkter.

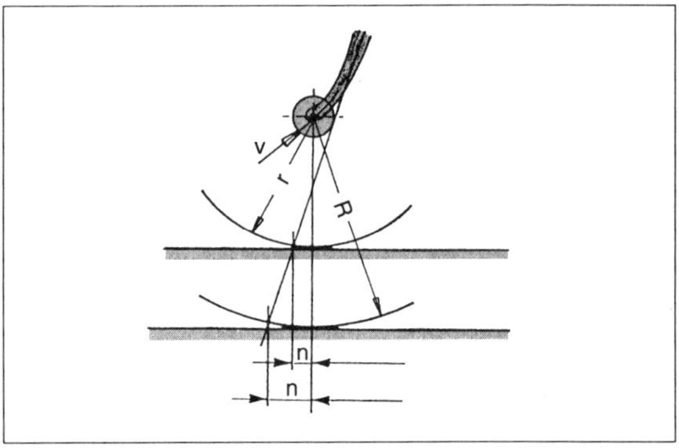

Die Größe der Radaufstandsfläche (und damit der Rollwiderstand) hängt nicht von der Laufradgröße ab - gleicher Reifen- und Felgenquerschnitt, Luftdruck und Achslast vorausgesetzt.

Bild 125

Beim Überfahren einer Bodenwelle wandert der Reifenaufstandspunkt (A_1) nach vorn (A_2). Dabei verkürzt sich der Nachlauf (n_1), eventuell sogar bis in negative Bereiche ($-n_2$).

Im schlimmsten Fall kann es dazu führen, dass der Lenker umschlägt.

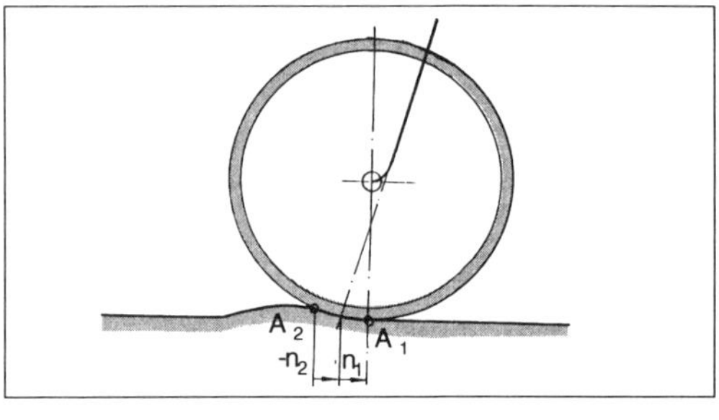

Rahmenflattern

Der Fahrradrahmen ist elastisch und schwingt deshalb nach einem Stoß mit einer typischen Eigenfrequenz, z.B. 6 Schwingungen pro Sekunde (f_0 = 6 Hz). Die Schwingung kommt aber schnell zur Ruhe, da die innere Reibung stark dämpft.

Im Fahrbetrieb werden dem Rahmen durch periodisch auftretende Kräfte fremde Schwingungen aufgenötigt. Diese erzwungenen Schwingungen machen sich am Lenkkopfrohr als Schwingungsausschläge (Amplituden) bemerkbar, die aber meist so klein sind, dass kein Schaden entsteht. Es kann aber der Fall eintreten, dass die Anregungsfrequenz f mit der Eigenfrequenz f_o des Rahmens (fast) übereinstimmt und den Energieverlust durch die Dämpfung gerade aufhebt. Dann können die Schwingungsausschläge des Lenkkopfes so groß werden, dass der Fahrer das Rad nicht mehr kontrollieren kann und stürzt. Man spricht in diesem Fall von Resonanz - der Rahmen flattert.

Bild 126 Beim Rahmenflattern schwingt der Vorbau quer zur Fahrtrichtung.

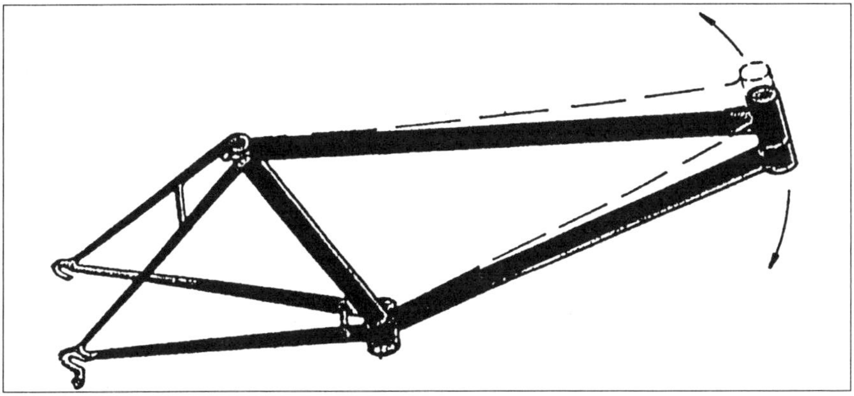

Welche Faktoren beeinflussen das Flattern? Wie kann die Flatterneigung verhindert werden?

Auch die Lenkteile (Lenker, Gabel, Vorderrad...) sind elastisch und haben eine typische Eigenfrequenz. Um das Flattern gar nicht erst aufkommen zu lassen, kommt es darauf an, die Eigenfrequenzen von Rahmen und Lenkteilen möglichst weit auseinander zu legen. Also: Die Eigenfrequenz des Rahmens erhöhen, die der Lenkteile verringern. Fangen wir mit den Lenkteilen an.

Deren Eigenfrequenz ergibt sich hauptsächlich aus zwei Größen:

1. dem Trägheitsmoment um die Lenkachse

2. der Stärke des Rückstellmomentes bei einem bestimmten Lenkwinkel.

Dieses Rückstellmoment wiederum wird bestimmt durch den Nachlauf, die Radgröße und indirekt durch die Festigkeit und Elastizität der Gabel.

Je größer das Trägheitsmoment um die Lenkachse, desto niedriger ist die Eigenfrequenz. Auch mit kleinerem Rückstellmoment sinkt die Eigenfrequenz der drehenden Teile! Das ist auf den ersten Blick überraschend, denn in der Literatur wird oft das Gegenteil behauptet. Der Nachlauf trägt zwar größtenteils zur Fahrstabilität bei, kann aber auch zugleich Ursache für das Rahmenflattern werden. Das geschieht, wenn das Vorderrad durch Störungen auf der Fahrbahn so stark abgelenkt wird, dass die Rückstellkraft die ursprüngliche Störung überkorrigiert. Der Radeinschlag geht dann über die Nullstellung heraus und steuert in die Gegenrichtung. Das führt umgekehrt zu einem neuen Rückstellmoment und der ganze Vorgang wiederholt sich.

Maßnahmen gegen das Flattern sind:

- Beide Knie fest an das Oberrohr drücken.
- Ellenbogen an der Brust abstützen.
- Hände fest an den Lenker bringen.
- Bergab mit angewinkelten Armen fahren.
- Das Gewicht auf das Vorderrad verlagern.

Damit erhöhen sich die dämpfenden Einflüsse und die Erregerkräfte nehmen ab. Weitere Maßnahmen gegen die Flatterneigung sind:

- Den Druck im Vorderradreifen reduzieren (umstritten).
- Das Vorderrad sauber zentrieren.
- Beide Reifen exakt aufziehen.
- Eventuell breitere Reifen fahren.
- Spielfreie Lager der vorn drehenden Teile (Steuersatz, Nabe) verwenden.
- Nicht in dem Geschwindigkeitsbereich fahren, in dem die Resonanzfrequenz auftritt.

Eine andere Möglichkeit ist, die Eigenfrequenz des Rahmens zu erhöhen. Je steifer der Rahmen, desto höher die Eigenfrequenz. Ein kleiner Rohrdurchmesser, ein kurzer Rahmen und Vorbau und ein längeres Lenkkopfrohr verlegen die Eigenfrequenz nach oben. Auch ein längerer Rahmenhinterbau bzw. ein kürzerer Vorderbau wirkt der Flatterneigung entgegen: Das Vorderrad wird stärker belastet.

Beispiel: Ein Fahrradrahmen hat eine Eigenfrequenz von $f_o = 6$ Hz. Das 27"-Vorderrad hat eine Unwucht und regt den Rahmen zu Schwingungen an. Bei welcher Fahrgeschwindigkeit gerät der Rahmen in Resonanz?

Bei einer Drehzahl von f = 6 Umdrehungen pro Sekunde ist die Erregerfrequenz gleich der Rahmeneigenfrequenz. Dem entspricht eine Fahrgeschwindigkeit v von:

$$v = d \cdot \pi \cdot f \quad = 0{,}67\ \text{m} \cdot 3{,}14 \cdot 6\,1/\text{s} \quad = 12{,}6\ \text{m/s} \quad \approx 45\ \text{km/h}$$

Physik der Speiche

Der Kraftverlauf in einem ruhenden Vollscheibenrad ist einfach zu verstehen: Die Nabenachse leitet die Gewichtskraft F_G (besser: den Gewichtskraftanteil) über den starren Radkörper auf die Unterlage. Die Reaktionskraft F_N drückt dagegen und belastet im gestrichelten Bereich (Bild 127) das Segment auf Druck.

Bild 127

Kraftverlauf im Scheibenrad bei ruhender Belastung.

Im schraffierten Bereich überwiegt Druckbeanspruchung.

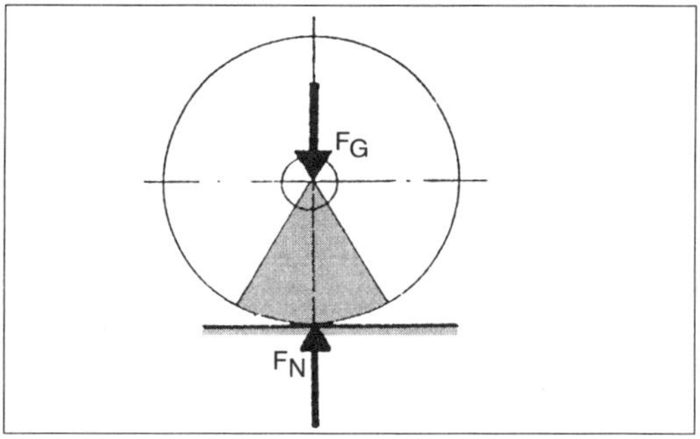

Ganz anders im (Draht-)Speichenrad. Die Nabe als Ort des Kraftangriffs ist nicht starr mit der Felge verbunden, sondern elastisch an der Felge aufgehängt. Die Speichen erhalten eine Vorspannung und ziehen die Nabe radial ins Zentrum. Die Radlast gelangt jetzt über einen Umweg auf die Unterlage. Da die unteren Speichen wegknicken würden, müssen die oberen Speichen die Radlast tragen. Die Last wirkt als Zugkraft in den oberen Speichen, überträgt sich an der Befestigungsstelle auf die Felge, teilt sich hier nach links und rechts und läuft entlang des Felgenkörpers nach unten zum Auflagepunkt (Bild 128 a). Ähnlich erfolgt der Kraftverlauf bei einer Schaukel, die ich als Analogie (der Schaukelsitz soll der Nabe entsprechen) abgebildet habe (Bild 128 b).

Bild 128

a Kraftverlauf in einem Drahtspeichenrad *b Kraftverlauf bei einer Schaukel*

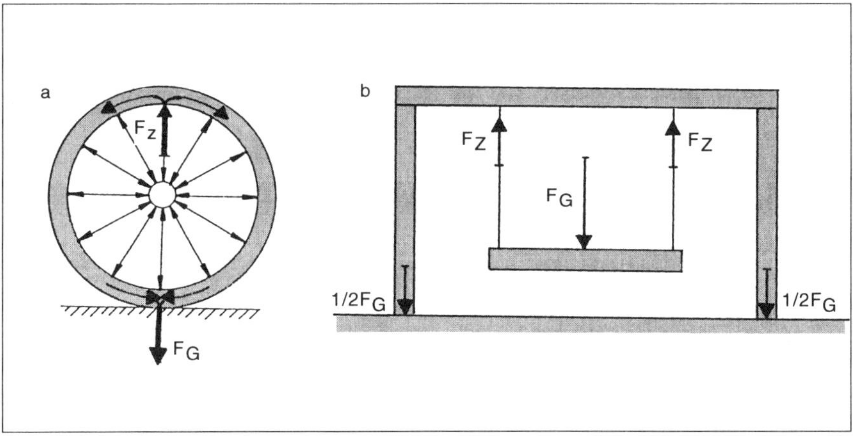

Wäre die Nabe nur an wenigen Speichen oben und unten aufgehängt, würde sich die Felge eiförmig verziehen. Die unteren (noch nicht vorgespannten) Speichen sind in diesem Fall nutzlos, denn sie können keine Druckkräfte übertragen. Da aber die Felge ihre Kreisform behalten will, müssen auch die anderen Speichen Kräfte aufnehmen - wiederum Zugkräfte.

Nun stehen die Speichen alle unter einer Vorspannung, die pro Speiche etwa 500 N beträgt. Bei 36 Speichen ziehen immerhin 36 x 500 N = 18 000 N an Nabe und Felge. Dabei werden die Speichen - wenn auch unmerklich - etwas länger und die Felge an den Einspannstellen ein wenig eingedellt.

Durch die Vorspannung können die unteren Speichen jetzt doch Druckkräfte aufnehmen, bis sie sich auf ihre ursprüngliche Länge zusammengedrückt haben. Etwa fünf Speichen sind an dieser »Tragarbeit« beteiligt. Natürlich verläuft der Übergang vom Druckbereich in den Zugbereich nicht plötzlich, sondern allmählich.

Ein Beispiel: 450 N Achslast sollen das ruhende Hinterrad statisch belasten. Gehen wir (vereinfacht) von 5 Tragspeichen aus, erfährt jede Tragspeiche eine Entlastung von ca. 90 N und steht nur noch unter 500 N − 90 N = 410 N Zugspannung. Bei den restlichen 31 Speichen steigt die Spannung auf je 500 N + (450 N : 31) = 515 N (Bild 129).

Bild 129

Kraftverlauf in der Tragspeiche im antriebslosen Fahrbetrieb

Neben der Vorspannkraft (hier sind es 500 N) tritt bei jedem Radumlauf über einen Winkel von 50° eine deutliche Entlastung und über 310° eine geringfügige Belastung auf.

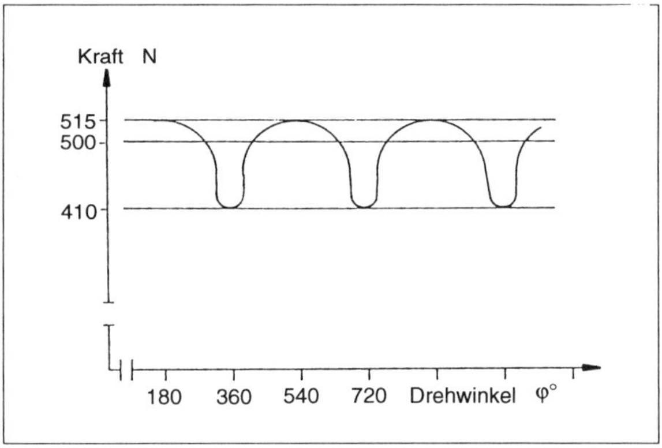

Was passiert, wenn die Druckkraft durch einen Schlag oder Stoß am Auflagepunkt größer als die Vorspannung wird? Dann reagieren die Tragspeichen nicht mehr mit einer Zug- sondern mit einer Druckspannung. Erst verkürzen sie sich auf ihre ursprüngliche Länge, dann weichen sie seitlich aus. Die Knickgefahr von Speichen und Felge ist aber gering, denn beide sind sehr elastisch.

Eine andere Gefahr droht in den Felgenlöchern: Hier können sich die Speichen lockern.

Was passiert mit den Speichen beim antriebslosen Dahinrollen? Bei jeder Umdrehung erfolgt über eine kurze Zeit und einen kleinen Umdrehungswinkel eine deutliche Entlastung und über eine längere Zeit und einen größeren Winkel eine geringe Zusatzbelastung der fünf Tragspeichen. Eine kleine Rechnung ergibt einen Entlastungsbereich von:

(360 : 36) · 5 = 50° und einen Belastungsbereich von 310° (Bild 129).

Der gleichmäßige Kraftwechsel hat eine ähnliche Wirkung wie ein Stoßdämpfer.

Rollt das Fahrrad ohne Kettenantrieb, sind die Kraftverhältnisse an den Vorderradspeichen die gleichen - bis auf den Umstand, dass am Hinterrad meist größere Achslasten auftreten.

Wie ändern sich die Beanspruchungen in den Speichen, wenn wir das Hinterrad antreiben oder die Laufräder abbremsen? Wie übertragen die Speichen die Antriebs- bzw. Bremskräfte?

Betrachten wir zuerst wieder das Scheibenrad. Die Antriebs- oder Kettenkraft F_K zieht am Ritzel, das die Kraft sofort an die Nabe weiterleitet. Die Nabe ist starr mit der Felge verbunden und der gesamte Radkörper (Scheibe) übernimmt die Funktion eines Hebelarmes, der die Drehkraft an den Auflagepunkt A weiterleitet. Im schraffierten Druckbereich (Bild 130) überlagert sich eine durch den Antrieb erzeugte Schubspannung.

Bild 130 Kraftverlauf im angetriebenen Scheibenrad.

Die Kettenkraft überträgt sich von der Nabe über den Radkörper auf Felge und Reifen. Schub- und Druckspannungen überlagern sich im schraffierten Bereich.

F_R = Radwiderstand
F_K = Ketten(antriebs)kraft

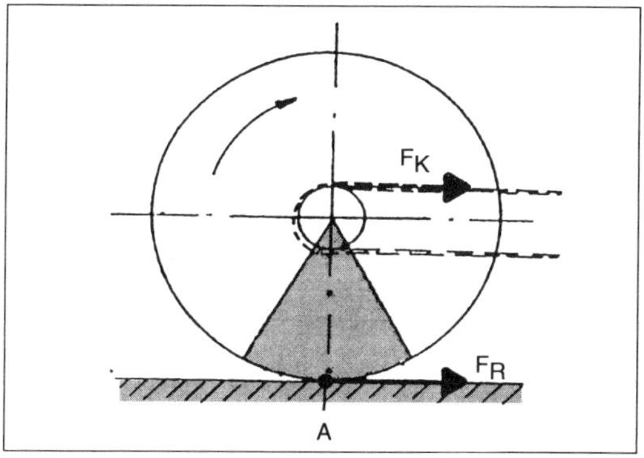

Jetzt zum gespeichten Rad, das zuerst ohne Gewichtsbelastung die Kettenkraft aufnimmt. Bild 131 zeigt die Versuchsanordnung: Wir belasten die vier radial eingespannten Speichen mit dem Biegemoment: $M_b = 1/4\,F_K \cdot r$ (1/4, da vier Speichen).

Bild 131

Die radial montierten Speichen werden hier durch die Kettenkraft F_K auf Biegung beansprucht. Der Kraftmesser mit dem Kraftbetrag F_R soll den Reibungswiderstand darstellen.

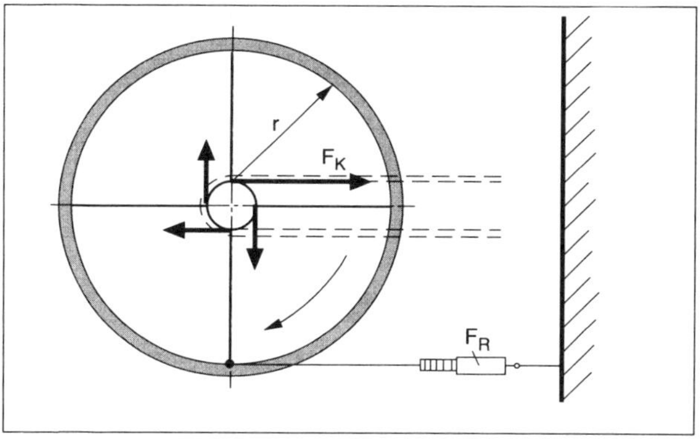

Für diese Art der Kraftübertragung sind radial montierte Speichen ungeeignet. Versuchen Sie einmal, so mit einer Speiche einen Ziegelstein wegzuschieben, wie es Bild 132 zeigt.

Bild 132

Die Fahrradspeiche ist nicht für Biegebeanspruchungen ausgelegt.

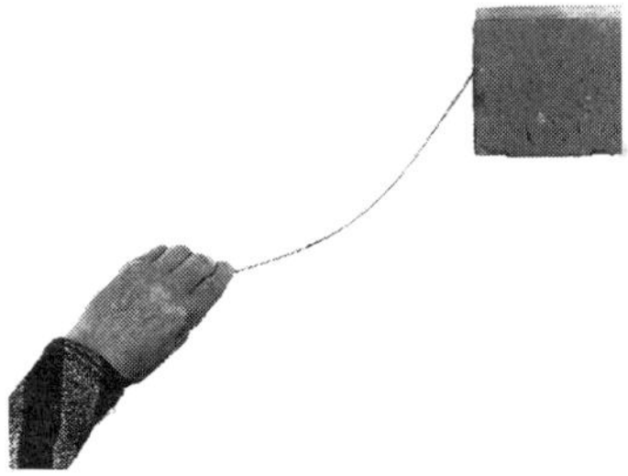

Wie die Bilder 133 und 134 zeigen, werden tangential montierte Speichen durch die Kettenkraft F_K auf Zug beansprucht. Auch die Gegenkraft F_R zieht tangential am Reifenumfang und wird von der Speiche mit einem Zugkraftanteil aufgenommen. Die tangential gespannte Speiche verhindert so, dass sich Felge und Nabe gegenseitig verdrehen.

Bild 133

Die Kettenkraft belastet die tangential gespannten Speichen auf Zug.

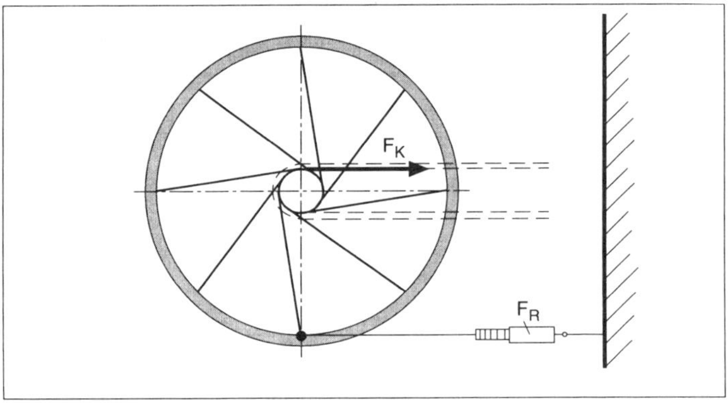

Bild 134

Im gekreuzt gespeichten Hinterrad mit 36 Speichen sind es 9 Speichen auf der Ritzelseite, die die Kettenkraft F_K als Zugkraft F_z aufnehmen und an die Felge weiterleiten.

Aber nur ein kleiner Teil (der Tangentialteil F_t) überträgt sich auf die Felge. Der größte Teil bleibt als statische Radialkraft F_r in der Speiche »gespeichert«.

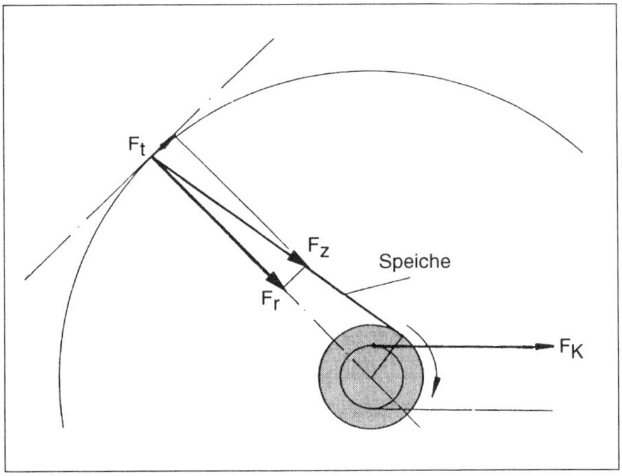

Auch die neun Antriebsspeichen (in Bild 135 dünner gezeichnet) stehen unter Vorspannung, die durch die Kettenkraft noch beträchtlich vergrößert wird. Auf den Tangentialkraftanteil F_t, der für den Vortrieb sorgt, hat die Größe der Vorspannung aber keinen Einfluss.

Sind die restlichen neun Speichen auf der Ritzelseite auch an der Kraftübertragung durch die Kette beteiligt? Auch sie ziehen radial mit ihrer Vorspannkraft an Felge und Nabe. Die Kettenkraft, die über das Ritzel auf die Nabe geleitet wird, zieht aber nicht an ihnen, sondern drückt sie zusammen und mindert so ihre Zugbeanspruchung. Würde bei diesen »Druckspeichen« (in Bild 135 dicker gezeichnet) die Kettenkraft ebenfalls zu einer Zugspannungserhöhung beitragen - die Tangentialkomponente F_t müsste das Hinterrad abbremsen.

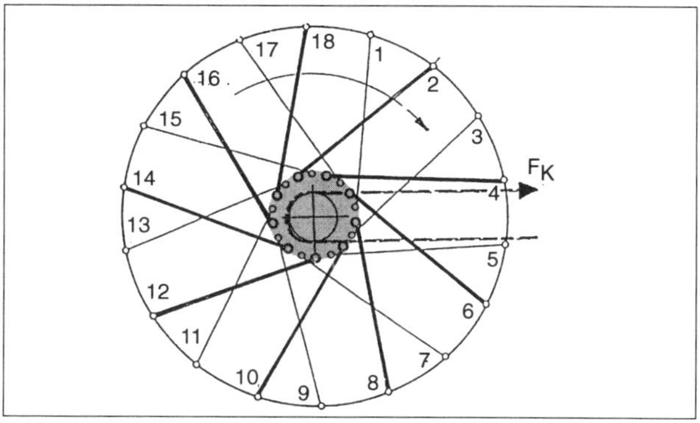

Bild 135

Zug- und Druckspeichen auf der Zahnkranzseite des Hinterrades. Die Zugspeichen (sie laufen nach vorn) sind dünner gezeichnet.

Die Druckspeichen (dick gezeichnet) laufen »hinterher«.

Bei den neun »nach hinten laufenden« Speichen (den Druck- oder Schiebespeichen) verringert die Kettenkraft die Vorspannung. Dabei verkürzen sich die Speichen und geben Spannungsenergie ab. Die verringerte Vorspannung ist nicht verloren - im Gegenteil: sie macht sich nützlich bemerkbar. Sie liefert in Drehrichtung einen Anteil an Tangentialkraft auf die Felge. Jede der 18 Speichen auf der Zahnkranzseite ist für den Vortrieb verantwortlich. Spannungsspitzen werden elastisch aufgefangen und unterstützen den runden Tritt. Je elastischer die Speichen reagieren - dünne lassen sich weiter dehnen und zusammendrücken als dicke - desto günstiger ist der Effekt.

Wie wird die Kettenkraft beim radial gespeichten Hinterrad übertragen? Ganz starr kann die Nabe niemals sein, sie federt beim Antrieb elastisch nach und macht dabei aus den radialen Speichen (wenn auch nur geringfügig) tangentiale. Unterstützt wird diese Hebelarmbildung noch durch die Bewegung des Speichenbogens im Nabenflansch, wo ein gewisses Spiel nicht ausgeschlossen ist. Der Tangentialanteil ist jedoch geringer als beim herkömmlich eingespeichten Hinterrad.

- Neben dem Vorteil der längeren Haltbarkeit der Speichen, der verbesserten Aerodynamik und der genaueren symmetrischen Lage der Nabe wird beim radial gespeichten Hinterrad die Kettenkraft gleichmäßiger auf die Felge übertragen. Dafür gibt es mehrere Gründe: 1. Es gibt keinen Unterschied zwischen Druck- und Zugspeichen. 2. Die Speichenbögen bewegen sich in den Flanschbohrungen der Nabe und leiten die Zugkraft erst mit einer kleinen Phasenverschiebung weiter. Allerdings müssen die Speichen stärker vorgespannt werden, was bei einem Speichenbruch, falls er doch einmal vorkommt, zu einem größeren Seiten- oder Höhenschlag führen kann. Die Frage ist allerdings, ob herkömmliche Naben eine radiale Einspannung der Speichen auf Dauer aushalten.

Zurück zum traditionell gespeichten Hinterrad. Im Fahrbetrieb überlagern sich nun die Gewichts-, Antriebs- und Bremskräfte. Die kurzzeitige Entlastung der unteren fünf Tragspeichen, verbunden mit der Verkürzung der neun Druckspeichen, kann dazu führen, dass die resultierende Spannung in der Speiche negativ wird. Besonders beim Durchfahren von Schlaglöchern oder auf Kopfsteinpflaster kann sich dann eine schlecht vorgespannte Speiche lockern.

Ganz anders im oberen Teil des Laufrades. Hier stehen die Speichen unter Zug und der geringe Anteil der Druckkraft in der Druck- oder Schiebespeiche reicht nicht aus, die Speiche zu lockern.

Überträgt nur die Ritzelseite des Hinterrades die Kettenkraft auf die Felge? Bei den Nieder- und Hochflanschnaben werden 7 % bis 13 % der Antriebskräfte auch von der Gegenseite übernommen. Je dicker und fester der Nabenkörper, desto höher ist auch der Traganteil.

"Der Verdrehwinkel des Nabenflansches beträgt 1° bis 4°, und so weit kann sich das Nabenmittelrohr nicht verdrehen, ohne dass ein wesentlicher Teil der Last auf den linken Flansch übergeht und somit alle 36 Speichen an der Aufnahme der Kettenkraft beteiligt werden" (tour 10/86 Seite 41).

Wie leitet die Felgenbremse die Bremskraft zur Reifenaufstandsfläche? Den größten Teil der Bremskraft übernimmt die starre Felge, während die Speichen kaum belastet werden. Dagegen müssen die Speichen zum Teil erhebliche Quer- oder Seitenkräfte aufnehmen - besonders im Wiegetritt. Da die Speichen abwechselnd auf dem linken und rechten Nabenflansch befestigt sind und die Nabenflansche den Abstand a (Bild 136) haben, bilden sie stabile, steife Dreieckverbände.

Bild 136 Das Drahtspeichenrad kann man sich als einen Dreieckverband ABC vorstellen. Zwei Speichen und der Nabenkörper bilden ein ebenes Dreieck, drei Speichen mit der Nabe ein räumliches Dreieck.

Das Dreieck ABC nimmt die Seitenkraft F_S auf, ohne sich in den Eckpunkten zu verschieben.

Je größer der Flanschabstand a ist, desto besser werden die Seitenkräfte F_S aufgenommen. Sind die Speichenspannungen nach links und rechts gleich groß, steht die Felge mittig zwischen den Nabenflanschen.

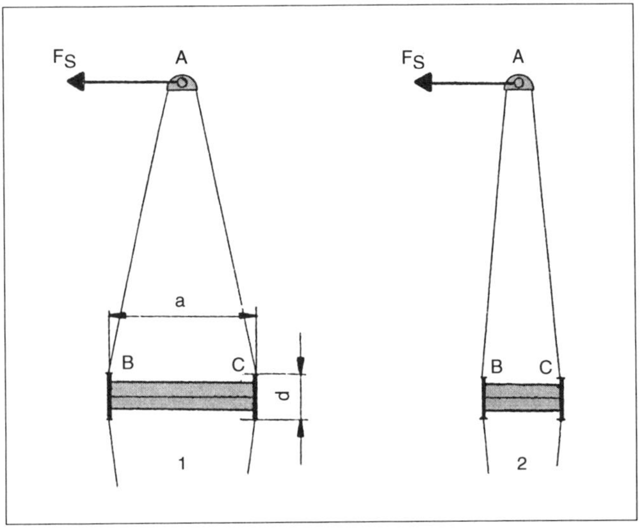

Je größer der Speichenflanschabstand a ist und je länger die Speichen sind, desto größer ist die Seitensteifigkeit des Rades. Bei gleicher Vorspannkraft ist das Rad 1 in Bild 136 stabiler als das Rad 2, Rad 1 ist »härter«. Bei zu großem Flanschdurchmesser d wandelt sich das stabile Dreieck immer mehr in ein Viereck um und verliert an Steifigkeit. Außerdem wird der Nabenkörper zunehmend auf Biegung beansprucht. Noch ein Nachteil von großen Flanschdurchmessern: Kurze Speichen sind nicht so elastisch wie längere.

Lockert sich eine Speiche im gespannten Rad, ist die Wirkung der Seitenkraft gut erkennbar: Sie geht hier auf Null zurück und die beiden Nachbarspeichen ziehen die Felge stärker auf ihre Seite. Das Ergebnis ist eine »Acht« in der Felge. Wieder angezogen, zieht die Seitenkraft die Felge erneut gerade.

III Bremsen

Das Trägheitsprinzip von Newton begegnet uns auf Schritt und Tritt. Etwas abgewandelt lautet es: "Der Bewegungszustand eines Körpers lässt sich nur ändern, wenn eine von einem anderen Körper ausgehende *äußere* Kraft auf ihn einwirkt." Alle Gegenstände werden in der Physik als »Körper« bezeichnet; auch der Radfahrer mit seinem Fahrrad bildet einen Körper. Wir wollen hier Radfahrer und Fahrrad »System« nennen.

Wie kommt ein dahinrollender Radfahrer zum Stehen? Wo ist hier die äußere Kraft und der andere Körper? Betätigt der Radfahrer seine (funktionstüchtigen) Bremsen, ändert sich der Bewegungszustand des Systems. Die Umfangsgeschwindigkeit der Räder verringert sich, die Laufräder rollen langsamer ab und damit verlangsamt sich gleichzeitig die Vorwärtsbewegung (Translationsbewegung) des Systems. Sollte dabei das System *nicht* langsamer werden, müssten die Räder über den Boden gleiten - eine unangenehme Vorstellung.

Die Reibungskraft zwischen Reifen und Fahrbahn verhindert das Gleiten, und diese Kraft ist es auch, die das System zum Stehen bringt. Unsere gute alte Erde ist also der andere Körper, von dem die äußere Kraftwirkung ausgeht.

Wird die Umfangsgeschwindigkeit v der Laufräder kleiner, haben wir es mit einer negativen Winkelbeschleunigung (oder einer Winkelverzögerung) zu tun, denn die Winkelgeschwindigkeit ω verringert sich beim Bremsen. Wenn der Fahrer zu hart bremst und ω zu rasch abnimmt, kann es passieren, dass die Translationsgeschwindigkeit v aufgrund der Trägheit des Systems nicht genau so schnell abnimmt: ω und v werden entkoppelt und das System rutscht weiter.

- Wir sollten unsere Reibungskraft beim Bremsen so dosieren, dass die Winkelgeschwindigkeit ω und die Fahrgeschwindigkeit v allmählich und im Gleichklang abnehmen, bis beide zum selben Zeitpunkt Null werden.

Wenn sich beim Bremsen die Räder gleichmäßig auf der Straße weiterdrehen, haben wir den Zustand der Haftreibung. Dann sind die Bremskräfte mit der Haftreibung gekoppelt. Anders ist es beim Rutschen: Jetzt entkoppelt sich die Bremskraft von der Haftreibung und es wirkt nur noch die kleinere Gleitreibung.

- Durch Reibung zwischen Reifen und Fahrbahn kann nur eine bestimmte Bremskraft übertragen werden. Wenn der Kraftschlussbeiwert μ seinen Maximalwert erreicht und die Normalkraft auf die Reifenaufstandsfläche gleich der Gewichtskraft ist (Bild 137), kann mit einer maximalen Bremskraft F_B gerechnet werden: $F_{B,max} = \mu_{max} \cdot F_G$

Bild 137

Die mögliche Bremskraft zwischen beiden Rädern und der Straße kann nicht größer sein als die Gewichtskraft, die sich auf beide Radaufstandsflächen verteilt, multipliziert mit dem Kraftschlussbeiwert.

$F_{B,max} = \mu_{max}\,(F_{Gv} + F_{Gh})$

$F_B = F_{Bv} + F_{Bh}$

v für vorn, h für hinten

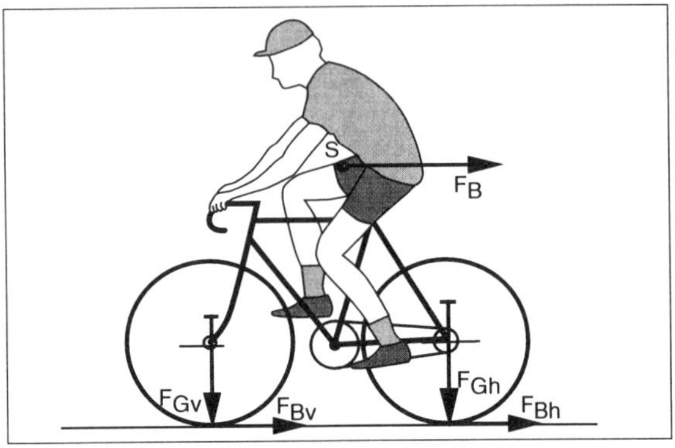

Maßgebend für die Bremswirkung sind die Bremsmomente in den Radbremsen und an den Rädern. Die Bremswirkung ist am größten, wenn das Bremsmoment in der Bremse M_B nur wenig kleiner ist als das Bremsmoment an den Rädern M_{Rad}, d.h. wenn sich die Räder beim Bremsen gerade noch drehen.

- Wenn sich die Räder gerade noch drehen, ist das Bremsmoment in den Radbremsen kleiner als das Bremsmoment an den Rädern: $M_B < M_{Rad}$. Dann herrscht in der Bremse Gleitreibung und zwischen den Rädern und der Straße Haftreibung. Der Bremsweg ist kurz.
- Wenn aber die Räder blockieren, ist das Bremsmoment in den Radbremsen größer als an den Rädern: $M_B > M_{Rad}$. Dann herrscht in der Bremse Haftreibung und zwischen den Rädern und der Fahrbahn Gleitreibung. Damit verlängert sich der Bremsweg.

Bild 138

Maßgebend für die Bremswirkung sind die Bremsmomente an den beiden Radbremsen und an den beiden Rädern. Wenn sich die Räder beim Bremsen gerade noch drehen, ist die Bremswirkung am größten, d.h. das Bremsmoment M_B in der Bremse soll nur wenig kleiner sein als das Bremsmoment M_{Rad} an den beiden Rädern.

F_{Uv} ist die Kraft, die auf die beiden vorderen Bremsbeläge wirkt. Gegen die Raddrehung gerichtet ist die gleichgroße Felgenbremskraft F_{Fv}.

$M_{Bv} = F_{Fv} \cdot r_m$

$M_{Rad\,v} = F_{Bv} \cdot r_{dyn}$

$F_{Fv} \cdot r_m = F_{Bv} \cdot r_{dyn}$

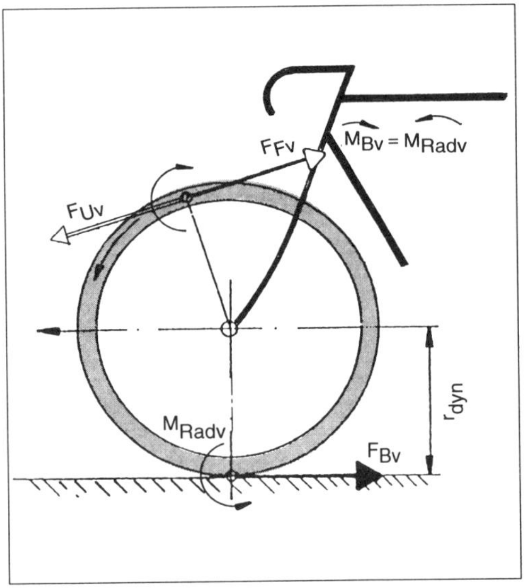

Wir können den Energiebedarf zur Abbremsung aus der kinetischen Energie, die das System beim Beginn der Bremsung hat, überschlägig bestimmen. Unter Vernachlässigung des Luft-, Roll- und Steigungswiderstandes gilt:

$$W_{kin} = \frac{1}{2} m \cdot v^2$$

Für ein 80 kg schweres System aus Fahrer (70 kg) und Fahrrad (10 kg) beträgt die Bremsenergie bei einer Abbremsung aus 36 km/h (= 10 m/s)

$$W_{kin} = 0{,}5 \cdot 80 \text{ kg} \cdot (10 \text{ m/s})^2 \quad = 4000 \text{ J} \quad = 4 \text{ kJ}.$$

Um aus dem Betrag der Bremsenergie die Bremsleistung zu berechnen, muss die Zeitdauer der Abbremsung bestimmt werden. Unter der Annahme, dass die Bremsverzögerung a während der Bremsung konstant bleibt (was in der Realität nicht ganz der Fall ist), gelten einfache physikalische Beziehungen.

Die Bremse soll eine Bremsverzögerung von a = 4 m/s² aufbringen – und damit die Forderungen der DIN 79 100 erfüllen.

$$a = \frac{\Delta v}{\Delta t} \qquad \Delta t = \frac{\Delta v}{a}$$

Eingesetzt ergibt sich $\Delta t = \dfrac{10 \text{ m/s}}{4 \text{ m/s}^2} = 2{,}5 \text{ s}$

Mit der Bremsdauer kann, unter der Annahme einer linearen und konstanten Verzögerung, auch der Bremsweg *s* errechnet werden:

$$s = \frac{1}{2} v \cdot \Delta t \text{ oder } s = \frac{v^2}{2 \cdot a} \quad = 0{,}5 \cdot 10\, m/s \cdot 2{,}5\, s \text{ oder } s = \frac{(10 \text{ m/s})^2}{2 \cdot 4 \text{ m/s}^2} \quad = 12{,}5 \text{ m}$$

Damit beträgt die Bremsleistung $P = \dfrac{W}{\Delta t} = \dfrac{4000 \text{ J}}{2{,}5 \text{ s}} = 1600 \text{ W} = 1{,}6 \text{ kW}$

Beim Bremsen wird die gesamte Bewegungsenergie W_{kin} des Systems in Wärme umgewandelt. Teils nehmen Felge und Bremskörper, teils Reifen und Fahrbahn die Wärme auf. Wir machen uns oft falsche Vorstellungen davon, welch geringe Wärmemengen bei der Umwandlung mechanischer Energie (hier der Bremsarbeit) auftreten. Tatsächlich könnten wir mit den 4000 J aus dem obigen Beispiel die Temperatur von knapp einem Liter Wasser nur um 1°C erhöhen.

Ein kleiner Teil der Bremsarbeit wird noch für das Abscheren gebraucht, denn kleinste Werkstoffteilchen lösen sich beim Bremsen aus dem Molekülverband der Reifen und der Straße. Aber zuletzt ist doch alles in Wärme umgewandelt.

Wir erkennen, dass mit zunehmender Fahrgeschwindigkeit sowohl die Bremsarbeit als auch der Bremsweg im Quadrat ansteigen. Verdoppeln wir die Fahrgeschwindigkeit, vervierfacht sich die Bremsenergie (und damit auch die Wärme). Der Bremsweg wird viermal so groß.

Weiterhin erkennen wir, dass der *theoretische* Bremsweg nur von der Verzögerung und der Fahrgeschwindigkeit abhängt, hingegen unabhängig von der Masse ist. Das bedeutet: Unter sonst gleichen Bedingungen ist der Bremsweg eines schweren Radfahrers (Systems) der gleiche wie der eines leichten. Autofahrer werden protestieren und erklären, dass bei einer vollen Beladung der Bremsweg doch länger wird. Das ist aber nur dann richtig, wenn der erhöhte Wärmeanfall den Reibwert der Bremse verschlechtert - wenn das so genannte »fading« auftritt.

Bei einer richtigen Auslegung der Bremsen ist auch in der Praxis der Bremsweg unabhängig vom Systemgewicht. Sind die Bremsen aber überdimensioniert, besteht permanent die Gefahr, dass man »überbremst«.

Zwischen Anfang und Ende des Bremsvorganges wird Arbeit W zur Überwindung des Fahrwiderstandes F_W verrichtet und Wärme Q abgeführt. Am Ende ist die Bewegungsenergie Null. Die Energiebilanz lautet:

Verzögerungskraft x Bremsweg = Wärme – mittlerer Fahrwiderstand x Bremsweg

$$F_B \cdot s = Q - F_W \cdot s \qquad F_B = \frac{Q}{s} - F_W$$

Wir nehmen einen Bremsweg von 12,5 m und einen mittleren Fahrwiderstand von 60 N an. Die Verzögerungskraft beträgt dann:

$$F_B = \frac{4000\ \text{Nm}}{12{,}5\ \text{m}} - 60\ \text{N} \quad = 260\text{N}$$

Diese Kraft muss vom Reifen auf die Fahrbahn übertragen werden.

Diese Bremskraft greift im Schwerpunkt S des Systems an (Bild 139) und verzögert Rad und Fahrer. Die Reaktionskraft in Fahrtrichtung ist die Trägheitskraft F. Übertragen wir die Bremskraft auf die Fahrbahn, so wirkt vom Vorderrad die Teilbremskraft F_{Bv} und vom Hinterrad die Teilbremskraft F_{Bh}. Die Fahrbahn reagiert mit einer elastischen Gegenkraft, die in Fahrtrichtung weist. Die Summe der beiden Kräfte F_{Bv} und F_{Bh} entspricht dem Betrag der Haftreibungskraft F_H (in Wirklichkeit sollte die Bremskraft ein wenig kleiner sein als die Haftreibung, damit das System nicht rutscht).

Für die Bremskraft gilt das dynamische Kraftgesetz $F_B = m \cdot a$ und für die Haftreibungskraft die Formel $F_H = \mu_H \cdot F_N$ (die Normalkraft F_N ist in Bild 139 die Gewichtskraft des Systems: $F_N = F_G = m \cdot g$).

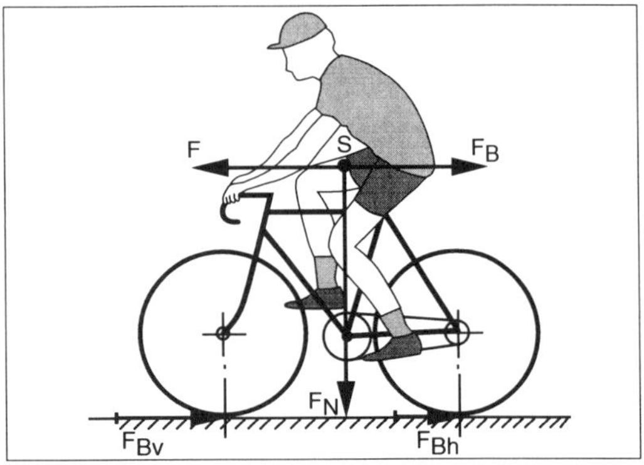

Bild 139

Die Trägheitskraft F greift im Schwerpunkt S des Systems an. Sie ist dem Betrag nach gleich der nach hinten gerichteten Bremskraft F_B. Zwischen Reifen und Fahrbahn verzögert die Teilbremskraft F_{BV} am Vorderrad und F_{BH} am Hinterrad.

$$F_B = F_{BV} + F_{BH}$$

Da der Betrag der Haftreibungskraft F_H gleich dem Betrag der Bremskraft F_B ist, können wir beide Ausdrücke gleichsetzen:

$$\mu_H \cdot m \cdot g = m \cdot a$$

$$\mu_H = \frac{a}{g}$$

Die Masse m kürzt sich heraus und man erkennt, dass der Haftreibungskoeffizient μ_H gleich a/g ist. Oft gibt man das Verhältnis a/g in % an, z.B. a/g = 3,33/10 = 0,33 oder 33 %. Aus Gründen der Vereinfachung hat man den Begriff »Abbremsung *z*« eingeführt und meint damit das Verhältnis von Bremsverzögerung a zu Fallbeschleunigung g bzw. von Bremskraft F_B zu Gewichtskraft F_G.

Ein Beispiel: Bei einer Abbremsung *z* = 50 % (entsprechend a = 4,9 m/s^2) wird die Haftreibungszahl μ_H = 0,5 in Anspruch genommen - obwohl die maximale Haftreibung viel höher liegen kann.

Wird beim Bremsen beider Räder die mögliche Haftreibung voll ausgenutzt, spricht man von der »idealen Abbremsung z_{max}« und es gilt :

Abbremsung z_{max} = Haftreibungswert $\mu_{H\,max}$

- Der Reibwert zwischen Reifen und Fahrbahn kann im Extremfall Werte bis zu μ = 1,4 erreichen. Dann handelt es sich um einen »Verzahnungseffekt« und der Betrag der Bremsverzögerung liegt über dem der Erdbeschleunigung.

Die Trägheitskraft F führt beim Bremsen zu unterschiedlichen Radbelastungen: Ein Teil des statischen Systemgewichts F_G verlagert sich vom Hinterrad auf das Vorderrad. Das Vorderrad wird um den dynamischen Betrag ΔG belastet und das Hinterrad um den gleichen Betrag entlastet. Die Bremskraft F_B, der Radstand l und die Schwerpunkthöhe h bestimmen die Größe der Radlasterhöhung ΔG. Beim Beschleunigen ist es umgekehrt: Das Vorderrad wird entlastet und das Hinterrad zusätzlich belastet.

Bild 140

Zur Berechnung der Radlasterhöhung $+\Delta G$ am Vorderrad und der Radlastverringerung $-\Delta G$ am Hinterrad beim Bremsen.

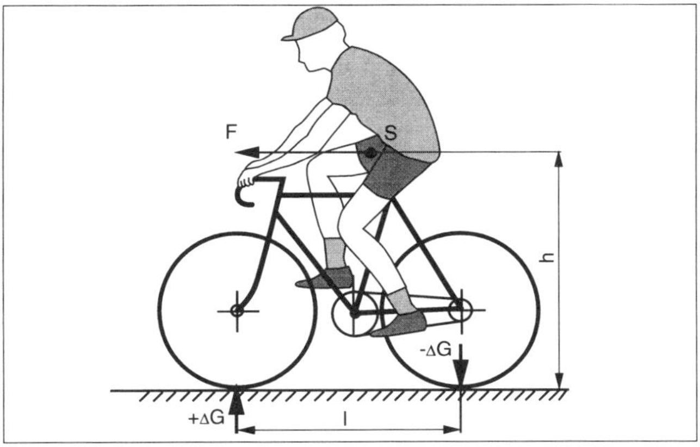

Bremskraft x Schwerpunkthöhe = Radlasterhöhung x Radstand

$F_B \cdot h = \Delta G \cdot l$ oder $\mu_H \cdot F_G \cdot h = \Delta G \cdot l$ und daraus die Radlasterhöhung

$$\Delta G = \mu_H \cdot F_G \cdot \frac{h}{l} \quad \text{oder } \Delta G = F_G \cdot \frac{h \cdot a}{g \cdot l} \quad \text{oder } \Delta G = m \cdot a \cdot \frac{h}{l}$$

In dieser Formel erkennen wir, dass die (meist unerwünschte) Gewichtsverlagerung beim Bremsen direkt von der Bremsverzögerung a, der Systemmasse m und der Schwerpunkthöhe h abhängt. Der Radstand l ist der Gewichtsverlagerung umgekehrt proportional. Mit anderen Worten: Je größer der Radstand und je geringer die Schwerpunkthöhe, desto weniger macht sich beim Bremsen die Gewichtsverlagerung auf das Vorderrad bemerkbar.

Wir berechnen den Anteil der Gewichtsverlagerung ΔG mit den Werten unseres 800 N schweren Systems. Die Bremsverzögerung hat den Betrag von $a = 4\ m/s^2$, die Schwerpunkthöhe soll $h = 1{,}1$ m betragen und der Radstand $l = 1$ m:

$$\Delta G = 800\,N \cdot \frac{1{,}1\,m \cdot 4\,m/s^2}{9{,}81\,m/s^2 \cdot 1\,m} = 359\,N$$

Die Gewichtsverlagerung wird nicht berührt von der Lage des Schwerpunktes auf der Systemlängsachse - diese jedoch bestimmt die statische Verteilung des Gewichts auf beide Räder (Bild 141).

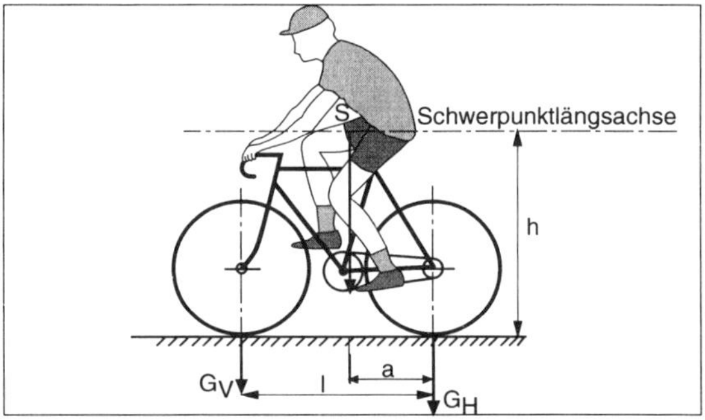

Bild 141

Gewichtsverteilung auf die beiden Laufräder.

Radstand l = 100 cm
Hinterbaulänge a = 44 cm
Schwerpunkthöhe h = 110 cm

$$M_1 = F_G \cdot (l - a)$$
$$M_2 = G_H \cdot l$$

Wir gehen davon aus, dass der Systemschwerpunkt S senkrecht über der Tretlagerachse liegt. Dann bestimmen Hinterbaulänge a und Radstand l die Gewichtsverteilung.

$$M_1 = M_2 \qquad F_G \cdot (l - a) = G_H \cdot l$$

Unser Musterradfahrer mit dem Systemgewicht von 800 N fährt eine Rennmaschine mit einer Hinterbaulänge von a = 0,44 m und einem Radstand von l = 1 m. Seine Hinterradlast beträgt dann:

$$G_H = \frac{F_G (l - a)}{l} = \frac{800\,N\,(1\,m - 0{,}44\,m)}{1\,m} = 448\,N$$

und seine Vorderradlast $G_V = 800\,N - 448\,N = 352\,N$

Wie ändert sich die Belastung beim Bremsen? Das Vorderrad wird um den Betrag ΔG stärker belastet: $F_{GV} = G_V + \Delta G$

Mit den Werten des letzten Beispiels (a = 4 m/s²) beträgt die Vorderradlast beim Bremsen:
$F_{GV} = 352\,N + 359\,N \quad = 711\,N$

Nehmen wir eine Haftreibungszahl von μ_H = 0,7 an, wird die übertragbare Bremskraft am Vorderrad: $F_{BV} = \mu_H \cdot F_{GV} \quad = 0{,}7 \cdot 711\,N \quad = 498\,N$

- Die gleichen Betrachtungen gelten für das Hinterrad: Egal, wo wir die Bremse betätigen, am Vorderrad oder am Hinterrad oder beide gleichzeitig: das Hinterrad wird um den Betrag ΔG entlastet.

- Es ist aus physikalischen Gründen nicht möglich, am Hinterrad die gleiche Bremsverzögerung wie am Vorderrad aufzubringen.

$$F_{GH} = G_V - \Delta G \quad = 448\,N - 359\,N \quad = 89\,N$$

Die übertragbare Bremskraft (gleiche Haftreibungszahl μ_H = 0,7 vorausgesetzt) am Hinterrad ist damit: $F_{BH} = \mu_H \cdot F_{GH} \quad = 0{,}7 \cdot 89\,N \quad = 62\,N$

Am Hinterrad kann schnell der Fall eintreten, dass die Normalkraft zu Null wird und das Rad beim Bremsen ins Gleiten kommt. Bremst man dann weiter, hebt das Hinterrad ab und blockiert erst recht beim erneuten Aufsetzen. Bei welcher Bremsverzögerung a tritt dieser Fall bei unserem Musterradfahrer auf?

Das Hinterrad kommt ins Gleiten und blockiert, wenn die Normalkraft zwischen Reifen und Fahrbahn Null wird - wenn also die Gewichtskraftverlagerung ΔG gleich der Hinterradlast F_{GH} wird.

$$F_{GH} = \Delta G \quad = 448\,N$$

$$F_{GH} = \frac{F_G \cdot a \cdot h}{g \cdot l} \text{ nach a umgestellt ergibt } a = \frac{448\,N \cdot 1\,m \cdot 9{,}81\,m/s^2}{800\,N \cdot 1{,}1\,m} = 5\,m/s^2$$

Unser Fahrer müsste dann statt in 3 Sekunden innerhalb von 2 Sekunden seine Geschwindigkeit von 36 km/h auf 0 km/h verringern. Beweis:

$$s = a \cdot t + v_0 v_0 \quad = 10\,m/s \qquad a = -5\,m/s^2 \qquad s = 0\,m$$

$$t = \frac{s - v_0}{a} \quad = \frac{10\,m/s}{5\,m/s^2} \quad = 2\,s$$

Dann übernimmt das Vorderrad das gesamte Systemgewicht von 800 N und erlaubt eine maximale Bremskraft von:

$$F_{BV} = \mu_H \cdot F_{GV} \quad = 0{,}7 \cdot 800\,N \quad = 560\,N$$

Mit der Achslastverteilung, dem Radstand und der Schwerpunkthöhe unseres Musterradfahrers hebt bei einer Bremsverzögerung von ca. 5 m/s² das Hinterrad ab und leistet keinen Anteil mehr an der Bremsarbeit.

Bei gleicher Verzögerung für Vorder- und Hinterrad und einer angenommenen Haftgrenze bei trockener Straße von μ_H = 1 wird entweder die mögliche Verzögerung am Vorderrad nicht ausgenutzt (und damit wichtiger Bremsweg verschenkt), oder das Hinterrad wird überbremst. Es ist aus physikalischen Gründen nicht möglich, am Hinterrad die gleiche Bremsverzögerung wie am Vorderrad aufzubringen.

- Die Vorderradbremse ist aufgrund der höheren Normalkraft an der Reifenauflagefläche und der damit übertragbaren Bremskraft wesentlich effektiver als die Hinterradbremse. Als Faustregel gilt, dass bei einer Geradeausfahrt das Vorderrad 80 % der Bremskraft überträgt, wenn man beide Bremsen gleichmäßig betätigt.

- Wir dürfen daraus aber nicht folgern, dass nur mit dem Vorderrad gebremst werden sollte. Die Bremstechnik eines guten Radfahrers kann man daran erkennen, dass er die Vorder- und Hinterradbremse unterschiedlich stark betätigt. Bei trockener Straße und idealen konstanten Bedingungen ist die Vollbremsung nahe der Reifenhaftgrenze letztlich eine Frage von Konzentration, Gefühl, Erfahrung und Übung. Dabei stellt sich allerdings die Frage, wie man im Grenzbereich zuverlässig übt, wenn fast jede Überschreitung zum Sturz führt. Hier sind die meisten Radfahrer überfordert, so dass entweder am Hinterrad überbremst, oder aber massiv unterbremst wird. Die Unterbremsung am Hinterrad bedeutet aber den Verzicht auf kostbaren Bremsweg.

- Wenn während einer Vollbremsung ein plötzlicher Wechsel im Reibwert zwischen Reifen und Fahrbahn auftritt, ist auch der routinierteste Radfahrer hilflos - ein Sturz kann nur noch mit Glück verhindert werden.

- Beim Bremsen in der Kurve oder auf schlechtem Untergrund tendiert das Hinterrad zum Ausbrechen. Der Radfahrer stellt sich darauf ein und belastet die Vorderradbremse etwas weniger und die Hinterradbremse ein wenig stärker und erzielt so eine gleichmäßige Bremskraftverteilung.

- Hinzu kommt noch eine technische Komponente, die die Vorderradbremse begünstigt: Die Bremskraft wird über einen wesentlich kürzeren Bowdenzug zu den Bremsarmen (der Felgenbremse) geleitet. Man muss weniger Bremsarbeit verrichten und die Ansprechzeit ist kürzer.

- Der Gesetzgeber verlangt am Fahrrad zwei voneinander unabhängige Bremsen. Warum baut man dann nicht beide Bremsen nur an das wirkungsvollere Vorderrad? Nun, die Bremse wandelt die Bewegungsenergie in Wärme um und ein Großteil davon nehmen Reifen, Schlauch, Bremse und Felge auf. Mit zunehmender Temperatur lässt aber die Bremswirkung der Bremsklötze nach (*fading*). Eine Verteilung der Bremsarbeit und damit der Bremswärme auf beide Räder ist deshalb sinnvoller.

- Beim Mountainbike sieht die Sache etwas anders aus. Der Fahrer belastet das Hinterrad ohnehin stärker und kann deshalb größere Bremskräfte auf das Hinterrad übertragen. Gerade unter schwierigen Geländebedingungen und beim Bergabfahren kommt dem Abbremsen des Hinterrades eine größere Bedeutung zu, denn in dieser Situation wäre es besonders fatal, wenn das Vorderrad blockieren würde.

- Deshalb sollte man vor der Kurve mit beiden Bremsen die Geschwindigkeit drosseln und die eigentliche Kurve nur mit der Hinterradbremse »in Bremsbereitschaft« durchfahren.

Für ein genaueres Verständnis muss der Kraftschlussbeiwert μ näher betrachtet werden, denn dieser ändert sich beim Übergang vom rollenden zu rutschenden Rad. Dazu muss man wissen, dass Antriebs-, Brems- und Kurvenkräfte nur übertragen werden können, wenn Schlupf herrscht. Der Reifen wird beim Einlaufen in die Berührungsfläche mit dem Boden gestaucht und beim Auslaufen entspannt. Die Folge ist eine Relativbewegung zwischen Reifen und Fahrbahn, d.h. die Abrollbewegung wird von einem leichten Durchrutschen des Rades überlagert. Beim Beschleunigen legt ein Punkt auf dem Radumfang einen etwas größeren Weg zurück als die Radachse bzw. das Fahrrad (der Grund liegt in den Bindungskräften zwischen den Molekülen des Reifengummis und der Fahrbahnoberfläche, die letztlich erst eine Reifenhaftung ermöglicht).

Beim Bremsen spielt sich der umgekehrte Vorgang ab: der Radumfang bleibt gegenüber dem Fahrrad etwas zurück.

- Ohne Schlupf ist eine Übertragung von Brems- und Antriebskräften nicht möglich. Die Brems- und Antriebskräfte selbst sind dabei Ursache des Schlupfes.

- Die Übertragung der Bremskräfte vom Reifen auf die Fahrbahn hängt in erheblichem Maße vom Schlupf ab. Erstaunlicherweise ist der Kraftschluss nicht beim vollständigen Gleichlauf zwischen dem Reifen und der Straße am besten, sondern bei einem mäßigen Schlupf. Der beste Wirkungsgrad wird bei 15 % bis 20 % Schlupf erreicht, da hier der Verzahnungseffekt des Reifens mit der Straße ein Maximum hat. Bei stärkerem Schlupf fällt die Reibungszahl wieder langsam ab (Bild 66).

- Der Schlupf erreicht beim Anfahren den Wert 100 %, wenn die Räder durchdrehen, ohne dass sich das Fahrrad bewegt. Beim Bremsen mit blockierten Rädern beträgt der Schlupf ebenfalls 100 %. In beiden Fällen ist die Abrollgeschwindigkeit der Räder Null.

- Während der Kraftschlussbeiwert μ_H für das Beschleunigen und Bremsen in Fahrtrichtung bei einem Schlupf von 15 % bis 20 % am größten ist, ist die Seitenführungskraft beim Längsschlupf von 0 % am größten.

Bremsen in der Kurve

Wenn sich der Radfahrer in die Kurve legt, muss eine entsprechend große Seitenführungskraft F_S zwischen Reifen und Fahrbahn die Fliehkraft F_F kompensieren. Wenn der Radfahrer jetzt die Bremse betätigt, muss außer der Seitenführungskraft, die in Richtung Kurvenmittelpunkt weist, auch noch die nach hinten gerichtete Bremskraft F_B übertragen werden. Überschreitet die Vektorsumme F_{res} beider Kräfte die reibungsbedingte Grenze, fliegt der Radfahrer aus der Kurve.

Je stärker man die mögliche Seitenführungskraft ausnutzt, desto weniger Kraft steht zum Bremsen zur Verfügung. Diesen Zusammenhang macht der Kammsche Kreis (Bild 142) deutlich.

Die Richtung der Bremskraft spielt eine untergeordnete Rolle; es kommt nur darauf an, dass die Summe aller Kräfte in der Reifenaufstandsfläche nicht größer sein darf als die maximale Bremskraft - sonst kann der Reifen sie nicht mehr übertragen. Daraus ergibt sich, dass bei der Übertragung großer Bremskräfte für die Seitenkraft (Radführungskraft) nur noch ein geringer Betrag übrigbleibt.

Bild 142

Kammscher Kreis: Zusammenhang zwischen möglicher Seitenführungskraft F_S und Bremskraft F_B.

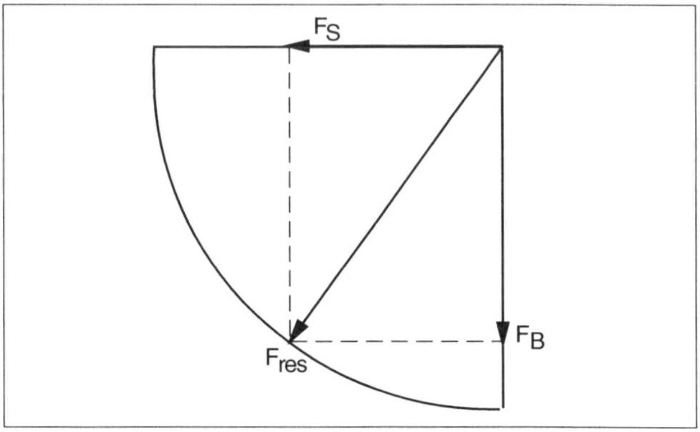

- Im Gegensatz zum Automobil muss beim Fahrrad vorrangig das blockierende Vorderrad vermieden werden, da dieses fast allein die Seitenführung aufrecht erhält. Ein blockierendes Hinterrad hingegen beeinträchtigt die Fahrstabilität kaum und ist relativ leicht zu beherrschen.

Man erkennt sofort, dass bei maximaler Bremskraftausnutzung die Seitenkraft zu Null wird. Dann kann der Reifen keine Seitenführungskraft mehr aufbauen. Umgekehrt kann bei maximaler Schräglage, wenn die Seitenführungskraft den Höchstwert benötigt, auch keine Bremskraft mehr übertragen werden.

In der Realität liegen die Verhältnisse etwas günstiger. Solange das Rad noch rollt, baut auch das stark gebremste Rad noch genügend Seitenführungskraft auf. Erst beim Übergang zum Blockieren fällt die Seitenführungskraft bis auf nahe Null ab. Dann kommt es darauf an, mit genügend schneller Reaktion die Bremse etwas zu lösen, die Blockierung aufzuheben und so Fahrrad noch zu stabilisieren. Mit abnehmender Geschwindigkeit und dadurch bedingter geringerer Flieh- und Seitenführungskraft lässt sich dann die Bremskraft kontinuierlich steigern, so dass auch in der Kurve brauchbare Abbremsungen möglich sind.

Überschlagen

Wir müssen noch eine andere physikalische Frage beantworten: Kann es passieren, dass der (Muster)Radfahrer mit der maximalen Bremskraft F_{BV} = 560 N »über den Lenker geht«?

Wenn sich der Schwerpunkt des Systems hinter dem Kipp-Punkt A des Vorderrades (Bild 143) befindet, liegt ein stabiles Gleichgewicht vor. Das Standmoment aus F_G und dem Hebelarm (l – a) drückt das System immer wieder in die Ausgangslage zurück.

Wenn aber das Kippmoment aus der Trägheitskraft F (≡ Bremskraft F_B) und der Schwerpunkthöhe h größer als das Standmoment wird, wandert der Schwerpunkt S über die Lotrechte des Kipp-Punktes A hinaus und der Radfahrer überschlägt sich. Sein System ist labil geworden. Für den Beginn des Kippvorganges lautet die Voraussetzung für das »über den Lenker gehen«: $M_{kipp} > M_{stand}$

Bild 143

Der Fahrer geht über den Lenker, wenn das Kippmoment $F \cdot h$ größer als das Standmoment $F_G \cdot (l - a)$ ist.

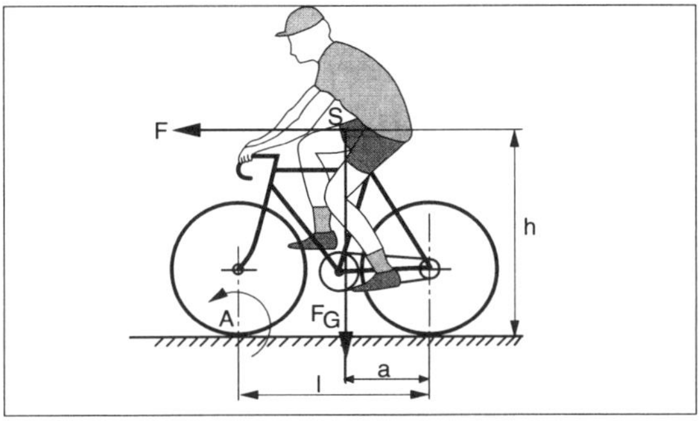

Bild 144

Bei den alten Hochrädern war die Gefahr sehr groß, »über den Lenker zu gehen«. Der Schwerpunkt liegt bei diesen Rädern sehr hoch und der Standhebelarm (l – a) ist gering.

$M_{Kipp} > M_{stand}$

$F_B \cdot h \rangle F_G (l - a)$

(l - a) ist der Hebelarm des Standmoments, der »Standhebelarm«.

$$\text{Kippsicherheit}\ \varepsilon = \frac{M_{St}}{M_{Kipp}} = \frac{F_G(l-a)}{F_B \cdot h}$$

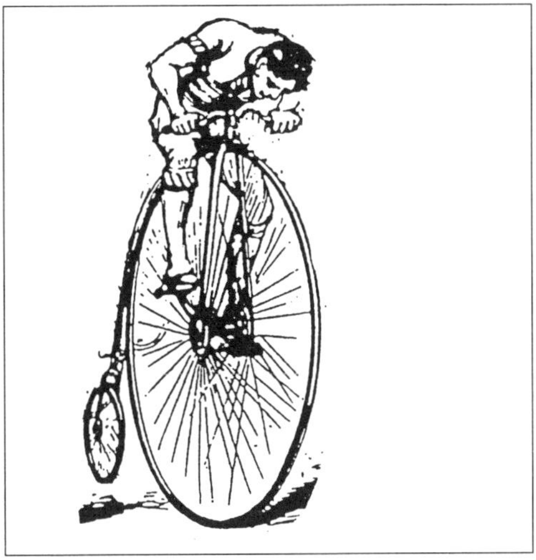

Die Kippsicherheit ist umso größer, je tiefer der Systemschwerpunkt liegt, je höher die Gewichtskraft des Systems ist und je größer der Radstand ist.

- Bei der Bergabfahrt verlagert der Mountainbike- oder Querfeldeinfahrer das Körpergewicht nach hinten und schafft sich so einen größeren Standhebelarm. Gleichzeitig verringert er den Druck auf das Vorderrad und verschafft dem Hinterrad eine verbesserte Bremskraftübertragung.

Ein Maß für die Standsicherheit ist die kleinste zum Kippen um den Auflagepunkt A des Vorderrades erforderliche Arbeit. Da der Schwerpunkt des Systems um die Strecke c - h (Bild 145) gehoben werden muss, ist die Kipparbeit:

$$W_K = F_G(c-h) \quad \text{mit } c = \sqrt{h^2 + (l-a)^2}$$

Mit den Maßen des Musterfahrrades von Bild 143 (a = 44 cm, l = 100 cm, h = 110 cm) beträgt das Standmoment:

$$M_{St} = 800\ \text{N}(1\ \text{m} - 0{,}44\ \text{m}) = 448\ \text{Nm}$$

Bild 145

Kipparbeit
$W_K = F_G(c-h)$

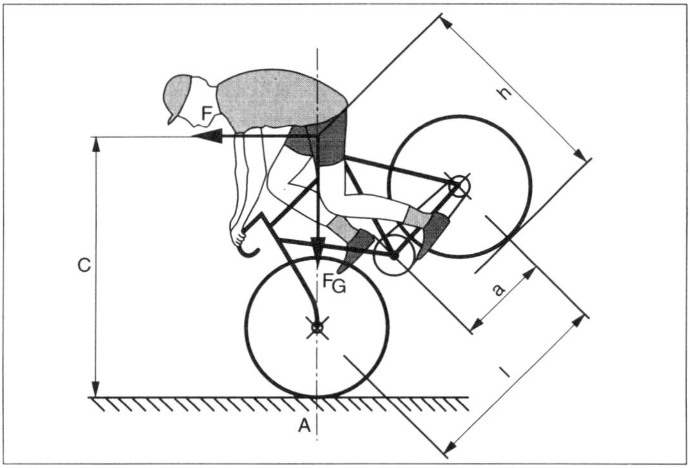

Zur Berechnung des Kippmomentes nehmen wir eine maximal mögliche Bremskraft von 560 N an:

$$M_{Kipp} = 560\ \text{N} \cdot 1{,}1\ \text{m} = 616\ \text{N}$$

Der Radfahrer würde sich überschlagen, wenn - ja, wenn was?

Der Schwerpunkt liegt niemals genau in der Mittenebene des Systems, sondern auch immer etwas zur Seite versetzt und schafft der Bremskraft einen kleinen seitlichen Hebelarm. Wenn das Hinterrad den Bodenkontakt verliert, dreht die Bremskraft das träge System um die Lenkachse zur Seite. Das Hinterrad schert aus, bevor es zum Überschlag kommen kann. Der Radfahrer stellt sich blitzschnell darauf ein und verhindert einen Sturz, indem er sich in die neue Kipprichtung neigt.

- Die maximal erreichbare Bremsverzögerung mit dem Rennrad liegt bei etwa 5 m/s^2 (ein Auto schafft ≈ 8 m/s^2). Der Grund dafür liegt allein im hohen Schwerpunkt des Radfahrers. Die Bremsen könnten bessere Verzögerungswerte erreichen, wenn der Radfahrer sich nicht vorher überschlagen würde. Deshalb ist es ratsam, bei notwendigen Vollbremsungen den Körperschwerpunkt nach hinten und unten zu verlagern.

Kraftverlauf im Bremskörper einer Felgenbremse

Im folgenden Abschnitt bedeuten:

F_U Bremskraft, die auf die Bremsklötze wirkt
F_B Bremskraft am Reifenumfang, die etwa mit der Bremskraft an der Felge übereinstimmt (siehe Bild 138)
F_{Nv} Normalkraft am Vorderrad (Spannkraft)
F_{Nh} Normalkraft am Hinterrad (Spannkraft)

Stillschweigend sind wir in dem vorhergehenden Beispiel davon ausgegangen, dass sich die Bremskraft F_{Uv} bzw. F_{Uh} (Bild 146) auch voll auf die Radfelge überträgt. Das ist aber nur bei einem Reibwert von $\mu_G = 1$ zwischen Bremsklotz und Radfelge der Fall. Wie beim Kraftschluss zwischen Reifen und Fahrbahn gilt auch hier:

Das Produkt aus der Bremsnormalkraft F_{Nv} (bzw. F_{Nh}) und dem Reibwert μ_G muss größer sein als die Bremskraft F_{Uv} (bzw. F_{Uh}) an den Bremsklötzen:

$F_{Nv} \cdot \mu_G > F_{Uv}$ bzw. $F_{Nh} \cdot \mu_G > F_{Uh}$

Im Gegensatz zum Abbremsvorgang des Rades auf der Fahrbahn tritt zwischen Bremsklotz und Felge Gleitreibung auf - nach dem Überwinden der anfänglichen Haftreibung.

Bild 146

Die Bremsnormalkraft F_{Nv} ist die Anpresskraft (Spannkraft) auf die Bremsklötze - hier die Vorderradbremse.

Ihre Richtung steht senkrecht zur Bremskraft F_{Uv} und es gilt:

$$\mu_G = \frac{F_{Uv}}{F_{Nv}}$$

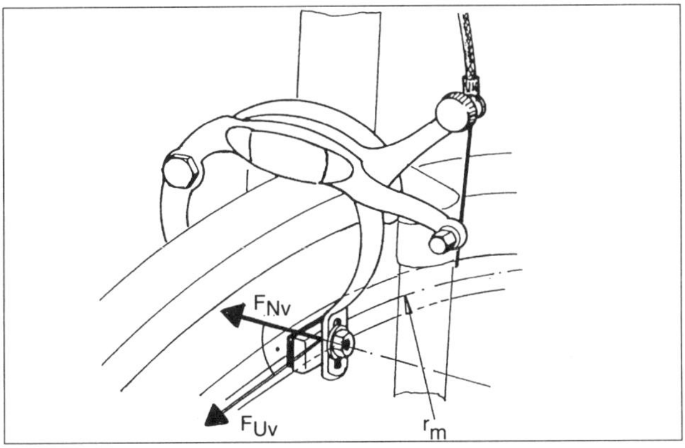

Wir nehmen einen Reibwert von $\mu_G = 0{,}9$ und eine maximale Vorderradbremskraft F_{Uv} = 560 N an. Mit welcher Spannkraft (Normalkraft) F_{Nv} müssen die Bremsklötze gegen die Vorderradfelge drücken?

Bisher sind wir davon ausgegangen, dass die Bremskraft am Reifenumfang gleich der Bremskraft an den Bremsklötzen ist. Aber die Bremsklötze müssen über einen kleineren Hebelarm r_m = 305 mm die Felge verzögern, so dass die Abbremskraft F_{Uv} größer sein muss (siehe Bild 138):

$$F_{Bv} \cdot r_{dyn} = F_{Uv} \cdot r_m \qquad F_{Uv} = \frac{F_{Bv} \cdot r_{dyn}}{r_m} = \frac{560\,\mathrm{N} \cdot 335\,\mathrm{mm}}{305\,\mathrm{mm}} = 615\,\mathrm{N}$$

Damit wird die Spannkraft an der vorderen Felgenbremse:

$$F_{Nv} = \frac{F_{Uv}}{\mu_G} = \frac{615\ N}{0,9} = 683\ N$$

Der Fahrer erzeugt diese Normalkraft mit seiner Handkraft F_H (Bild 147) über Bremsgriff, Bowdenzug und Bremsbügel und überträgt sie auf die beiden Bremsklötze.

Der Bremsgriff arbeitet als Winkelhebel um den Scharnierpunkt D. Handkraft F_H x Hebelarm a stehen im Gleichgewicht zur Bowdenzugkraft F_{Bo} x Hebelarm b. Die Bowdenzugkraft zieht beim Bremsen den Bremsbügel um den Drehpunkt E nach oben – der Bremsschenkel folgt der Drehbewegung und presst den Bremsklotz an die Felge.

Auch am Bremsbügel herrscht Gleichgewicht der Drehmomente: Bowdenzugkraft F_{Bo} x Bremsarmlänge c ist gleich der Anpresskraft F_{Nv} x Bremsschenkellänge d.

Am Bremsgriff gilt: $F_H \cdot a = F_{Bo} \cdot b$ und am Bremsbügel: $F_{Bo} \cdot c = F_{Nv} \cdot d$

Aus beiden Gleichungen können wir die Bowdenzugkraft F_{Bo} kürzen. Dann ergibt sich für die Spannkraft der Bremsbeläge die Gleichung:

$$F_{Nv} = \frac{F_H \cdot a \cdot c}{b \cdot d}$$ mit a, b und c aus Bild 147

Bild 147 Der Kraftverlauf bei einer Seitenzug-Felgenbremse.

Die technische Daten einer Seitenzug-Vorderradbremse Marke Modolo:
a = 9,5 cm b = 2,5 cm c = 4,8 cm d = 5,2 cm
F_H Handkraft F_{Nv} Bremsnormalkraft am Vorderrad

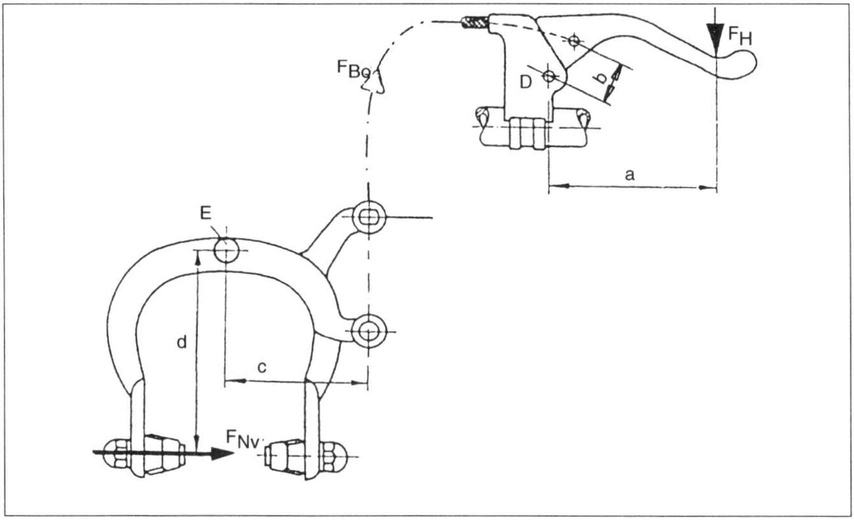

$i_1 = \frac{a}{b}$ ist die Hebelübersetzung am Bremsgriff, $i_2 = \frac{c}{d}$ die Übersetzung am Bremsbügel.

$i_1 = \frac{9{,}5 \text{ cm}}{2{,}5 \text{ cm}} = 3{,}8 \quad i_2 = \frac{4{,}8 \text{ cm}}{5{,}2 \text{ cm}} = 0{,}9$

Mit der Gesamtübersetzung $i_{ges} = i_1 \cdot i_2 = 3{,}8 \cdot 0{,}9 = 3{,}42$

wird die Bremsnormalkraft (Spannkraft oder Anpresskraft): $F_{Nv} = F_H \cdot i_{ges}$

Allerdings müssen wir noch einen Wirkungsgrad η einbeziehen, der überall da berücksichtigt werden muss, wo Reibung herrscht. Gut gepflegte Felgenbremsen haben einen mechanischen Wirkungsgrad von $\eta = 0{,}9$; das bedeutet, dass von 100 N Handkraft 90 N Bremskraft an der Felge wirksam werden - falls die Gesamtübersetzung $i_{ges} = 1$ beträgt.

$$F_{Nv} = F_H \cdot i_{ges} \cdot \eta$$

- Um eine möglichst große Anpresskraft an der Felge zu erzielen, sollten (bei vorgegebener Handkraft) der Handbremsgriffhebelarm a und der Bremshebelarm c Größtmaß, der Hebelarm b und die Bremsschenkellänge d Kleinstmaß annehmen. Dem steht aber entgegen, dass die Bremsklötze Spiel zur Felge haben müssen und die Reifen eine bestimmte Dicke aufweisen. Der Hebelarm d kann nicht beliebig klein werden.

Beim Rennrad kann die Bremsschenkellänge d einer Seitenzugbremse besonders klein sein, weil die Reifenhöhe gering und ein Schutzblech nicht vorgesehen ist. Beim Reiserad müssen größere Maße in Kauf genommen werden. Ein langer Bremsschenkelarm d hat noch einen Nachteil: Beim Abbremsen fängt er schnell an zu "flattern" und die Beläge rubbeln an der Felge.

- Entscheidend für ein wirkungsvolles Übertragen der Anpresskraft F_{Nv} (bzw. F_{Nh}) ist der Reibbeiwert μ_G, der allerdings starken Schwankungen unterworfen ist. Die Spannbreite geht vom günstigsten Fall $\mu_G = 0{,}85$ (bei Trockenheit und richtiger Werkstoffpaarung) bis μ_G nahe 0 bei extremer Nässe oder einem Ölfilm an den Berührungsflächen. Hinzu kommen noch Abnutzung, Alterung und Erwärmung, die den lebenswichtigen Reibbeiwert herabsetzen können.

- Im Gegensatz zu den Gesetzen der festen Reibung hat bei der viskoelastischen Reibung die Fahrgeschwindigkeit einen erheblichen Einfluss auf den Reibbeiwert: μ_G steigt bei Trockenheit mit zunehmender Geschwindigkeit an und fällt dann wieder ab. Bei Nässe reagiert der Reibwert umgekehrt.

- Die Größe der Reibungsfläche hat dagegen keinen Einfluss auf die übertragbare Reibungskraft, wohl aber auf den Anpressdruck. Eine kleine Bremsklotzfläche erzeugt - gleiche Anpresskraft vorausgesetzt - einen höheren Druck als eine große, gemäß der Formel: Druck ist Kraft pro Fläche.

- Bremsklötze mit kleiner Fläche drücken einen Wasserfilm schneller beiseite als solche mit größeren Flächen. Sie haben allerdings den Nachteil, dass sie eher verschleißen.

- Felgen aus Leichtmetall sind nicht nur leichter als Stahlfelgen, sie haben im nassen Zustand wesentlich höhere Reibbeiwerte - falls der richtige Belagwerkstoff zum Einsatz kommt.

Welche Handkraft F_H ist erforderlich, um eine Anpresskraft F_{Nv} von 683 N zu erzeugen?

$$F_H = \frac{F_{Nv}}{i_{ges} \cdot \eta} = \frac{683\,N}{3{,}8 \cdot 0{,}9} \approx 200\,N$$

Auch die Rückstellfeder an den Bremsarmen benötigt einen Kraftanteil von etwa 30 N (geschätzt), so dass der Musterradfahrer eine Handkraft von $F_H \approx 230$ N an der Vorderradbremse aufbringen muss, um sein 800 N schweres System mit einer Verzögerung von $a = 4\ m/s^2$ zum Stehen zu bringen.

Vom Prinzip her ist die Felgenbremse die wirkungsvollste Fahrradbremse, da sie über einen großen Radius auf den Reifenumfang wirkt. Hier wird die Verzögerungskraft zum größten Teil über Felge und Reifen zur Reifenaufstandsfläche weitergeleitet. Einen kleineren Teil der Abbremskraft übernehmen die Speichen, die dabei aber nicht auf Biegung, sondern auf Zug beansprucht werden. Da die Speichen ohnehin unter einer erheblichen Zugvorspannung stehen, wirkt sich dieser Kraftanteil als eine Zugkraftverstärkung aus. Ein weiterer Vorteil der Felgenbremse: Die Bremswärme wird wirkungsvoll abgeführt, da die »angebremsten Teile« eine maximale Fläche aufweisen und gut von der Außenluft umströmt werden.

Aber Felgenbremsen haben auch Nachteile. Der wichtigste ist, dass die Bremswirkung bei Nässe leidet. Aber hier sind durch geeignete Bremsklotzwerkstoffe Verbesserungen möglich.

Trommelbremse

Die Trommelbremse hat neben einigen Vorteilen:

- gute Nassbremswirkung
- unempfindlich gegen Verschmutzung
- weitgehend wartungsfrei
- gute Dosierbarkeit bei geringer Handkraft

Bild 148 Gesamt-Hebelübersetzung einer ø 90 mm großen Trommelbremse (aus F. Winkler »Fahrradtechnik«, 7. Auflage BVA, Seite 354).

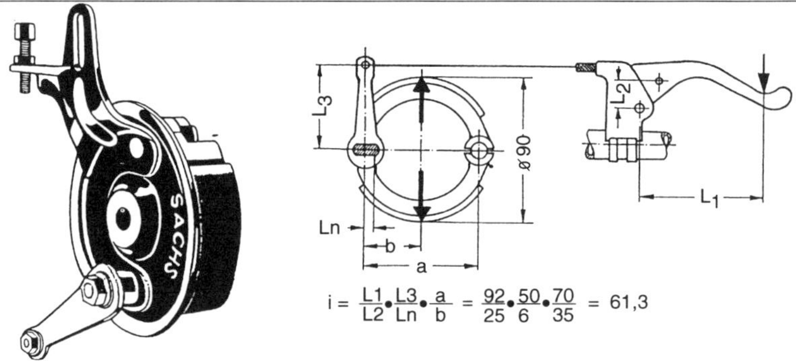

$$i = \frac{L1}{L2} \cdot \frac{L3}{Ln} \cdot \frac{a}{b} = \frac{92}{25} \cdot \frac{50}{6} \cdot \frac{70}{35} = 61{,}3$$

gewichtige Nachteile: Die Bremskraft greift in der Nähe der Radmitte an und der dadurch bedingte kleine Hebelarm erfordert eine große Anpresskraft. Nun muss die Bremskraft an die Reifenaufstandsfläche weitergeleitet werden - und das erfolgt über den Nabenkörper und die ohnehin stark belasteten Speichen.

Aber auch die Gabel erfährt eine hohe Zusatzbelastung. Bei jeder Bremsung muss das Bremsmoment durch ein Reaktionsmoment aufgefangen werden. Bei der Trommelbremse geschieht dies über einen Bremshebel, der sich an der Gabel abstützt. Und das erfolgt an einer Stelle, wo die Gabel kein besonders großes Widerstandsmoment hat. Der Bremshebel sollte deshalb nicht zu kurz sein, sonst nimmt die Abstützkraft sehr große Werte an.

Rücktrittbremse

Die Rücktrittbremse ist meist mit dem Freilauf kombiniert. Das Hinterrad wird abgebremst, wenn der Radfahrer das Pedal rückwärts tritt. Dabei wird der Walzenführungsring (Bild 149, Teil 1) zurückgedreht und schiebt den Bremskonus (2) nach innen. Dadurch wird der Bremsmantel (3) nach außen gegen die Nabenhülse (4) gedrückt, die vom fest angebrachten Hebelkonus (5) am Mitdrehen gehindert wird.

Bild 149

Rücktrittbremse

1 Walzenführungsring
2 Bremskonus
3 Bremsmantel
4 Nabenhülse
5 Hebelkonus
6 Bremshebel

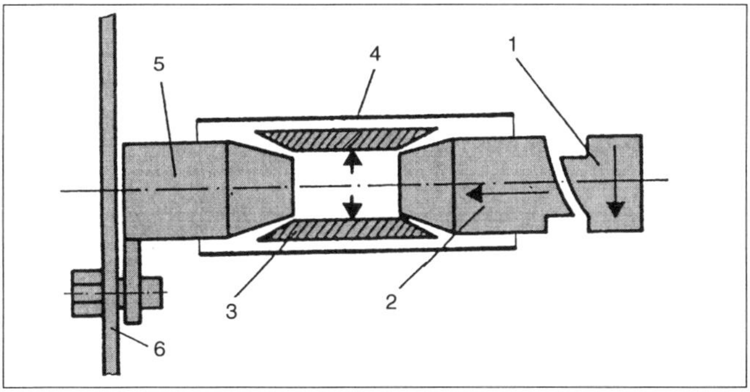

Nehmen wir bei einer Rücktrittbremse eine Pedalbremskraft von 500 N an (theoretisch könnte man das gesamte Körpergewicht plus einem Aktivmuskelanteil als Bremskraft ansetzen), so ergibt sich eine Abstützkraft am Bremshebel (Teil 6 in Bild 150) von ca. 2700 N. Grund für diese Kraftverstärkung sind die großen Übersetzungen von Kurbellänge, Kettenblatthalbmesser, Ritzel und Bremsschnecke im Nabeninneren.

Cantileverbremse

Vergleichen Sie die Bilder 147 und 150. Sie erkennen, dass bei der Cantileverbremse das Übersetzungsverhältnis $i_2 = \frac{c}{d}$ erheblich größer ist als bei einer Seitenzug-Felgenbremse. Mit der vergrößerten Kraftübersetzung erzielt diese Bremse erheblich höhere Bremsnormalkräfte an der Felge.

Interessant ist der Einfluss des Spreizwinkels ß. Bei einem (nur theoretisch möglichen) Spreizwinkel von $\beta = 0°$ verteilt sich die Bowdenzugkraft je zur Hälfte auf die beiden Kipphebel und der Seilweg wird in voller Länge übertragen. Je größer der Spreizwinkel wird, desto größer sind auch die Zugkräfte am Kipphebel und damit auch die Bremsnormalkräfte. Beträgt der Spreizwinkel z.B. ß = 90° und die Bowdenzugkraft F_{Bo} = 500 N, so ziehen je F_z = 353 N an jedem Kipphebel (Bild 151).

Bild 150 Cantileverbremse

ß Spreizwinkel c/d Übersetzungsverhältnis am Bremskörper K Kipphebel

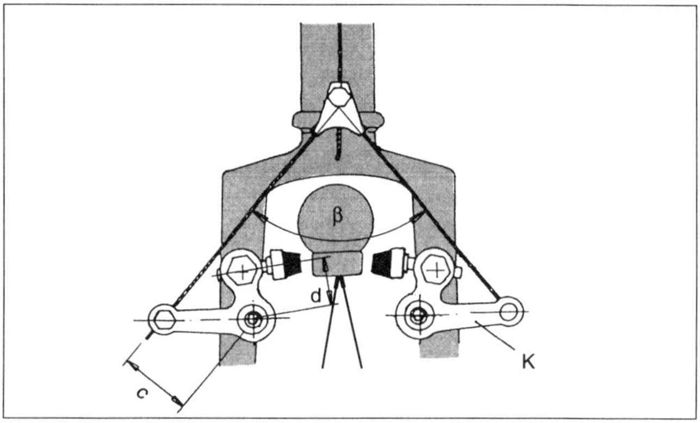

Bei einem Spreizwinkel von β = 120° sind es schon 500 N und bei (nur theoretisch möglichen) β = 180° sind die Zugkräfte unendlich groß (cos 90° = 0!). Dann kommt allerdings kein Seilweg mehr zustande.

Bild 151

Berechnung der Zugkraft am Kipphebel einer Cantileverbremse.

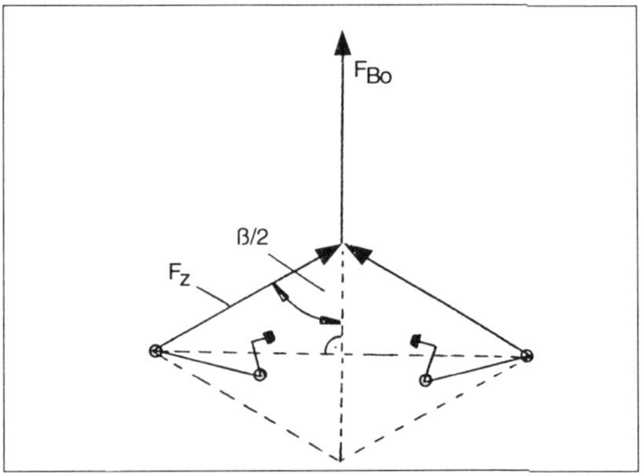

$$\cos 0{,}5\beta = \frac{F_{Bo}}{2 \cdot F_z}$$

$$F_z = \frac{F_{Bo}}{\cos\beta}$$

Beispiel: ß = 140° , F_{Bo} = 500 N

$$F_z = \frac{250\,N}{\cos 70^\circ} = \frac{250\,N}{0{,}342} = 731\,N$$

IV Getriebe

Antriebsmaschine Mensch

Wir haben die Widerstandskräfte, die beim Radfahren auftreten, untersucht und betrachten jetzt den Kraftverlauf vom Antriebsmotor (dem Radfahrer) zum Hinterrad.

Bild 152

Von der Beinkraft F_P zur Vortriebskraft F_H

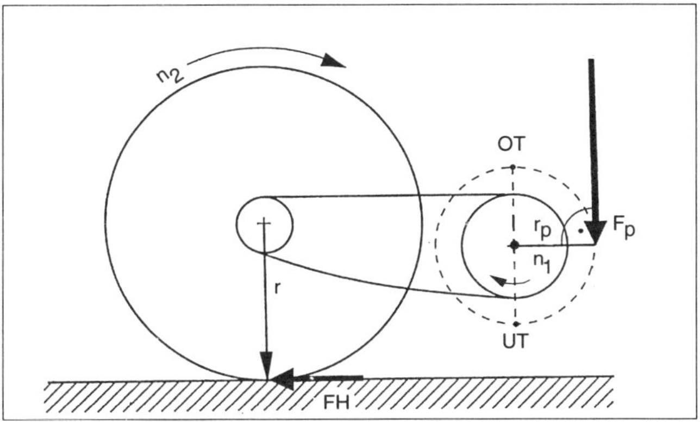

Zwischen motor- und muskelkraftangetriebenen Fahrzeugen besteht ein grundlegender Unterschied: Das Motorfahrzeug kann die Leistung weitgehend den unterschiedlichen Fahrwiderständen anpassen. Ein kleinerer Gang eingeschaltet, ein sanfter Druck auf das Gaspedal, und das Fahrzeug überwindet (fast) jede Steigung. Die dafür notwendige Leistung wird über eine höhere Drehzahl und/oder ein größeres Drehmoment zur Verfügung gestellt.

Anders beim Radfahren. Die Antriebsmaschine »Mensch« will mit einer vorgegebenen Antriebsleistung möglichst alle Fahrwiderstände (in einem realistischen Bereich) abdecken. Außerdem strebt der Radfahrer eine weitgehend gleichbleibende und damit ökonomische Trittfrequenz an. Diese liegt bei einem Normalradfahrer bei 50 bis 60 Umdrehungen pro Minute. Für unseren trainierten Musterradfahrer nehmen wir in der Ebene bei Windstille eine günstige Trittfrequenz von 90 Umdrehungen pro Minute an.

Wenn wir von Verlusten einmal absehen, muss die Leistungsbilanz ausgeglichen sein: Die Antriebsleistung P_1 an der Tretkurbel ist dann gleich der Abtriebsleistung P_2 am Hinterrad:

$P_1 = P_2$

Eine konstante Antriebsleistung und Trittfrequenz bedingt eine konstante Pedalkraft, denn der Hebelarm der Tretkurbel lässt sich (noch) nicht verändern. Wir erinnern uns: Bei der Rotation entspricht der Kraft F das Drehmoment M. Mit Hilfe der Beinkraft (oder Pedalkraft) und der Länge des Kraftarmes, der Kurbellänge, wird das erforderliche Drehmoment erzeugt.

Die Formel für das Drehmoment lautet: $M = F \cdot l$. Aus dem Drehmoment M und der Drehzahl n lässt sich die mechanische Leistung *P* berechnen:

$$P = F \cdot \frac{s}{t} \quad = F \cdot \frac{2 \cdot r \cdot \pi}{T} \quad = F \cdot r \cdot 2 \cdot \pi \cdot n / 60 \quad = M \cdot n \cdot 0{,}105 \qquad \text{(r = Kurbelarmradius)}$$

Wir bezeichnen in Zukunft den Kurbelarmradius mit r_P und die Beinkraft (oder Pedalkraft) mit F_P.

Wenn wir das Drehmoment M in Nm und die Drehzahl n in U/min bzw. 1/min einsetzen, erhalten wir mit dieser Formel die Leistung P in Watt W.

Um nun an der Tretkurbel *Drehzahl und Drehmoment* möglichst konstant zu halten, sind wir gezwungen, das Abtriebsdrehmoment am Hinterrad den unterschiedlichen Fahrwiderständen anzupassen. Wir müssen am Fahrrad eine Vorrichtung schaffen, die das Drehmoment vom Kettenblatt und der Tretkurbelwelle auf dem Weg zum Hinterrad umwandelt - und das ist das Getriebe, die Schaltung.

Noch einmal: Die Schaltung gibt uns die Möglichkeit, mit einer bestimmten Pedalkraft (oder einem bestimmten Drehmoment) und einer für uns angenehmen Trittfrequenz unterschiedliche Geschwindigkeiten zu fahren und dabei die Leistung konstant zu halten.

Das Getriebe ist ein Drehmomentwandler. Man kann aus einem kleinen Drehmoment am Kettenblatt ein großes Drehmoment am Hinterrad machen oder auch umgekehrt - ohne dass sich die Leistung ändert. Beim Fahrradgetriebe wird (meist) aus einer kleinen Drehzahl mit hohem Drehmoment an der Tretkurbel eine größere Drehzahl mit einem kleinen Drehmoment am Hinterrad. Der Radfahrer spürt das Drehmoment am deutlichsten, wenn es bergauf geht. Die Pedalkraft reicht oft nicht mehr aus und mit sinkender Fahrgeschwindigkeit ist ein Abstieg vom Rad unvermeidlich. Mit einer Gangschaltung lässt sich dieses Problem (weitgehend) lösen.

Zurück zur Leistungsbilanz $P_1 = P_2$. Der Musterradfahrer mit der Trittfrequenz von n = 90 U/min soll eine gleichbleibende Antriebsleistung von P_1 = 120 Watt aufbringen. Sein Drehmoment in der Tretkurbel ist dann:

$$M = \frac{P_1}{n_1 \cdot 0{,}105} = \frac{120\,\text{W}}{90\ 1/\text{min} \cdot 0{,}105} = 13\,\text{Nm}$$ [1]

und seine Pedalkraft F_P bei einer Standardkurbellänge von r_p = 17 cm:

$$F_P = \frac{M_1}{r_P} = \frac{13\,\text{Nm}}{0{,}17\,\text{m}} = 76{,}5\,\text{N}$$

Mit einem Drehmoment von 13 Nm und einem Hinterradradius von 0,335 m könnte der Radfahrer eine Antriebskraft von

$F_H = \frac{13\,\text{Nm}}{0{,}335\,\text{m}} = 39\,\text{N}$ auf die Straße bringen, falls sich das Hinterrad genau so schnell wie die Tretkurbel dreht, d.h. wenn Kettenblatt und Ritzel gleich viele Zähne haben.

Bei gleichbleibender Antriebsleistung soll sich nun der Fahrwiderstand erhöhen. Am Hinterrad wird z.B. eine Antriebskraft von F_H = 120 N verlangt, einem Drehmoment entsprechend von $M = 120\,\text{N} \cdot 0{,}335\,\text{m} \approx 40\,\text{Nm}$.

Das geht nur auf Kosten der Abtriebsdrehzahl n_2 - sie muss sich verringern. Dass dabei die Fahrgeschwindigkeit abnimmt, ist nicht zu vermeiden.

Wieder gilt $P_1 = P_2$

$$13\,\text{Nm} \cdot 90\ 1/\text{min} \cdot 0{,}105 = 40\,\text{Nm} \cdot n_2 \cdot 0{,}105 \qquad n_2 = 30\ 1/\text{min}$$

[1] Diese Rechnung ist natürlich nur dann richtig, wenn beim Pedalieren nur beim Abwärtstreten Kraft ausgeübt wird (sog. »Hackstil«). Bei perfektem runden Tritt vergrößert sich das Drehmoment, weil auch gleichzeitig an der anderen Kurbel eine Zug- und Hubkraft ausgeübt wird.

Der Verbrennungsmotor im Motorrad oder Pkw hat ein anders Drehmoment- bzw. Drehzahlverhalten. Wird die Drehzahl der Antriebsräder kleiner, verringert sich auch das Motordrehmoment. Unterhalb einer bestimmten Drehzahl reicht die Kraft an den Antriebsrädern nicht mehr aus, die Fahrwiderstände zu überwinden und der Motor wird »abgewürgt«.

Unser Muskelmotor arbeitet effektiver: Mit abfallender Kurbeldrehzahl (hier Trittfrequenz) fällt das Drehmoment *nicht* ab - bei konstanter Leistung erhöhen wir einfach den Kraftanteil. Je langsamer wir treten, desto mehr Kraft können wir auf die Pedale bringen. Und beim Anfahren - bei einer Drehzahl von Null - ist das Drehmoment besonders groß (Bild 153).

Bild 153

Drehmomentverlauf beim Verbrennungsmotor und beim Radfahrer

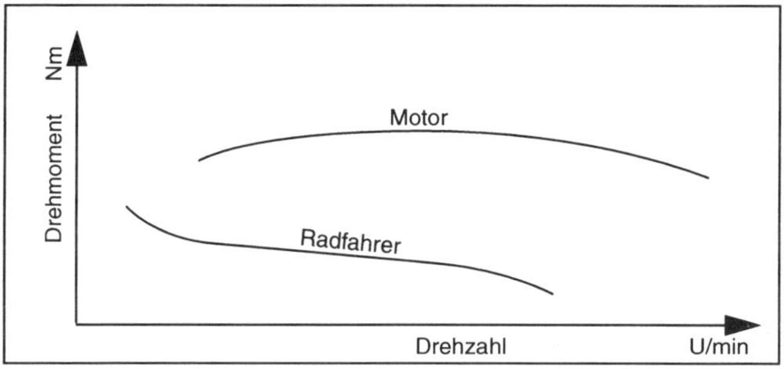

Bei überhöhten Drehzahlen ähneln sich Muskel- und Verbrennungsmaschine: Sie reagieren mit Drehmomentverlust. Einen Nachteil wollen wir aber nicht verschweigen: Der Muskel kann ermüden, der Motor nicht.

Nun könnte man meinen, dass es dem Radfahrer einerlei sein müsste, in welchem Gang er gerade fährt - wenn die Leistung doch die gleiche bleibt. Aber der Mensch hat (anders als ein Automotor) eine für ihn optimale Drehzahl - sprich »Trittfrequenz«. Er versucht deshalb, durch einen Wechsel der Übersetzung diese Trittfrequenz bei der gewünschten Geschwindigkeit zu erreichen. Im Gegensatz zu einer Maschine kann er so seine Muskelarbeit tatsächlich optimieren.

Nehmen wir an, der Radfahrer in Bild 154 tritt gegen einen Fahrwiderstand von F_F = 30 N an (das entspricht etwa einer Kraft, die notwendig ist, um 3 kg hochzuheben). Die Antriebskraft F_A ist die Gegenkraft zum Fahrwiderstand F_F, die die 30 N überwindet, um das System in Bewegung zu halten. Sie versetzt das Hinterrad in eine Drehbewegung - falls sich das Rad in der Auflagefläche genügend abstützen kann.

Bild 154

Die Antriebskraft F_A kann als die Gegenkraft zu dem in die Radmitte verschobenen Fahrwiderstand F_F angesehen werden.

Der Fahrwiderstand F_F bildet mit der Reibungskraft F_H ein Kräftepaar, das dem Moment M_2 das Gleichgewicht hält.

Daraus ergibt sich: $F_A \cdot r = M_2$

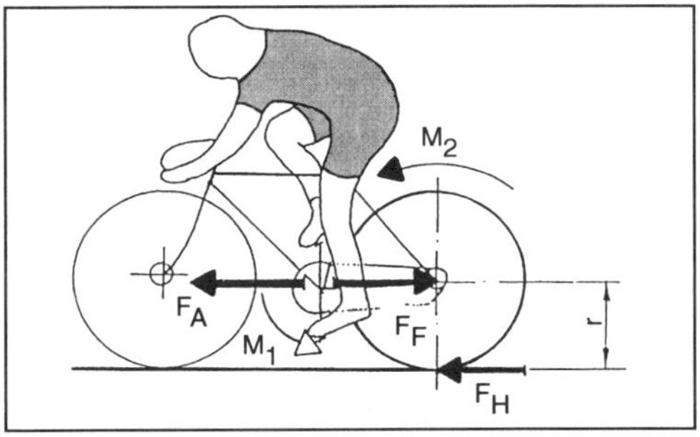

Das Drehmoment M_2 versetzt das Hinterrad um den Auflagepunkt in eine Abrollbewegung Die Beträge von F_A und F_F sind gleich groß und wir erhalten bei einem Hinterrad mit dem Radius r = 33,5 cm ein Drehmoment von:

$$M_2 = 30\,N \cdot 33{,}5\,cm \quad \approx 1000\,Ncm \quad \approx 10\,Nm$$

Ein mit dem Hinterrad in Laufrichtung fest verbundenes Ritzel überträgt dieses Drehmoment über Nabe, Speichen und Felge auf den Reifen.

Welche Umfangskraft F_r ist am Ritzel notwendig, um das geforderte Drehmoment aufzubringen? Die Umfangskraft F_r hängt vom Radius r_2 (genauer: Teilkreisradius r_0 auf dem Kettenabrollkreis, siehe Bild 157) des Ritzels ab: Je kleiner der Radius r_2, desto größer muss die Umfangskraft sein. Beträgt der Ritzelradius r_2 = 3,35 cm (dem entspricht eine Zähnezahl von z_2 = 16), brauchen wir eine Umfangskraft von:

$$F_R = \frac{M_2}{r_2} = \frac{1000\,Ncm}{3{,}35\,cm} = 300\,N$$

Damit können wir die erste Stufe der Kraftübersetzung i_1 berechnen:

$$i_1 = \frac{F_r}{F_A} = \frac{r}{r_2} = \frac{300\,N}{30\,N} = \frac{33{,}5\,cm}{3{,}35\,cm} = 10:1$$

mit r als Hinterradradius und r_2 als Ritzelradius.

Wer liefert die 300 N Umfangskraft am Ritzel? Natürlich die vom Kettenblatt angetriebene Kette. Die Umfangskraft am Ritzel ist gleich der Umfangskraft am Kettenblatt: $F_R = F_K$

($_K$ für Kette, $_R$ für Ritzel)

Bild 155

Auf Kettenblatt, Kette und Ritzel wirkt die gleiche Umfangskraft: $F_R = F_k$

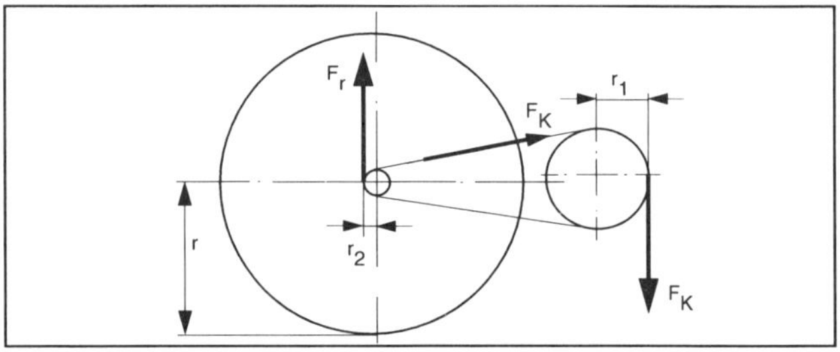

Das Kettenblatt soll einen Teilkreisradius von r_1 = 10 cm haben (dem entspricht eine Zähnezahl von z_1 = 50). Welches Drehmoment M_1 muss am Kettenblatt wirken, wenn die Kettenkraft F_K = 300 N beträgt?

$$M_1 = F_K \cdot r_1 \quad = 300\,N \cdot 10\,cm \quad = 3000\,Ncm\ (= 30\,Nm)$$

Bevor wir die Frage beantworten, wer dieses Drehmoment liefert, betrachten wir das Getriebe *Kettenblatt-Kette-Ritzel* als *Drehmomentwandler*. Wir lassen in Bild 156/1 die Kette weg und rücken die beiden Zahnräder (Kettenblatt und Ritzel) so dicht zusammen, dass sie sich in B berühren. Dann stellen wir uns die Zahnräder als ein System »rotierender Hebel« vor, wobei immer zwei gegenüberliegende Zähne einen Hebelarm darstellen. Zwei solcher Hebelarme r_1 und r_2 sind in Bild 156/2 mit der Tretlagerwelle und der Hinterachse fest verbunden.

Bild 156

Das Fahrradgetriebe als Drehmomentwandler. Die Fahrradkette lassen wir in Gedanken weg. Die Drehrichtung im kettenlosen Getriebe ändert sich. Die Umfangskraft F_K am Kettenblatt erzeugt am Ritzel die gleich große Reaktionskraft F_R.

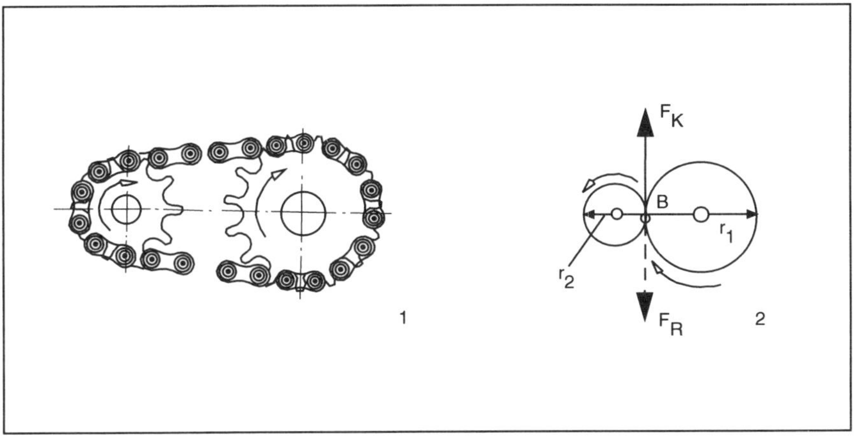

Versetzen wir die Antriebswelle in eine Drehbewegung (oder: leiten wir ein Antriebsdrehmoment M_1 ein), folgen die beiden »Hebel« dieser Zwangsbewegung. Wir übertragen aus unserem Rechenbeispiel mit diesem Hebel 3000 Ncm über 10 cm Kettenblattradius und erhalten am Berührungspunkt B beider Zahnflanken (das sind die Enden der beiden gedachten Hebel) eine Kraft von:

$$F_K = \frac{M_1}{r_1} = \frac{3000\,\text{Ncm}}{10\,\text{cm}} = 300\,\text{N}$$

Mit dieser Umfangskraft wird das kleine Zahnrad mit dem kürzeren »Zahnhebelarm« r_2 in Drehung versetzt. Das Drehmoment M_2 ist dreimal kleiner als das Drehmoment M_1, denn auch der Hebelarm r_2 ist nur ein Drittel von r_1.

Lassen wir die Hebel rotieren, wandelt sich dauernd ein Drehmoment von 30 Nm in eines von 10 Nm um. Das Getriebe ist ein *Drehmomentwandler*. Eine Kraftübersetzung (oder eine Kraftumwandlung) zwischen Kettenblatt und Ritzel findet *nicht* statt.

Wenn sich das Kettenblatt (Antriebsrad) n_1 mal dreht, legt jeder Zahn den Weg $U_1 = 2 \cdot r_1 \cdot \pi \cdot n_1$ zurück. Da das Kettenblatt über die Kette formschlüssig mit dem Ritzel verbunden ist, muss jeder Zahn des Ritzels (des Abtriebsrades) den gleichen Weg zurücklegen:

$$U_1 = U_2 \qquad 2 \cdot r_1 \cdot \pi \cdot n_1 = 2 \cdot r_2 \cdot \pi \cdot n_2$$

Nach Kürzen und Umstellen der Gleichung erhalten wir die wichtige »Übersetzungsformel«:

$$\frac{n_1}{n_2} = \frac{r_2}{r_1} = i$$

In unserem Beispiel steht r_1 für den Kettenblattradius und r_2 für den Ritzelradius. Mit den Werten r_1 = 10 cm und r_2 = 3,35 cm erhalten wir ein Übersetzungsverhältnis der Drehzahlen

von: $i = \frac{r_2}{r_1} = \frac{3{,}35\,\text{cm}}{10\,\text{cm}} = 0{,}33 = 1:3$

In einer anderen Schreibweise: $i = n_1 : n_2 = 1 : 3$

Dreht sich das Antriebsrad (Kettenblatt) einmal, dreht sich das Abtriebsrad (Ritzel) dreimal.

Das Verhältnis der Drehmomente

Es gilt der Merksatz:

Großes Zahnrad → großes Drehmoment, kleines Zahnrad → kleines Drehmoment

In dem Beispiel steht ein Antriebsdrehmoment M_1 zum Abtriebsdrehmoment M_2 im Verhältnis 3 : 1. Das Drehzahlverhältnis beträgt 1 : 3.

Was an Drehmoment verloren geht, gewinnt man an Drehzahl, ist die »drehende« Form der Goldenen Regel der Mechanik.

Aus der Beziehung: $M_1 = F_K \cdot r_1$ und $M_2 = F_R \cdot r_2$ folgt (da $F_R = F_K$ ist):

$\frac{M_1}{M_2} = \frac{r_1}{r_2} = \frac{n_2}{n_1}$ und daraus $M_1 \cdot n_1 = M_2 \cdot n_2$

Drehmoment x Drehzahl am Kettenblatt = Drehmoment x Drehzahl am Ritzel

Ich erinnere noch einmal an die Leistungsformel $P = M \cdot n$. Das Drehmoment messen wir in Nm oder Ncm, die Drehzahl in 1/min oder 1/s, so dass die Leistung die Dimension Nm/s hat. 1 Nm/s ist gleich 1 Watt oder 1 W.

Die Fahrradschaltung macht (meist) aus einer kleinen Drehzahl und einem großen Drehmoment an der Tretkurbel eine große Drehzahl und ein kleines Drehmoment am Hinterrad. Die Eingangsleistung an der Tretkurbel ist gleich der Ausgangsleistung am Hinterrad - von Übertragungsverlusten einmal abgesehen.

Das Verhältnis der Zähnezahlen

Bisher haben wir den Umfang eines Zahnrades so bestimmt: $U = 2 \cdot r_o \cdot \pi$.

Mit r_o bezeichnen wir den wirksamen Radius (den Teilkreisradius) eines Zahnrades. Dieses ist der Hebelarm r_1 bzw. r_2, der zwischen Zahn und Kette im Berührungspunkt B (Bild 156 und 157) die Kettenkraft überträgt. Wir können den wirksamen Umfang (Teilkreisumfang) auch über die Zähnezahl z mal der Teilung p (den Abstand von einem Zahn zum nächsten, gemessen im Teilkreis) ermitteln:

Umfang U = Zähnezahl z · Teilung p

Bild 157

Teilkreisumfang
$U = 2 \cdot r_o \cdot \pi$ *oder*
$U = z \cdot p$

Beide Umfangsformeln gleichgesetzt:

$z \cdot p = 2 \cdot r_0 \cdot \pi \quad \rightarrow$

$z \frac{p}{\pi} = 2 \cdot r_0$

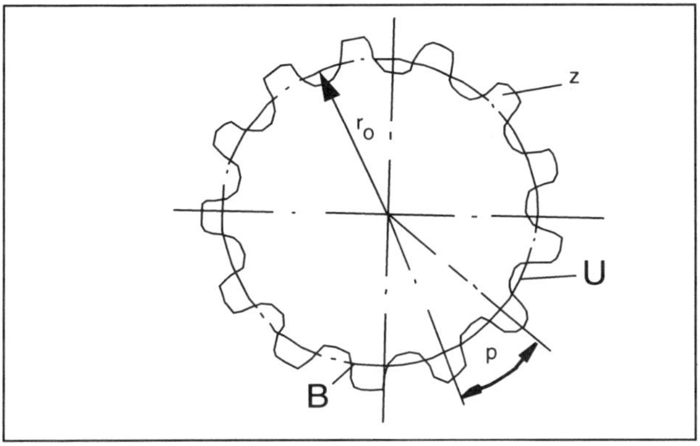

Der Ausdruck p/π wird *Modul* m genannt. Zahnräder und Ketten, die miteinander "arbeiten", müssen im Modul übereinstimmen. Setzen wir für $2 \cdot r_o$ den Durchmesser d ein, sieht die Formel für den Zahnraddurchmesser so aus:

$d = m \cdot z$ (bzw. $d_1 = m \cdot z_1$ oder $d_2 = m \cdot z_2$)

Zurück zu der Übersetzungsformel von Seite 154:

$\frac{n_1}{n_2} = \frac{r_2}{r_1} = i$ Mit r = d/2 und d = m · z erhalten wir

$i = \frac{n_1}{n_2} = \frac{z_2}{z_1}$ oder: $n_1 \cdot z_1 = n_2 \cdot z_2$

Damit haben wir einen wichtigen Zusammenhang hergestellt:

> Zähnezahl mal Drehzahl am Antrieb (Kettenblatt oder Kurbel) ist gleich Zähnezahl mal Drehzahl am Abtrieb (Ritzel oder Hinterrad).

Ein Beispiel: Unser Radfahrer pedaliert mit der Antriebsdrehzahl n_1 = 80 1/min. Vorn hat das Kettenblatt z_1 = 52 Zähne, hinten das Ritzel z_2 = 17 Zähne. Wir bestimmen die Drehzahl n_2 am Ritzel - und damit die Drehzahl des Hinterrades:

$$n_2 = \frac{n_1 \cdot z_1}{z_2} = \frac{80\ 1/\text{min} \cdot 52}{17} = 245\ 1/\text{min}$$

Das Übersetzungsverhältnis i beträgt:

$$i = \frac{z_2}{z_1} = \frac{17}{52} \approx 0{,}33 \qquad \text{oder:} \quad i = \frac{n_1}{n_2} = \frac{80\ 1/\text{min}}{245\ 1/\text{min}} \approx 0{,}33$$

Mit der Drehzahl n_2 = 245 1/min und dem Durchmesser des Hinterrades d = 0,67 m können wir nun leicht die Fahrgeschwindigkeit *v* ausrechnen:

$$v = 0{,}67\ \text{m} \cdot 3{,}14 \cdot 245\ 1/\text{min} = 515{,}7\ \text{m/min} = 30{,}9\ \text{km/h}$$

Üblich ist in der Fahrradtechnik und im Rennsport die Angabe der Übersetzung als Verhältnis der Zähnezahlen. Man sagt z.B.: Ich fahre die Übersetzung 42/14 und meint damit die Antriebszähnezahl des Kettenblattes zur Abtriebszähnezahl des Zahnkranzes (Ritzel):

$i = \frac{z_1}{z_2}$. Jetzt müssen wir aber auch das Verhältnis der Drehzahlen vertauschen. Es gilt

nicht mehr $i = \frac{n_1}{n_2}$ **sondern** $i = \frac{n_2}{n_1}$.

Die Tabelle Bild 158 zeigt mögliche Übersetzungen einer 18-Gang-Kettenschaltung mit drei Kettenblättern und sechs Ritzeln. Ein Beispiel: Wir fahren mit einer Übersetzung 46/14 und einer Trittfrequenz von 100 U/min. Die Übersetzung i ist damit 46 : 14 = 3,3 : 1 und die Abtriebsdrehzahl n_2:

$n_2 = i \cdot n_1 \quad = 3{,}3 \cdot 100\ 1/\text{min} \quad = 330\ 1/\text{min}.$

Übersetzungen "ins Schnelle" (wie beim Radfahren allgemein üblich) haben dann Übersetzungszahlen i > 1. Übersetzungen »ins Langsame« sind i < 1, wenn z.B. Mountainbiker vorn 28 und hinten 32 Zähne fahren: $i = 28 : 32 \quad = 0{,}875 \quad \approx 0{,}9$.

Im direkten Gang ist die Zähnezahl am Kettenblatt gleich der Ritzelzähnezahl: $z_1 = z_2$ und $n_1 = n_2$ und damit i = 1.

Bild 158 Darstellung möglicher Übersetzungsverhältnisse (Werte gerundet, eingerahmt sind die Werte für die 18-Gang-Kettenschaltung 30/38/46 - 14/15/17/20/24/30)

Zähenzahl der Kettenblätter (vorn) →

Zähnezahl Ritzel ↑	24	26	28	[30]	32	34	36	[38]	40	42	44	45	[46]	48	50	52	53	54
12	2,0	2,2	2,3	2,5	2,7	2,8	3,0	3,2	3,3	3,5	3,7	3,8	3,9	4,0	4,2	4,3	4,4	4,5
13	1,8	2,0	2,2	2,3	2,5	2,6	2,8	2,9	3,1	3,2	3,4	3,4	3,5	3,7	3,8	4,0	4,1	4,2
[14]	1,7	1,8	2,0	[2,1]	2,3	2,4	2,6	[2,7]	2,9	3,0	3,1	3,2	[3,3]	3,4	3,6	3,7	3,8	3,9
[15]	1,6	1,7	1,9	[2,0]	2,1	2,3	2,4	[2,5]	2,7	2,8	2,9	3,0	[3,1]	3,2	3,3	3,4	3,5	3,6
16	1,5	1,6	1,7	1,8	2,0	2,1	2,2	2,4	2,5	2,6	2,7	2,8	2,9	3,0	3,1	3,2	3,3	3,4
[17]	1,4	1,5	1,6	[1,7]	1,9	2,0	2,1	[2,2]	2,3	2,5	2,6	2,6	[2,7]	2,8	2,9	3,0	3,1	3,2
18	1,3	1,4	1,5	1,7	1,8	1,9	2,0	2,1	2,2	2,3	2,4	2,5	2,6	2,7	2,8	2,9	2,9	3,0
19	1,3	1,4	1,5	1,6	1,7	1,8	1,9	2,0	2,1	2,2	2,3	2,4	2,4	2,5	2,6	2,7	2,8	2,8
[20]	1,2	1,3	1,4	[1,5]	1,6	1,7	1,8	[1,9]	2,0	2,1	2,2	2,3	[2,3]	2,4	2,5	2,6	2,7	2,7
21	1,1	1,2	1,3	1,4	1,5	1,6	1,7	1,8	1,9	2,0	2,1	2,1	2,2	2,3	2,4	2,5	2,5	2,6
22	1,1	1,2	1,3	1,4	1,5	1,6	1,6	1,7	1,8	1,9	2,0	2,1	2,1	2,2	2,3	2,4	2,4	2,5
23	1,0	1,1	1,2	1,3	1,4	1,5	1,6	1,7	1,7	1,8	1,9	2,0	2,0	2,1	2,2	2,3	2,3	2,4
[24]	1,0	1,1	1,2	[1,3]	1,4	1,5	1,7	[1,6]	1,8	1,9	1,9	2,0	[1,9]	2,2	2,1	2,2	2,2	2,3
25	0,9	1,0	1,1	1,2	1,3	1,4	1,4	1,5	1,6	1,7	1,8	1,8	1,8	1,9	2,0	2,1	2,1	2,2
26	0,9	1,0	1,1	1,1	1,2	1,3	1,4	1,5	1,5	1,6	1,7	1,7	1,8	1,9	1,9	2,0	2,0	2,1
28	0,9	0,9	1,0	1,1	1,1	1,2	1,3	1,4	1,4	1,5	1,6	1,6	1,6	1,7	1,8	1,8	1,9	1,9
29	0,8	0,9	1,0	1,0	1,1	1,2	1,2	1,3	1,4	1,5	1,5	1,6	1,6	1,7	1,7	1,8	1,8	1,9
[30]	0,8	0,9	0,9	[1,0]	1,1	1,1	1,2	[1,3]	1,3	1,4	1,5	1,5	[1,5]	1,6	1,7	1,7	1,8	1,8
32	0,8	0,8	0,9	0,9	1,0	1,1	1,1	1,2	1,2	1,3	1,3	1,4	1,4	1,5	1,6	1,6	1,7	1,7
34	0,7	0,8	0,8	0,9	0,9	1,0	1,1	1,1	1,2	1,2	1,3	1,3	1,4	1,5	1,5	1,5	1,6	1,6

Das Verhältnis der Kräfte

Die Kraftwandlung am Fahrrad erfolgt in zwei Stufen (Bild 158). In der ersten Stufe i_1 wird für die Überwindung einer relativ kleinen Fahrwiderstandskraft F_F (in dem Beispiel auf Seite 151 sind es 30 N) eine große Antriebskraft F_R ($_R$ für Ritzel) benötigt. Die Hebelarme von Ritzel und Hinterrad geben das Kraftübersetzungsverhältnis i_1 wieder:

$$F_F \cdot r = F_R \cdot r_2 \quad \rightarrow i_1 = \frac{F_R}{F_F} \quad = \frac{r}{r_2} \quad = 10:1 \quad = 10$$

Das Drehmoment im Ritzel ist das gleiche wie im Hinterrad. Die Antriebskraft F_R wird von der Kette aufgebracht: $F_R = F_K$. In dem Beispiel sind es 300 N.

Bild 159

Der Kraftverlauf vom Pedal über den »Drehmomentwandler Kettentrieb« zum Auflagepunkt A.

Hier greift der Fahrwiderstand F_F an (entspricht F_r in Bild 42, Seite 52).

Erste Stufe der Kraftübersetzung:

$i_1 = F_R : F_F$

Zweite Stufe der Kraftübersetzung:

$i_2 = F_P : F_K$

F_P ist die Pedalkraft (Beinkraft)

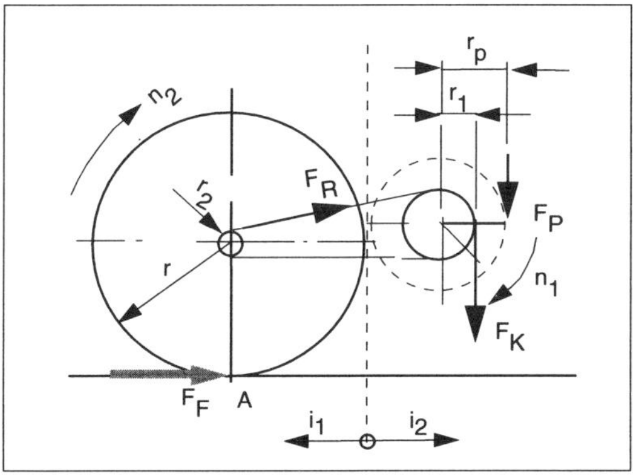

In der zweiten Stufe der Kraftübersetzung wird die relativ große Kettenkraft F_K durch eine kleinere Pedalkraft F_P an der Tretkurbel erzeugt. Da auch hier das (Antriebs-) Drehmoment konstant bleibt (Kettenblatt und Kurbel haben im Tretlager eine gemeinsame Welle), geben die Hebelarme das Übersetzungsverhältnis i_2 wieder. Es gilt:

$$F_P \cdot r_P = F_K \cdot r_1 \quad \rightarrow i_2 = \frac{F_P}{F_K} \quad = \frac{r_1}{r_P}$$

($_P$ für Pedal, $_K$ für Kettenblatt, r_p für Tretkurbelradius, r_1 für Kettenblattradius).

Kleine Pedalkraft x großer Tretkurbelarm ist gleich große Kettenblattkraft x kleiner Kettenblattradius

Zurück zu dem Rechenbeispiel. Bei einem Kettenblattradius von r_1 = 10 cm und einer Kurbelarmlänge von r_p = 17 cm ergibt sich eine Pedalkraft F_P von:

$$F_P = \frac{F_K \cdot r_1}{r_P} \quad = \frac{300\,N \cdot 10\,cm}{17\,cm} \quad \approx 177\,N$$

Die Kraftübersetzung der zweiten Stufe wird somit:

$$i_2 = \frac{177\,N}{300\,N} \quad = 0{,}59 \quad = 1:1{,}7$$

Die Gesamtübersetzung der Kraft ist das Verhältnis der Pedalkraft des Radfahrers zur Widerstandskraft am Auflagepunkt.

$$i = \frac{F_P}{F_F} = \frac{177\,N}{30\,N} = 5{,}9 : 1 \approx 6 : 1$$

Wir können die Gesamtübersetzung auch aus den Teilübersetzungen i_1 und i_2 berechnen:

$$i = i_1 \cdot i_2 = 10 \cdot 0{,}59 = 5{,}9 \quad \text{oder}$$

$$i = \frac{r \cdot r_1}{r_2 \cdot r_P} = \frac{0{,}335\,m \cdot r_1}{0{,}17\,m \cdot r_2} = 1{,}97 \cdot \frac{r_1}{r_2} = 1{,}97 \frac{z_1}{z_2} = 1{,}97 \cdot 3 \approx 6$$

So rechnet man schnell die Pedalkraft aus - falls der Fahrwiderstand bekannt ist und man ein 28"- Rad mit 17 cm langen Kurbelarmen fährt:

$$\text{Pedalkraft} = \frac{\text{Zähnezahl vorn}}{\text{Zähnezahl hinten}} \cdot 2 \cdot \text{Fahrwiderstand}$$

In dem Beispiel muss der Fahrer also mit einer 6 mal so großen Kraft in die Pedale treten, wie der Fahrwiderstand beträgt. Nach der »Goldenen Regel der Mechanik« (*Was man an Kraft zusetzt, kann an Weg gespart werden),* legt das Hinterrad den 6-fachen Weg zurück. Anders ausgedrückt:

Das Fahrrad ist eine Maschine, bei der eine große Kraft (die Beinkraft, Pedalkraft) auf einem kurzen Weg (dem Pedalweg) eingesetzt wird, um eine geringe Kraft (Fahrwiderstand) auf eine große Strecke (Straße) zu übertragen.

Beim Flaschenzug (Bild 160) ist es umgekehrt: Mit einer kleinen Kraft will man ein großes Gewicht heben. Nach dem Energieerhaltungssatz bleibt in beiden Fällen das Produkt aus Kraft mal Weg konstant.

Bild 160

Flaschenzug und Radfahrer sind gegensätzliche Maschinen. Beim Flaschenzug spart man Kraft auf Kosten des Weges, beim Radfahren will man Weg gewinnen auf Kosten der Kraft.

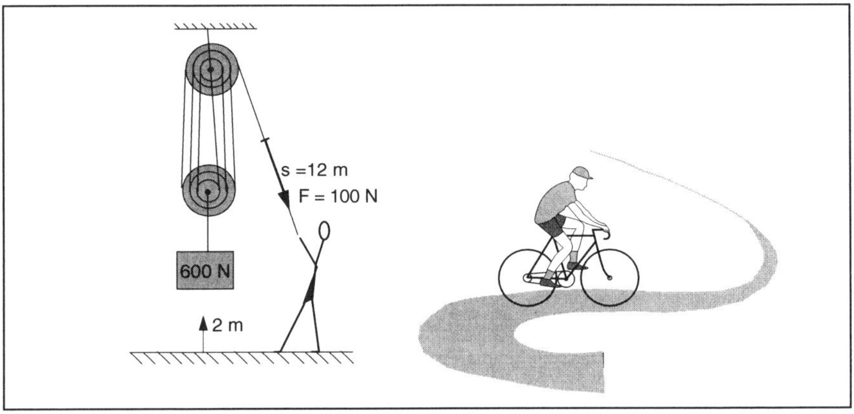

Das Verhältnis der Wege

Kraft mal Weg am Hinterrad ist gleich Kraft mal Weg am Pedal. Wir kontrollieren diesen Satz und nehmen Bezug auf das letzte Beispiel. Legt bei einer Kurbelumdrehung n_1 das Hinterrad auch tatsächlich den 5,9- fachen Weg zurück?

Weg des Pedals bei einer Kurbelumdrehung:

$$s_1 = 2 \cdot r_P \cdot \pi \cdot n_1$$

$$= 2 \cdot 17\,\text{cm} \cdot 3{,}14 \cdot 1 \quad = 107\,\text{cm}$$

Weg eines Zahnes am Kettenblatt:

$$s_{1'} = 2 \cdot r_1 \cdot \pi \cdot n_1$$

$$s_{1'} = 2 \cdot 10\,\text{cm} \cdot 3{,}14 \cdot 1 \quad = 62{,}8\ \text{cm}$$

Das Ritzel legt den gleichen Weg ($s_{1'} = s_2$) zurück, da die Kette ja nicht länger wird. Es dreht sich dabei n_2 mal:

$$n_2 = \frac{s_2}{\text{Ritzelumfang}} \quad = \frac{62{,}8\,\text{cm}}{2 \cdot 3{,}35\,\text{cm} \cdot 3{,}14} \quad = 3$$

Das Ritzel ist mit dem Hinterrad verbunden, das sich bei einer Kurbelumdrehung auch dreimal dreht. Dabei legt ein Punkt auf dem Radumfang den Weg s_2 zurück:

$$s_2 = 2 \cdot r \cdot \pi \cdot n_2 \quad = 2 \cdot 33{,}5\,\text{cm} \cdot 3{,}14 \cdot 3 \quad = 630\,\text{cm} \quad = 6{,}3\,\text{m}$$

Das ist der 5,9-fache Pedalweg.

Damit ergeben sich folgende Zusammenhänge:

$$\frac{\text{Antriebsweg } s_1}{\text{Abtriebsweg } s_2} = \frac{\text{Abtriebskraft } F_A}{\text{Antriebskraft } F_P} \quad = \text{Gesamtübersetzung } i$$

Im Maschinen- und Fahrzeugbau wird das Übersetzungsverhältnis i angegeben durch das Verhältnis der Antriebsdrehzahl n_1 zur Abtriebsdrehzahl n_2 oder als Verhältnis der Zähnezahlen $z_2 : z_1$. Aus traditionellen Gründen haben sich in der Fahrradtechnik zwei abweichende Methoden zur Bestimmung des Übersetzungsverhältnisses durchgesetzt (siehe auch Seite 156):

1. Das Verhältnis der Zähnezahlen von Kettenblatt zu Ritzel $z_1 : z_2$ (z.B. 42/14) - also umgekehrt wie im Maschinenbau.
2. Die zurückgelegte, in Metern gemessene Entfernung E pro Kurbelumdrehung (z.B. E = 6,30 m aus dem letzten Beispiel). Manche nennen diese Übersetzungsangabe auch »Entfaltung« oder »Übersetzung«.

Die Entfaltung (Entfernung, Entwicklung)

Für den Radfahrer ist es wichtig zu wissen, welche Entfernung in Metern (Entfaltung) sein System bei einer Kurbelumdrehung zurücklegt. Das hängt davon ab,

- welche Zähnezahl z_1 das antreibende Kettenblatt hat,
- welche Zähnezahl z_2 das getriebene Ritzel hat,
- wie groß der wirksame Durchmesser d (oder der Umfang U des Hinterrades, $U = d \cdot \pi$ bzw. $U = 2 \cdot r \cdot \pi$) ist. Beim 27"- Rennradreifen rechnet man mit einem Abrollumfang von U = 2,1 m, beim MTB-Pneu mit U = 2,05 m, beim 28"-Rad mit U = 2,135 m.

Die Formel zur Berechnung der Entfaltung E lautet:

$$E = \frac{\text{Radumfang} \cdot \text{Kettenblattzähnezahl}}{\text{Ritzelzähnezahl}} \quad \text{oder} \quad E = U \frac{z_1}{z_2} \quad \text{oder} \quad E = 2\pi \cdot r \cdot i$$

Den zurückgelegten Weg bei einer Kurbelumdrehung will ich in Anlehnung an die populäre Fahrradliteratur nicht »Entfernung« oder »Entwicklung« nennen, sondern »Entfaltung«.

Hat das Kettenblatt genauso viele Zähne wie das Ritzel, entsteht aus einer Kurbelumdrehung exakt eine Hinterradumdrehung. Dann ist E = U, also beträgt bei einem 27"- Rad mit Schlauchreifen (oder ein 28"- Drahtreifenrad) die Entfaltung E = 2,1 m. Wir sprechen vom "direkten Gang" oder einer Übersetzung von i = 1.

Ein Beispiel: Unser Musterradfahrer fährt die Übersetzung 52/19 bei einer Radgröße von 27" (Radradius *r* = 0,335 m, Radumfang U = 2,1 m). Wie groß ist die Entfaltung E?

$$E = \frac{2{,}1\,\text{m} \cdot 52}{19} = 5{,}75\,\text{m}$$

Die kleinste mögliche Entfaltung ist ein Maß für die Bergtauglichkeit (= Steigungsfähigkeit).

Aus der Entfaltung E können wir bequem die momentane Fahrgeschwindigkeit v ausrechnen - wenn der Reifendurchmesser d und die Trittfrequenz n_1 (in Umdrehungen pro Minute) bekannt sind.

Der Musterradfahrer mit dem 27"- Rad pedaliert mit einer Drehzahl von n_1 = 100 1/min. Seine Fahrgeschwindigkeit mit der gewählten Übersetzung 52/19 ist damit:

$$v = n_1 \cdot E = 100\ 1/\text{min} \cdot 5{,}75\,\text{m} = 575 \frac{\text{m}}{\text{min}} = 34{,}5 \frac{\text{km}}{\text{h}} \quad \text{oder kürzer: } v = 0{,}06 \cdot n_1 \cdot E$$

mit n_1 in Umdrehungen pro Minute und E in Metern erhalten wir dann das Ergebnis in km/h.

Oder umgekehrt: Der Radfahrer mit dem 27"- Rad will mit einer bestimmten Übersetzung, z.B. 52/14, eine Geschwindigkeit von 36 km/h fahren und möchte die Trittfrequenz wissen.

Zuerst rechnet er die Entfaltung aus:

$$E = \frac{2{,}1\,\text{m} \cdot 52}{14} = 7{,}8\,\text{m}$$ oder liest sie in der Tabelle Bild 162 Seite 164 ab: E = 7,8 m.

Dann bestimmt er die Drehzahl (oder Trittfrequenz):

$$n_1 = \frac{v}{0{,}06 \cdot E} = \frac{36}{0{,}06 \cdot 7{,}8} = 77\ 1/\text{min}$$

Entfaltungsschritt

Für die Auslegung einer Kettenschaltung ist ein weiterer Begriff nützlich: der Entfaltungsschritt ΔE. Darunter versteht man die Differenz der Entfernungen zweier benachbarter Gänge, z.B. beträgt der Entfaltungsschritt beim Herunterschalten von 42/22 auf 42/25 (Werte siehe Tabelle Bild 162, Seite 164).

Der Index $_k$ gibt den jeweiligen Gang an, z.B. $_k = 3$ für den dritten Gang, $_{k-1}$ ist dann der zweite Gang.

$$\Delta E = E_k - E_{k-1} \quad = 4{,}01\,\mathrm{m} - 3{,}53\,\mathrm{m} \quad = 0{,}48\,\mathrm{m}$$

Die Entfaltungsschritte sollten bei einer gut ausgelegten Gangschaltung zwischen ΔE = 0,3 m und 0,4 m liegen. Dann ändert sich beim Schalten in den nächsten Gang bei einer gleichbleibenden Geschwindigkeit die durchschnittliche Trittfrequenz um etwa 13 % - allerdings eine für unseren Musterfahrer, der einen »runden Tritt« anstrebt, nicht mehr zumutbare Differenz.

Stufensprung

Unter dem Stufensprung versteht man das Verhältnis der Übersetzungen zweier benachbarter Gänge:

$q = \frac{i_k}{i_{k-1}}$. Statt $\frac{i_k}{i_{k-1}}$ kann man auch das Verhältnis der Entfaltungen setzen: $\frac{E_k}{E_{k-1}}$

Beispiel: Der Stufensprung q_2 zwischen dem 3. Gang mit der Übersetzung i_3 = 42/22 und dem benachbarten nächst kleineren 2. Gang i_2 = 42/25 beträgt:

$$i_3 = \frac{42}{22} = 1{,}91 \qquad i_2 = \frac{42}{25} = 1{,}68 \qquad q_2 = \frac{i_3}{i_2} = \frac{1{,}91}{1{,}68} = 1{,}14$$

Der Stufensprung gibt das Vielfache an, um das ein Gang größer ist als sein Vorgänger. Je kleiner der Stufensprung ist, desto weniger braucht der Fahrer seine Trittfrequenz beim Schalten ändern.

Bevor wir zur Auslegung von Kettenschaltungen kommen, erläutere ich noch die Begriffe *Übersetzungsbereich, Kapazität* und *Überschneidung*.

Übersetzungsbereich (Übersetzungsbandbreite, Gesamtübersetzung)

Teilt man die größte Übersetzung i_{max} durch die kleinste Übersetzung i_{min}, erhält man den Übersetzungsbereich Ü. Der Übersetzungsbereich ist gleichbedeutend mit dem Produkt aller Stufensprünge.

$$Ü = \frac{i_{max}}{i_{min}} \text{ bzw. } Ü = \frac{E_{max}}{E_{min}} \text{ bzw. } Ü = q_1 \cdot q_2 \cdot q_3 \cdots q_n$$

Ein Beispiel: Unser Musterradfahrer fährt vorn ein Doppelkettenblatt 52/42 und hinten den Sechsfach-Zahnkranz 13/14/16/19/22/25. Wie groß ist der Übersetzungsbereich Ü?

$$i_{max} = \frac{52}{13} = 4 \quad i_{min} = \frac{42}{25} = 1{,}68 \quad Ü = \frac{4}{1{,}68} = 2{,}38 \quad \text{oder } 238\ \%$$

Der Übersetzungsbereich macht eine Aussage über die Vielseitigkeit einer Gangschaltung. Während der Übersetzungsbereich einer Eingangschaltung (z.B. 46/20) 100 % beträgt, hat die Hochleistungs-Getriebe-Nabe einer bekannten Komponentenfirma bei einem Kettenblatt mit 42 Zähnen und 16 Ritzeln eine Gesamtübersetzung von 526 %.

Die Anzahl der theoretisch möglichen Gänge sagt noch nichts über die Bergtauglichkeit und die Vielseitigkeit (= Übersetzungsbereich) aus. Mit einer Dreigangnabe kann man beispielsweise eine kleinere Entfaltung als auch einen größeren Übersetzungsbereich gegenüber einer üblichen Fünfgang-Kettenschaltung (46 – 24/21/18/16/14) realisieren. Sogar im Vergleich zur Zehngang-Kettenschaltung (52/42 – 24/21/18/16/14) liefert die Dreigangnabe noch kleinere Entfaltungen. [1]

Kapazität

Die Kapazität K macht eine Aussage darüber, welche unterschiedlich großen Zähnezahlen das Ritzel-Schaltwerk oder der Umwerfer zu bewältigen hat. Wie groß sind die Kapazitäten der Schaltung unseres Musterfahrers, der mit den Kettenblättern 52/42 und einem Ritzelsatz 13, 14, 16, 19, 22 und 25 fährt?

Umwerfer an den Kettenblättern: $K_1 = 52 - 42$ $K_1 = 10$ Zähne

Schaltwerk am Ritzelpaket: $K_2 = 25 - 13$ $K_2 = 12$ Zähne

Gesamtkapazität $K = K_1 + K_2$ $K = 10 + 12$ $K = 22$ Zähne.

Die überschüssige Kettenlänge gibt die Kapazitätsgrenze vor. Sie liegt für herkömmliche Kettenschaltungen bei 38 Zähnen.

Überschneidung

In Bild 161 ist der Zusammenhang zwischen der Entfaltung E und der Ritzelzähnezahl z_2 für die gebräuchlichen Kettenblätter mit den Zähnezahlen 52 und 42 aufgezeichnet. Als Reifengröße ist ein 27"-Rad mit einem Radumfang von 2,10 m zugrunde gelegt. Wir erkennen, dass sich mehrere Gänge überschneiden. Um mit einer Kurbelumdrehung eine bestimmte Entfernung (Entfaltung) zurückzulegen, können verschiedene Übersetzungen gewählt werden.

Ein Beispiel: Die Übersetzung 52/21 bringt bei einer Kurbelumdrehung eine Entfaltung von 5,21 m; mit der Übersetzung 42/17 kommt man auf eine Entfaltung von 5,20 m.

Eine Schaltung sollte so ausgelegt sein, dass sich möglichst wenige Gänge überschneiden.

In Bild 161 sind die Kombinationen, die sich überschneiden, kenntlich gemacht, z.B. 52/16 mit 42/13, 52/21 mit 42/17, 52/26 mit 42/21.

Bild 161

Verschiedene Übersetzungen als Funktion der Entfaltung für ein 27"- Rad.

Die markierten Punkte 1/1, 2/2 und 3/3 zeigen Überschneidungen an: 52/26 mit 42/21, 52/21 mit 42/17 und 52/16 mit 42/13.

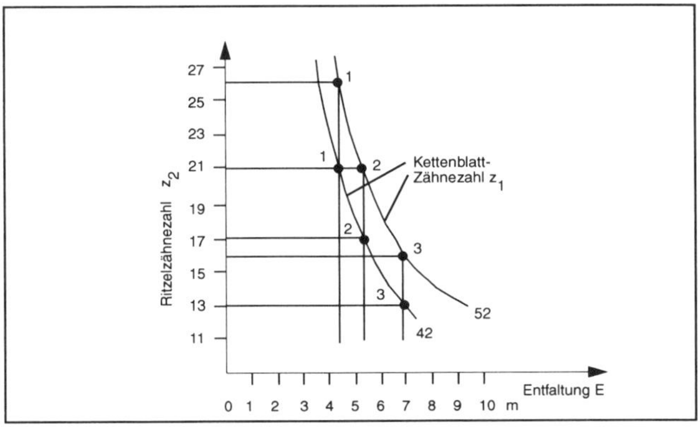

[1] Aus Pro Velo 5, Seite 6

Um bei einer Trittfrequenz von n_1 = 90 1/min mit einer Geschwindigkeit von v = 28 km/h zu fahren, können wir entweder die Übersetzung 42/17 oder 52/21 wählen. Wir bevorzugen natürlich 42/17, weil die Kette bei dieser Kombination nicht so schräg läuft.

Noch deutlicher fällt die Wahl aus, wenn wir bei n_1 = 90 1/min mit v = 22,7 km/h fahren wollen. Die Kette bei der Übersetzung 42/21 läuft (fast) gerade, bei 52/26 sehr schräg. Es sind weniger die Reibungsverluste, die uns bei einer diagonal laufenden Kette stören - es ist eher ein ästhetisches Problem.

Auslegung einer Kettenschaltung

Betrachten wir zuerst die unterschiedlichen Motive für die Wahl einer bestimmten Kettenblatt-Ritzelkombination. Wir beschränken uns hier auf Fahrer von Sporträdern oder Rennmaschinen; Reiseradler, Mountainbiker oder Fahrer, die ihr Rad als Verkehrsmittel benutzen, haben andere Argumente für die Wahl der Schaltung.

- Welche Übersetzung (bzw. kleinste Entfaltung) brauche ich für mögliche Steilaufstiege? Welche Übersetzung (bzw. größte Entfaltung) erlaubt es mir, bei Abfahrten und bei starkem Rückenwind noch mitzutreten?
- Wie vermeide ich Überschneidungen?
- Die Schaltung soll bedienungsfreundlich sein. Mit anderen Worten: Ich will einen großen Übersetzungsbereich mit möglichst wenigen Schaltvorgängen am Umwerfer ausnutzen.
- Ich will mit möglichst konstanter Trittfrequenz (meiner ökonomischen Drehzahl) alle Anforderungen bewältigen. Es können ruhig erhebliche Unterschiede in der Pedalkraft auftreten.
- Bei konstanter Fahrgeschwindigkeit sollte die Trittfrequenzänderung beim Schalten benachbarter Gänge im mittleren Gangbereich nicht größer als 10 % sein.
- Trotz unterschiedlicher Fahrwiderstände soll meine Pedalkraft (entspricht dem Antriebsdrehmoment) möglichst konstant bleiben. In der Trittfrequenz bin ich weitgehend variabel.
- In den Randbereichen der Schaltung, also bei den kleinen Gängen für Steilaufstiege und den großen Gängen für schnelle Abfahrten können die Entfaltungsschritte ruhig größer sein. Im mittleren Gangbereich, wo ich möglichst rund treten will, sollen die Übergänge kleiner sein (siehe dazu die ergonomische Kennlinie in Bild 173 auf Seite 171).

Wir untersuchen eine Zwölfgangschaltung mit den üblichen 52/42-Kettenblättern. Die Schaltung soll einen Entfaltungsbereich von 3,7 m bis 9,1 m abdecken. Zwei Gänge mit extrem schräg laufender Kette finden keine Berücksichtigung.

Bild 162

Entfaltung E (der bei einer Kurbelumdrehung zurückgelegte Weg des Fahrrades) bei einem 27"- Rad. In der Nebenspalte: die bei einer Trittfrequenz von 90 1/min mit dieser Übersetzung erreichte Geschwindigkeit v = 0,06 · 90 · E oder v = 5,4 ·E

Ritzelzähnezahl z_1	42-Kettenblatt Entfaltung E in m	v bei n_1 = 90 1/min in km/h	52-Kettenbatt Entfaltung E in m	v bei n_1 = 90 1/min in km/h
11	8,02	43,4	9,95	53,7
12	7,35	39,7	9,10	49,1
13	6,78	36,6	8,40	45,4
14	6,30	34,0	7,80	42,1
15	5,88	31,8	7,28	39,3
16	5,51	29,8	6,83	36,9
17	5,20	28,1	6,42	34,7
18	4,90	26,5	6,07	32,8
19	4,64	25,1	5,75	31,1
20	4,41	23,8	5,46	29,5
21	4,20	22,7	5,20	28,1
22	4,01	21,7	4,96	26,8
23	3,83	20,7	4,75	25,7
24	3,68	19,9	4,55	24,6
25	3,53	19,1	4,37	23,6
26	3,39	18,3	4,20	22,7
27	3,27	17,7	4,04	21,8
28	3,15	17,0	3,90	21,1
29	3,04	16,4	3,77	20,4
30	2,94	15,9	3,64	19,7

Arithmetische Stufung

Eine (mögliche) Getriebeabstufung wäre erreicht, wenn wir bei der Zwölfgangschaltung alle zehn fahrbaren Gänge so auf die Entfaltung verteilen, dass gleiche Entfaltungsschritte ΔE und damit keine Überschneidungen auftreten. Ist mit diesem Getriebe einem sportlichen Radfahrer gedient? Ist eine solche Abstufung überhaupt sinnvoll?

Wollen wir den Entfaltungsbereich von 3,7 m bis 9,1 m abdecken, muss jeder der zehn fahrbaren Gänge einen Unterschiedsbetrag (Entfaltungsschritt) von

$$\Delta E = \frac{9{,}1\,\text{m} - 3{,}7\,\text{m}}{10 - 1} = 0{,}6\,\text{m} \quad \text{übernehmen.}$$

Bild 163

Mit möglichst wenigen Überschneidungen sollen zehn Gänge den Entfaltungsbereich von 3,7 m bis 9,1 m abdecken.

Wir bestimmen die Ritzel-Zähnezahl z_2 nach der Tabelle Bild 162.

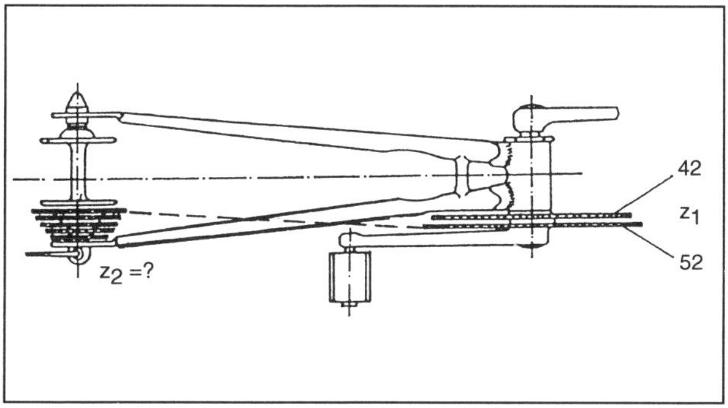

Wir sprechen von einer *arithmetischen* Stufung, wenn zu jedem Gang der gleiche Unterschiedsbetrag ΔE addiert wird. Wie sieht die »Schaltungsleiter« aus, wenn wir mit der kleinsten Übersetzung 42/24 (das entspricht einer Entfaltung E = 3,68 m, Tabelle Bild 162) beginnen? Der Unterschiedsbetrag ΔE = 0,6 m bleibt gleich. In Bild 164 ordnen wir den (theoretischen) Entfaltungen mögliche Gangkombinationen zu und achten darauf, dass beide Kettenblätter je fünf Gänge erhalten.

Unsere Kettenschaltung bekäme folgende (arithmetische) Stufung:

52/42 - 24/21/18/14/13/12

Die beiden Kombinationen 42/12 und 52/24 lassen wir weg, weil die Kette hier extrem schräg läuft. Übrig bleiben die zehn fahrbaren Gänge 42/24 - 42/21 - 42/18 - 52/21 - 52/18 - 42/14 - 42/13 - 52/14 - 52/13 - 52/12.

Wir stellen fest: Es ist unmöglich, bei zehn fahrbaren Gängen und einem Entfaltungsbereich von 9,1 m - 3,7 m = 5,4 m einen konstanten Entfaltungsschritt (hier ΔE = 0,6 m) einzuhalten. Die Abweichungen von den theoretischen Werten sind zu hoch; sie betragen im Durchschnitt 0,21 m.

Auch die Trittfrequenz, die sich bei jedem Schaltvorgang ändert, weist sehr unterschiedliche Werte auf – im Durchschnitt betragen die Drehzahlsprünge 10 %. Außerdem müssten wir bei drei Schaltvorgängen den Umwerfer betätigen, was nicht besonders bedienungsfreundlich ist. Es fällt auf, dass im mittleren Fahrbereich zu wenige Gänge zur Verfügung stehen.

Die Kombination 52/42 - 24/21/18/14/13/12 ist *unökonomisch.*

Bild 164 Beispiel einer arithmetischen Stufung mit einem (möglichst) konstanten Unterschiedsbetrag von ΔE = 0,6 m.

Entfaltung E + ΔE (theoretisch) in m	Gang k und Kombination		Entfaltung E (praktisch) in m $E = U \cdot z_1/z_2$	Entfaltungs-schritt ΔE in m (praktisch) *	Änderung der Trittfrequenz in % **	Drehzahlsprung Δn in 1/min von Gang zu Gang bei n = 90 1/min***
	k	z_1/z_2				
3,68	1	42/24	3,68			
4,28	2	42/21	4,20	0,68 (+ 0,08)	12	- 11
4,88	3	42/18	4,90	0,70 (+ 0,10)	14	- 13
5,48	4	52/21	5,20	0,30 (- 0,30)	6	- 5
6,08	5	52/18	6,07	0,87 (+0,27)	15	- 14
6,68	6	42/14	6,30	0,27 (- 0,33)	4	- 4
7,28	7	42/13	6,79	0,49 (- 0,11)	8	- 7
7,88	8	52/14	7,80	1,01(+ 0,41)	13	- 12
8,48	9	52/13	8,40	0,60 (± 0)	8	- 7
9,08	10	52/12	9,10	0,70 (+ 0,10)	8	- 7

* *Die in den Klammern gesetzten Werte sind die Abweichungen der praktischen von den theoretischen Entfaltungen.*

** *Um diesen Prozentsatz müsste der Fahrer seine Trittfrequenz von Gang zu Gang ändern, wenn er seine Fahrgeschwindigkeit beim Gangwechsel beibehalten will.*

*** *Rechnung* $\Delta n = n\left(1 - \frac{E_k}{E_{k+1}}\right) \quad \Delta n = n - \frac{n \cdot E_k}{E_{k+1}}$

Rechnung $v = n_k \cdot E_k$ und $v = n_{k+1} \cdot E_{k+1}$

$$v = n_{k+1} \cdot E_k \cdot q_k \quad \Rightarrow n_{k+1} = \frac{n_k \cdot E_k}{E_{k+1}} \quad \Rightarrow \frac{n_{k+1} - n_k}{n_k} = 1 - \frac{E_k}{E_{k+1}}$$

Bild 165 Kennlinie der arithmetischen Stufung 52/42 - 24/21/18/14/13/12. Gestrichelt: die theoretische Kennlinie mit dem konstanten Entfaltungsschritt ΔE = 0,6 m.

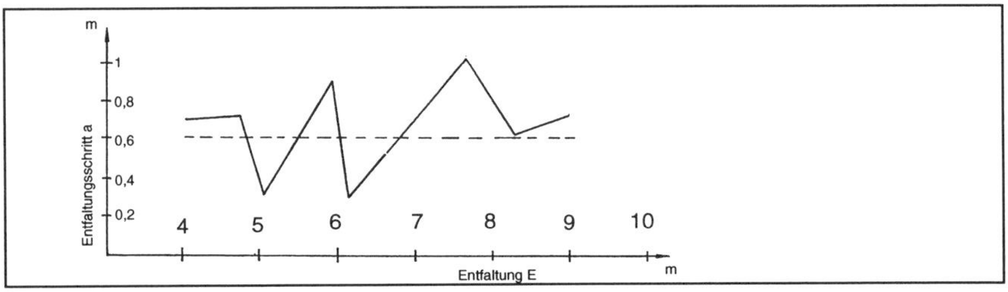

Geometrische Stufung

In einem zweiten Schritt untersuchen wir die gewünschte Schaltung (wieder zwölf Gänge mit zehn fahrbaren Kombinationen, Entfaltungsbereich von 3,7 m bis 9,1 m) mit *geometrisch linearer* Abstufung. Hier stehen zwei benachbarte Gänge immer im gleichen Verhältnis zueinander, z.B. verhält sich die Übersetzung 42/16 zu der nächstkleineren Übersetzung 42/19 wie 2,63 : 2,21 = 1,19 : 1 oder einfacher 19 : 16 = 1,19. 1,19 ist der Stufensprung q, der bei einer geometrischen Stufung zwischen allen Gängen konstant bleibt (besser: bleiben sollte). Es gilt: Je kleiner der Stufensprung, desto geringer fällt die Änderung der Trittfrequenz zwischen zwei benachbarten Gängen aus.

Der Stufensprung q lässt sich nach der Formel berechnen: $q = \sqrt[k-1]{\frac{E_{max}}{E_{min}}}$

Wir rechnen den Stufensprung q - also das Vielfache, um das ein Gang größer ist als sein Vorgänger - für den gewünschten Entfernungsbereich der Beispielschaltung aus:

$$q = \sqrt[10-1]{\frac{9{,}1\text{ m}}{3{,}7\text{ m}}} = \sqrt[9]{2{,}46} = 1{,}105$$

Dieser Stufensprung soll über die zehn fahrbaren Gänge möglichst gleich bleiben. Wieder fangen wir mit der kleinsten Übersetzung 42/24 an. Es ergibt sich die *einfache geometrische* Schaltungsleiter: 52/42 - 24/22/19/17/14/12

Bild 166 Geometrische Stufung einer Zwölfgangschaltung mit zehn fahrbaren Gängen.

Gang k	theoretische Entfaltung in m $E_k = E_{k-1} \cdot q$ * $E_k = E_{k-1} \cdot 1{,}105$	Kombination z_1/z_2	praktische Entfaltung in m $E = U \cdot z_1/z_2$	Entfaltungsschritt ΔE in m (praktisch) **	Änderung der Trittfrequenz in % ***	Drehzahlsprung Δn von Gang zu Gang in 1/min bei n_1 = 90 1/min ****
1	3,68	42/24	3,68		0	0
2	4,07 (0,39)	42/22	4,01	0,33 (+ 0,06)	8	- 7
3	4,49 (0,42)	42/19	4,64	0,63 (+ 0,21)	14	- 12
4	4,97 (0,48)	52/22	4,96	0,32 (- 0,16)	6	- 6
5	5,49 (0,52)	42/17	5,19	0,23 (- 0,29)	4	- 4
6	6,06 (0,57)	52/19	5,75	0,56 (- 0,01)	10	- 9
7	6,70 (0,64)	42/14	6,30	0,55 (- 0,09)	9	- 8
8	7,40 (0,70)	52/17	6,42	0,12 (- 0,58)	2	- 2
9	8,18 (0,78)	52/14	7,80	1,38 (+ 0,60)	18	- 16
10	9,04 (0,86)	52/12	9,10	1,30 (+ 0,44)	14	- 13

* In Klammern die theoretischen Entfaltungsschritte

** In Klammern die Abweichungen der praktischen von den theoretischen Entfaltungsschritten

*** $1 - \frac{E_k}{E_{k+1}}$

**** Rechnung $\Delta n = n - \frac{n \cdot E_k}{E_{k+1}}$

Die Kombinationen 52/24 und 42/12 finden keine Berücksichtigung aufgrund schräg laufender Kettenlinie. Wir vergleichen die arithmetische und die geometrische Abstufung und stellen fest: Die Abweichung von der theoretischen Entfaltung ist bei der geometrischen Stufung noch größer als bei der arithmetisch gestuften: Im Durchschnitt sind es 0,27 m. Die Drehzahlsprünge der Trittfrequenz bei jedem Schaltungswechsel sind zwar mit 9,4 % im Durchschnitt (relativ) hoch - im vielgefahrenen mittleren Bereich aber erträglich.

Mit fünf Umwerferbetätigungen erfüllt diese Schaltung nicht das Prädikat "bedienungsfreundlich".

Bild 167 Kennlinie der geometrisch gestuften Schaltung 52/42 - 24/22/19/17/14/12. Gestrichelt: Mittelwerte der Entfaltungsschritte ΔE

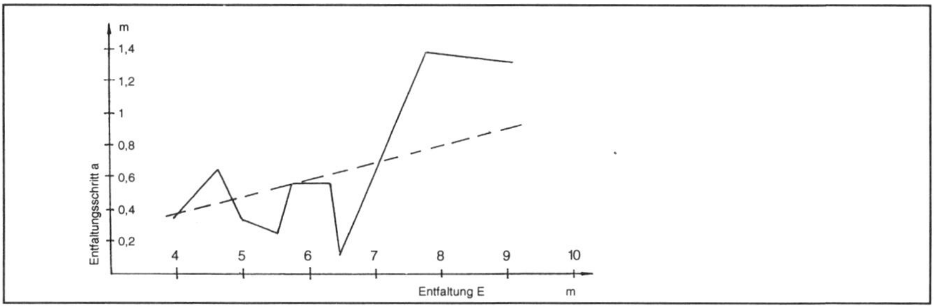

In Bild 168 stellen wir in einer Prinzipskizze fünf Möglichkeiten der Stufung vor:

1. Arithmetische Stufung: Die Entfaltungsschritte ΔE zwischen den einzelnen Gängen bleiben konstant.
2. Geometrisch lineare Stufung: Hier bleibt der Stufensprung q konstant. Die Entfaltungsschritte ΔE werden mit größeren Gängen größer.
3. Progressive Stufung: Mit steigender Gangzahl werden die Stufensprünge q größer. Die Entfaltungsschritte ΔE wachsen überproportional.
4. Degressive Stufung: Mit steigender Gangzahl sinken die Stufensprünge q und die Entfaltungsschritte ΔE.
5. Ergonomische Stufung: In den Randbereichen (Steilaufstiege, Steilabfahrten) hat die Schaltung große, im mittleren Gangbereich kleine Entfaltungsschritte ΔE.

Bild 168

Prinzipskizze:

Die fünf theoretischen Stufungsmöglichkeiten

1: arithmetisch

2: geometrisch

3: progressiv

4: degressiv

5: ergonomisch

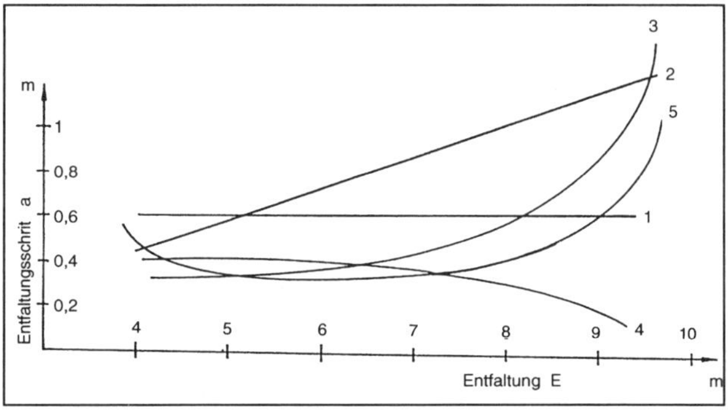

Progressive Stufung

Wir untersuchen eine Schaltung, die es dem Radfahrer (weitgehend) ermöglicht, mit *gleichbleibender* Anstrengung zu fahren. Die Entfernungen sollen so gestuft werden, dass bei einer vorgegebenen Trittfrequenz die Änderung der Antriebsleistung bei allen Schaltvorgängen möglichst gering ist, bzw. ein bestimmter vorgegebener Leistungsbereich zwischen einer oberen und unteren Leistungsmarke nicht verlassen wird.

Diese Stufungsart wählen Radfahrer, die eine ruhige, ökonomische Fahrweise bevorzugen und häufig in bergigen Gegenden unterwegs sind. In dem Bereich kleinerer Gänge (≡ kleinerer Übersetzungen) ist auch der Entfaltungsschritt ΔE klein, während zu den größeren Gangzahlen (Übersetzungen) hin die Unterschiede in der Entfaltung steigen. Eine mögliche progressive Abstufung wäre die Kombination 52/42 – 14/17/20/23/26/29.

Die Bilder (Tabellen) 169 und 170 zeigen mögliche Schaltungsleitern, wenn der Fahrer aus der Ebene kommend (evtl. noch mit Rückenwind) mit sieben Schaltvorgängen eine größere Steigung bewältigen will.

Bild 169 Tabelle der progressiven Stufung 52/42 – 14/17/20/23/26/29

Gang	Kombination	Die sieben Schaltvorgänge		Entfaltungsschritt ΔE in m	Stufensprung q
			E in m		
1	42/29	42/29	3,04	0	
2	42/26	42/26	3,39	0,35	1,12
3	52/29				
4	42/23	42/23	3,83	0,44	1,13
5	52/26				
6	42/20	42/20	4,41	0,58	1,15
7	52/23				
8	42/17	42/17	5,20	0,79	1,18
9	52/20				
10	42/14				
11	52/17	52/17	6,42	1,22	1,23
12	52/14	52/14	7,80	1,38	1,21

Bild 170 Schaltungsleiter

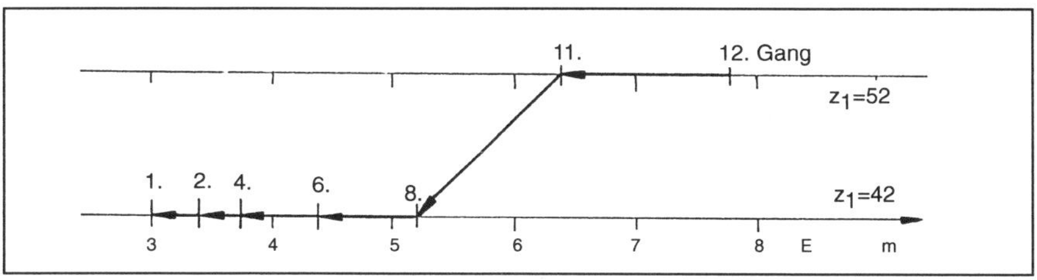

Ergonomische Stufung

Wir schlagen unserem Musterradfahrer (gut trainiert, günstigste Trittfrequenz n_1 = 90 U/min) eine Schaltung mit der Zähnezahlkombination 42/52 –13/14/16/19/22/25 vor. Die Geschwindigkeit v, die er mit dieser Trittfrequenz in der Ebene bei Windstille erzielt, liest er in der Tabelle Bild 162 ab.

Bild 171

Tabelle der wichtigsten Daten einer Zwölfgangschaltung mit der Stufung 52/42 – 13/14/16 19/22/25. Der Fahrer fährt ein 27"- Rad mit einer Trittfrequenz von n_1 = 90 1/min, Leistungsdaten bei Windstille in der Ebene

Gang und Kombination		n_2 in 1/min *	Entfaltung E in m	v in m/s**	Stufensprung q ***	Entfaltungsschritt ΔE in m ****	Leistung P in W *****	Leistungssprung ΔP in W
k								
1	42/25	151	3,53	5,3			60	
2	42/22	172	4,01	6,0	1,14	0,48	77	17
3	52/25	187	4,37	6,6	1,09	0,36	95	18
4	42/19	199	4,64	7,0	1,06	0,27	109	14
5	52/22	213	4,96	7,4	1,07	0,32	124	15
6	42/16	236	5,51	8,3	1,11	0,55	164	40
7	52/19	246	5,75	8,6	1,04	0,24	179	15
8	42/14	270	6,30	9,5	1,10	0,55	230	51
9	42/13	291	6,78	10,2	1,08	0,48	277	47
10	52/16	293	6,83	10,3	1,00	0,05	284	7
11	52/14	334	7,80	11,7	1,14	0,97	398	114
12	52/13	360	8,40	12,6	1,08	0,60	487	89

$^*n_2 = \frac{90 \cdot z_1}{z_2}$ $^{**}v = E\frac{n_1}{60}$ $^{***}q = \frac{E_k}{E_{k+1}}$ $^{****}a = E_{k+1} - E_k$ $^{*****}P = 5{,}3 \cdot v + 0{,}21 \cdot v^3$

Wieder nehmen wir den dritten und den neunten Gang mit schräglaufender Kettenlinie heraus. Der neunte Gang (42/13) überschneidet sich ohnehin mit dem zehnten Gang (52/16). Mit den zehn fahrbaren Gängen ergibt sich die korrigierte Tabelle Bild 172.

Welche »Leistungssprünge« sind mit jedem Gangwechsel verbunden? Die Schaltvorgänge sollen möglichst stufenlos erfolgen.

In der Ebene bei Windstille begrenzen nur der Fahrwiderstand (Radwiderstand F_{Rad}) und der Luftwiderstand F_L seine Leistung: $P = P_{Rad} + P_L$.

Zur Berechnung der Tabellenwerte übernehmen wir die Daten von Seite 58 und 66. Der Radwiderstand (F_{Rad} = 5,3 N) geht linear in die Leistungsberechnung ein: $P_{Rad} = 5{,}3\ N \cdot v$

Die Leistung zur Überwindung des Luftwiderstandes wächst mit der dritten Potenz der Geschwindigkeit:

$P_L = 0{,}5 \cdot c_W \cdot A \cdot \rho \cdot v^3$

Luftdichte ρ, c_w-Wert und Anströmfläche A fassen wir zu dem konstanten Luftwiderstandsfaktor 0,21 zusammen (Seite 66):

$P_L = 0{,}21 \cdot v^3 \quad \sum P = P_L + P_{Rad} \quad \sum P = 5{,}3 \cdot v + 0{,}21 \cdot v^3$

Bild 172

Korrigierte Tabelle der Stufung Bild 170 (der 3. und der 9. Gang sind aufgrund der schrägen Kettenlinie herausgenommen).

Gang und Kombination	n_2 in 1/min *	Entfernung E in m	v in m/s**	Stufensprung q ***	Entfernungsschritt ΔE in m ****	Leistung P in W *****	Leistungssprung ΔP in W
1 42/25	151	3,53	5,3			60	
2 42/22	172	4,01	6,0	1,14	0,48	77	17
3 42/19	199	4,64	7,0	1,16	0,65	109	32
4 52/22	213	4,96	7,4	1,07	0,32	124	15
5 42/16	236	5,51	8,3	1,11	0,55	164	40
6 52/19	246	5,75	8,6	1,04	0,24	179	15
7 42/14	270	6,30	9,5	1,10	0,55	230	51
8 52/16	293	6,83	10,3	1,08	0,53	284	54
9 52/14	334	7,80	11,7	1,14	0,97	398	114
10 52/13	360	8,40	12,6	1,08	0,60	487	89

$n_2 = \dfrac{90 \cdot z_1}{z_2}$ ** $v = E\dfrac{n_1}{60}$ *** $q = \dfrac{E_k}{E_{k+1}}$ **** $a = E_{k+1} - E_k$ ***** $P = 5{,}3 \cdot v + 0{,}21 \cdot v^3$

Bild 173

Kennlinie der ergonomischen Stufung 52/42 - 13/14/16/19/22/25. Gestrichelte Linie: Mittlere Entfaltungsschritte.

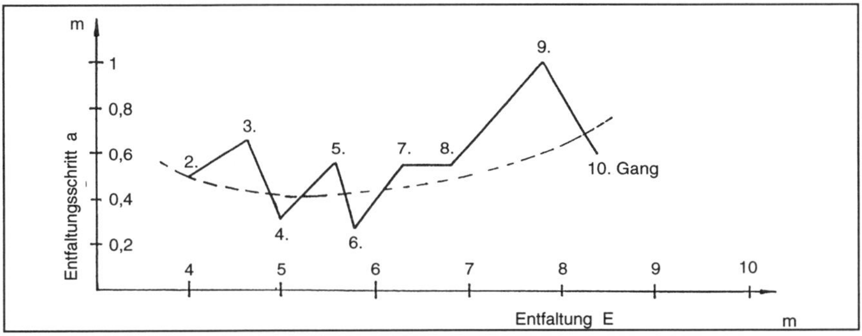

Wir tragen die mit den einzelnen Gängen bei n_1 = 90 1/min erzielbaren Geschwindigkeiten und die dafür benötigten Leistungen in ein Diagramm ein (Bild 174) - dem P/v- Diagramm. Das P/z - Diagramm in Bild 175 (hier ist die jeweilige Übersetzung z_1/z_2 über der entsprechenden Leistung aufgetragen) erleichtert die Frage nach der günstigsten Schaltfolge.

Bild 174

Geschwindigkeits-Leistungsdiagramm des »Musterradfahrers«, der mit der Schaltung 52/42-13/14/16/19/22/25 und einer Trittfrequenz von 90 1/min in der Ebene bei Windstille fährt.

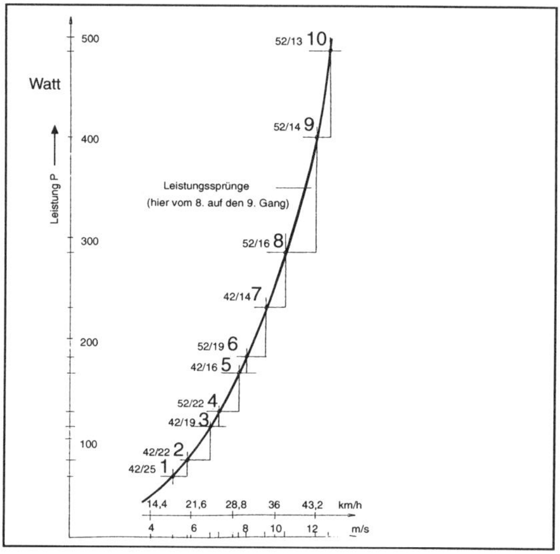

Bild 175

Leistungs/Zähnezahl-Diagramm (P/z- Diagramm) der Schaltung 52/42 - 13/14/16/19/22/25

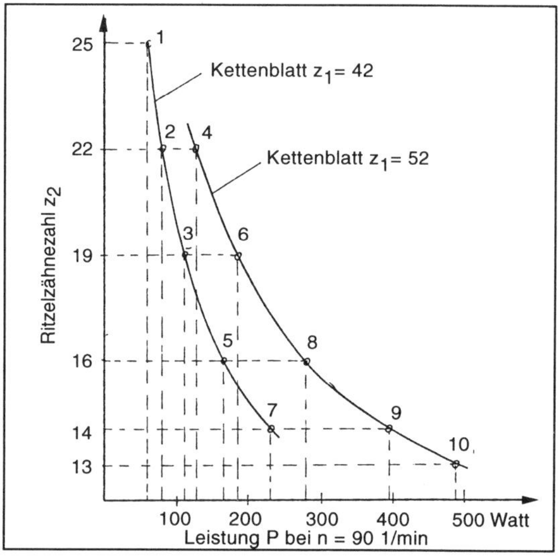

Welche Aussagen können wir den Bildern 174 und 175 entnehmen?

Der Leistungssprung von Gang zu Gang ist bis in einen Geschwindigkeitsbereich von etwa 30 km/h mit durchschnittlich 30 Watt relativ gering. Erst bei höheren Geschwindigkeiten sind die Sprünge größer. Aber wer schafft schon mit der Kombination 52/13 eine Dauerleistung von 458 Watt? Das wären in einer Stunde 45 km!

Von den zehn möglichen Gängen der Zwölfgangschaltung zeigen die Bilder 174 und 175 wie der Musterfahrer schaltet, wenn er zu Beginn einer Fahrt mit einer kleinen Übersetzung anfährt, dann kontinuierlich größere Übersetzungen schaltet und zum Schluss mit voller Leistung im höchsten Gang fährt. Und das immer in der Ebene mit einer konstanten Trittfrequenz von 90 1/min. Seine Schaltfolge I bis VII könnte so aussehen:

I 1. Gang: 42/25

II 2. Gang: 42/22

III Umwerfer betätigen 4. Gang: 52/22

IV 6. Gang: 52/19

V 8. Gang: 52/14

VI 9. Gang: 52/14

VII 10. Gang: 52/13

Bild 176 Ein mögliches Schaltschema A mit der Kombination 52/42 - 13/14/16/19/22/25 aus Bild 174: 1 - 2 - 4 - 6 - 8 - 9 - 10. Der erste Gang (Gang 1) ist die Übersetzung 42/25. Eine Variante wäre das Schema B: 1 - 2 - 3 - 5 - 8 - 9 - 10.

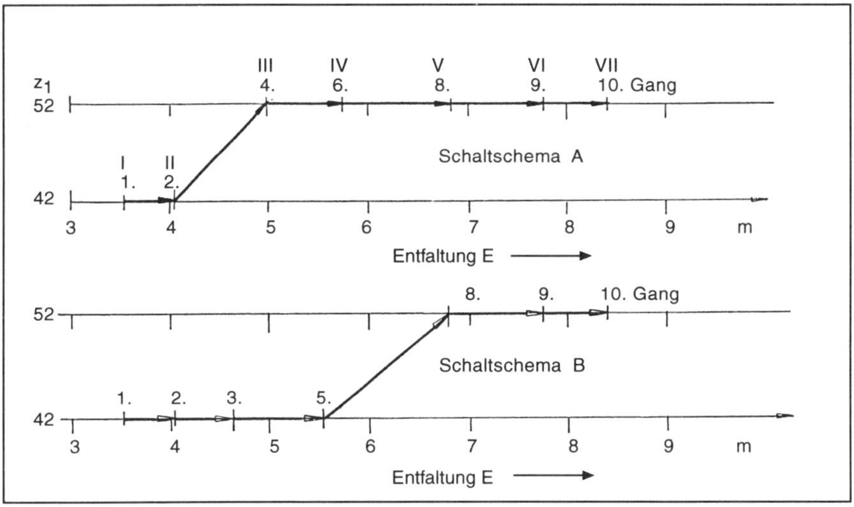

Interessant sind die Geschwindigkeitssprünge bei jedem Schaltwechsel, die ich mit der vereinfachten Formel $v = 5{,}4\ (E_{k+1} - E_k)$ für das Schaltschema A ausgerechnet habe - vorausgesetzt, der Fahrer tritt mit der gleichmäßigen Pedalfrequenz von 90 Umdrehungen pro Minute.

Vom 1. in den 2. Gang bzw. von 42/25 auf 42/22 → 2,5 km/h,

vom 2. in den 4. Gang bzw. von 42/22 auf 52/22 → 8,1 km/h,

vom 4. in den 6. Gang bzw. von 52/22 auf 52/19 → 4,3 km/h,

vom 6. in den 8. Gang bzw. von 52/19 auf 52/16 → 5,8 km/h,

vom 8. in den 9. Gang bzw. von 52/16 auf 52/14 → 5,2 km/h,

vom 9. in den 10. Gang bzw. von 52/14 auf 52/13 → 3,2 km/h.

Unser Musterradfahrer mit der Kettenschaltung 52/42 - 13/14/16/19/22/25 bevorzugt hügelige Strecken mit Steigungen bis zu 15 %. Er will wissen, mit welchen Trittfrequenzen er unterschiedliche Steigungen schafft, wenn er seine Dauerleistung von *P* = 250 Watt konstant halten kann. Seine »Grenzdrehzahl«, bei der er in den Wiegetritt geht, soll 60 Umdrehungen pro Minute betragen. Kann er mit dieser Leistung eine 15 %- Steigung bewältigen und dabei noch im Sattel bleiben?

Neben den bekannten Fahr- und Luftwiderstandskräften sind es hier vor allem die Steigungswiderstände, die zu überwinden sind:

Steigungswiderstand $F_{St} = m \cdot g \cdot \sin\alpha$ und Leistung $P = F_{St} \cdot v$

Mit m · g = 800 N des Musterradfahrers und den Widerstandswerten des letzten Beispiels von Seite 170 beträgt die Gesamtleistung jetzt:

$$\sum P = v \cdot m \cdot g \cdot \sin\alpha + 1/2 \cdot c_W \cdot \rho \cdot A \cdot v^3 + P_{Rad} \quad \rightarrow$$

$$\sin\alpha = \frac{\sum P - 0{,}5 \cdot c_W \cdot \rho \cdot A \cdot v^3 - P_{Rad}}{v \cdot m \cdot g} \quad \rightarrow \quad = \frac{0{,}313\ m/s}{v} - 0{,}00026 \cdot v^2 s^2/m^2 - 0{,}04$$

Nehmen wir Geschwindigkeiten von 2 m/s bis 8 m/s für das Bergfahren an, ergeben sich folgenden Steigungen in % (Bild 177):

Bild 177 Steigfähigkeit bei konstanter Dauerleistung von 250 Watt.

v in m/s	v in km/h	sin α	α in °	Steigung in %	n_2 * in 1/min	n_1 ** in 1/min	E in m	$i = z_1/z_2$
2	7,2	0,15166	8,7	15	57	34	3,53	42/25
3	10,8	0,09811	5,6	10	86	51	3,53	42/25
4	14,4	0,07064	4,0	7	114	68	3,53	42/25
5	18,0	0,05315	3,0	5	143	75	4,01	42/22
6	21,6	0,04044	2,3	4	172	78	4,64	42/19
7	25,2	0,02760	1,6	3	200	73	5,75	52/19
8	28,8	0,01610	0,9	2	229	70	6,83	52/16

* Die Drehzahl des Hinterrades berechnen wir so: $n_2 = v \cdot 60/U$.
Mit U = 2,1 m wird $n_2 = 28{,}6 \cdot v$ mit v in m/s.

** Die Trittfrequenz n_1 errechnet sich aus der Entfernung E, der Abtriebsdrehzahl n_2 und dem Radumfang U→ $n_1 = U \cdot n_2/E$

Die ersten drei Steigungen fährt der Fahrer mit der Übersetzung 42/25, wobei er die 7 % Steigung mit der Trittfrequenz von 68 U/min im Sattel bewältigt. Bei der 5 % Steigung schaltet er die Übersetzung 42/22 und tritt mit 75 U/min.

- Man kann keine allgemeingültigen Regeln für die richtige Schaltungsabstufung geben, da sie zu sehr von individuellen Gegebenheiten abhängig ist. Ganz allgemein kann man aber feststellen, dass ein Fahrer, der seine optimale Trittfrequenz konstant halten will und bereit ist, höhere Leistungen zu bringen, mit einer ergonomischen Stufung gut bedient ist. Im vielgefahrenen mittleren Bereich findet er eine feine Abstufung vor.
- Ein anderer Fahrertyp will seine Leistung in einer gewissen Bandbreite konstant halten. Steigen die Fahrwiderstände, wählt er einen kleineren Gang und nimmt die Absenkung der Fahrgeschwindigkeit in Kauf. Er bevorzugt die progressive Stufung, die ihm an Steigungen eine Vielzahl von Gangmöglichkeiten bietet.
- Eine Erkenntnis sollten wir aber jetzt schon übernehmen: Die höhere Trittfrequenz ist meist günstiger als die geringere: kleine Entfaltungen (kleinere Gänge) $\rightarrow$ weniger Kraft $\rightarrow$ höhere Trittfrequenz $\rightarrow$ geringere Ermüdung.

Harte und weiche Gänge

Zurück zu dem Überschneidungsbeispiel in Bild 161 auf Seite 162: Für die gleiche Entfaltung von E = 5,20 m stehen hier zwei Gänge zur Verfügung, einmal die Kombination 52/21 und die Kombination 42/17.

Im ersten Fall sind 52 + 21 = 73 Zähne im Einsatz, im zweiten Fall sind 42 + 17 = 59 Zähne belastet. Wir nennen eine Übersetzung »weich«, wenn bei gleicher (oder annähernd gleicher) Entfaltung *mehr* Zähne im Eingriff sind. Die Übersetzung mit der größeren Gesamtzähnezahl muss *bei gleicher Pedalkraft* eine geringere Umfangskraft (oder Kettenkraft) aufnehmen. Aus Bild 178 geht hervor, dass das Produkt aus Kettenkraft mal Zähnezahl des Kettenblattes bei beiden Rädern gleich sein muss:

$$F_{K1} \cdot Z_1 = F_{K2} \cdot z_1$$

oder: Die Kettenkraft am großen Kettenblatt F_{K1} verhält sich zur Kettenkraft am kleinen Kettenblatt F_{K2} umgekehrt wie die Zähnezahlen Z_1 und z_1 der Kettenblätter.

$$\frac{F_{K1}}{F_{K2}} = \frac{Z_1}{z_1}$$

Ein Beispiel: Aus F_P = 100 N Pedalkraft und r_P = 17 cm Kurbelarmlänge resultiert am 52er-Kettenblatt (mit der Teilung p = 1,27 cm) [1] eine Kettenkraft F_{K1} von:

$$F_p \cdot 2 \cdot r_p \cdot \pi = F_{K1} \cdot p \cdot Z_1$$

$$F_{K1} = \frac{F_p \cdot 2 \cdot r_p \cdot \pi}{p \cdot Z_1} = \frac{100\text{N} \cdot 2 \cdot 17\text{cm} \cdot 3{,}14}{1{,}27\text{cm} \cdot 52} = 162 \text{ N}$$

Am 42er- Kettenblatt sind es:

$$F_{K2} = \frac{100 \text{ N} \cdot 2 \cdot 17 \text{ cm} \cdot 3{,}14}{1{,}27 \text{ cm} \cdot 42} = 200 \text{ N.}$$

[1] Die Teilung p (Bild 157) muss für beide Kettenblätter gleich groß sein - sonst wäre ein Kettenlauf nicht möglich.

Bild 178 Auf beide Laufräder wirkt die gleiche Fahrwiderstandskraft F_W und auf beide Tretkurbeln die gleiche Pedalkraft F_P. Beide Räder fahren mit der gleichen Entfaltung E = 5,2 m: Rad 1 mit der Kombination 52/21 und Rad 2 mit 42/17. Die Kettenkraft in Rad 2 ist um den Faktor 52/42 = 1,24 größer, Rad 2 fährt mit dem »härteren Gang« (Z = Zugtrum, L = Leertrum).

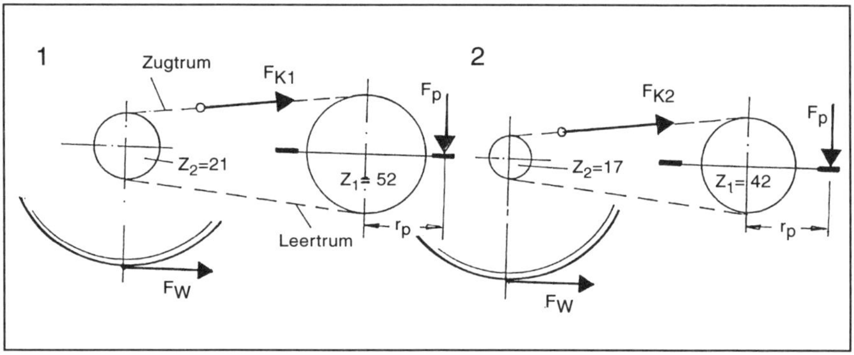

Der härtere 42/17-Gang fährt mit einer 200 N : 162 N = 1,23 mal größeren Kettenkraft als sein (von der Entfaltung her) gleichgroßer 52/21 »weicher Kollege«. Mit steigender Kettenkraft steigen aber auch die Reibungskräfte. Es sind insgesamt weniger Zähne im Eingriff, so dass sich die größere Kettenkraft auf eine kleinere Berührungsfläche verteilen muss. Die Flächenpressung steigt und belastet die mechanischen Teile.

- Warum bevorzugen Radrennfahrer beim Antritt, bei schnellem Wechsel des Renngeschehens und beim Sprint trotz der erwähnten Nachteile härtere Gänge? Ganz einfach: Weil man mit härteren Gängen besser beschleunigen kann. Die um den Faktor 52/42 = 1,23 (oder andere mögliche Werte) größere Kettenkraft überwindet das Spiel in der Kette und an den Eingriffsstellen an den Zähnen schneller. Außerdem ist die Zugtrumlänge der Kette etwas geringer (Bild 179). Die Pedalkraft setzt beim härteren Gang *eher* am Hinterrad an als beim weichen Gang.
- Beim Zeitfahren und bei längeren Fahrten in der Ebene bevorzugen wir die weiche Übersetzung mit der größeren Gesamtzähnezahl. Neben der besseren Kraftverteilung in den Antriebsteilen und der geringeren Belastung des Rahmens treten wir elastischer, weicher und runder.

Bild 179 Berechnung der Zugtrumlänge c_1 bzw. c_2 bei gleichen Übersetzungen i_1 = 52/21 und i_2 = 42/17. Der Zugtrum c_2 ist bei der härteren Übersetzung 42/17 um 0,4 % kürzer.

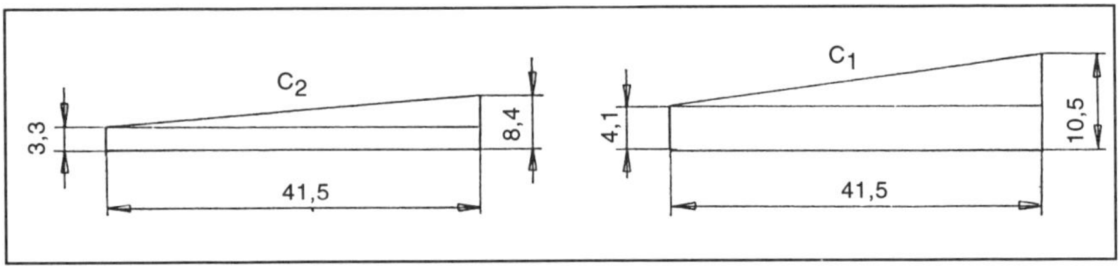

Die einzelnen Radien: r_{52} = 10,5 cm, r_{42} = 8,4 cm, r_{21} = 4,1 cm, r_{17} = 3,3 cm

Achsabstand e = 41,5 cm

$$c_1 = \sqrt{(41{,}5\ \text{cm})^2 + (10{,}5\ \text{cm} - 4{,}1\ \text{cm})^2} = 41{,}99\ \text{cm}$$

$$c_2 = \sqrt{(41{,}5\ \text{cm})^2 + (8{,}4\ \text{cm} - 3{,}3\ \text{cm})^2} = 41{,}88\ \text{cm}$$

$$\frac{c_1}{c_2} = \frac{41{,}99}{41{,}88} = 1{,}004 \approx 0{,}4\%.$$

Der runde Tritt

Entscheidend für ein ökonomisches Radfahren ist neben der richtigen Sitzposition der »runde Tritt«, das Pedalieren mit gleichmäßigem, *tangentialem* Krafteinsatz.

Die meisten Radfahrer treten mehr oder weniger unrund. Sie drücken mit der Kraft ihrer Gesäß- und Oberschenkelstreckmuskulatur das Pedal mehr oder weniger senkrecht nach unten. Dabei vergeuden sie einen großen Teil der Muskelkraft, denn nur die tangentiale Kraftkomponente am Pedal wird als Vortriebskraft wirksam. Kommt die Pedalkraft genau senkrecht von oben, wird im oberen und unteren Totpunkt überhaupt kein Drehmoment in das Kettenblatt bzw. die Tretlagerwelle eingeleitet, weil der »Kraftarm« des Drehmomentes Null ist.

Im Kapitel »Drehmoment« ab Seite 32 habe ich auf die Bedeutung des wirksamen Hebelarmes aufmerksam gemacht. Kurz gesagt: *Nur der senkrechte Abstand vom Drehpunkt zur Wirkungslinie der Kraft wandelt die Kraft in ein maximales Drehmoment um* (Bild 27).

Bild 180

Die Tretkurbel (r_P = 0,17 m) wird im Fall 1 unter α_1 = 45° und im Fall 2 unter α_2 = 90° mit der gleichen Kraft von F_P = 200 N senkrecht nach unten gedrückt. $F_{P'}$ ist die Abstützkraft im Tretlager, die in jedem Fall 200 N beträgt. Das Drehmoment im Fall 1 ist kleiner als in Fall 2.

Im Fall 1 hat der wirksame Hebelarm eine Länge von
$a_1 = r_p \cdot \sin \alpha_1$
$= 0{,}17 \cdot \sin 45°$
$= 0{,}17\ m \cdot 0{,}7071 = 0{,}12\ m$

In der Tretkurbelwelle entsteht ein Drehmoment von
$M_1 = F_P \cdot a_1$.
$= 200\ N \cdot 0{,}12\ m$
$= 24\ Nm$.
Im Fall 2 kann die Tretkurbel mit ihrer ganzen Länge die Pedalkraft F_P übertragen.
Das Drehmoment M_2 hat den Höchstwert von $M_2 = F_P \cdot a_2$
$= F_p \cdot r_p \cdot \sin 90°$
$= 200\ N \cdot 0{,}17\ m$
$= 34\ Nm$

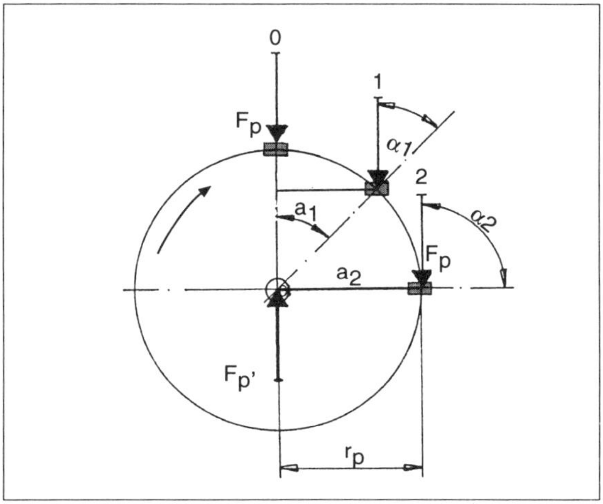

Statt mit dem wirksamen Hebelarm hätten wir auch mit der tangentialen Kraftkomponente F_t der Pedalkraft rechnen können (Bild 27) - das Ergebnis wäre das gleiche: $F_t = F_p \cdot \sin \alpha$.

Vereinfacht kann man sich vorstellen, dass die Pedalkraft F_p in Richtung der Verbindungslinie vom Kniegelenk K zum Fußballen Z (= Pedalachse) wirkt. Nun sitzt der Radfahrer meist so, dass in jeder Kurbelstellung diese Kraftrichtung von der Senkrechten abweicht. In Bild 181 sind zwei Positionen dargestellt, im Fall 1 die obere Pedalposition (der obere Totpunkt) und im Fall 2 die waagerechte Position (90°-Stellung). Bemerkenswert ist, dass im oberen Totpunkt die tangentiale Kraftkomponente F_t *negativ* ist - also entgegen der Fahrtrichtung wirkt (siehe Bild 182). Beim Pedalieren mit unrundem Tritt geht dieser Betrag ebenfalls auf das Verlustkonto des Fahrers. Zum Glück sind die absoluten Beträge der Pedalkraft hier sehr klein und halten den Verlust in Grenzen.

Bild 181

Die Wirkungslinie der Pedalkraft F_P (Strichpunktlinie) verläuft in der Linie Kniemitte K - Fußballen Z. Nur der Kraftanteil, der die Richtung der Tangente (Punktlinie) einnimmt und in Fahrtrichtung weist, kann als Vortriebskraft wirksam werden. Der Kraftanteil, der in Richtung Kurbel wirkt, ist verloren. Die Größe der Pedalkraft F_P ist hier in beiden Fällen gleich angenommen - was aber in der Wirklichkeit nicht zutrifft.

H Hüftgelenk K Kniegelenk S Sprunggelenk Z Pedalachse (Fußballen) F_P Pedalkraft

Fall 1: Richtung der Pedalkraft im oberen Totpunkt
Fall 2: Richtung der Pedalkraft in waagerechter Kurbelstellung

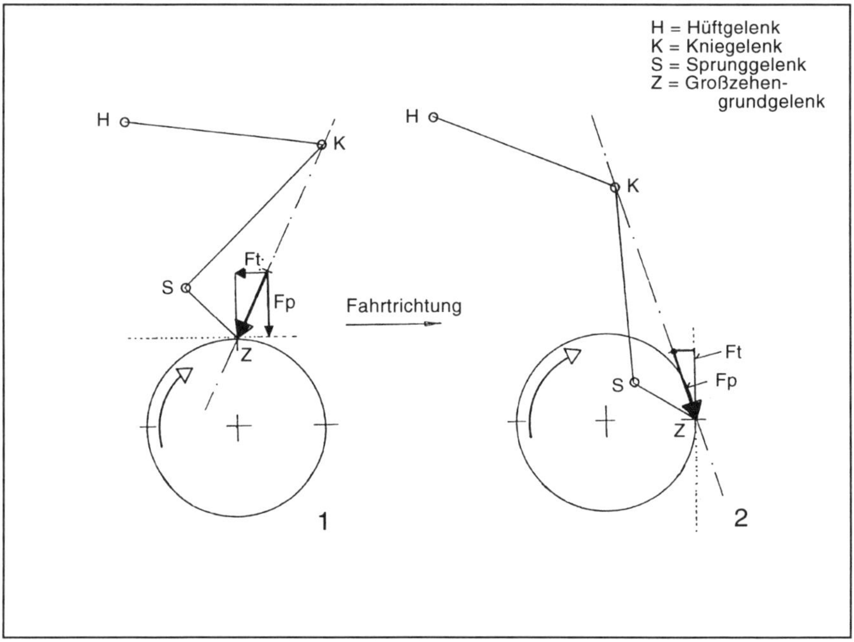

In Bild 182 ist für eine halbe Kettenblattumdrehung der tangentiale Kraftanteil F_t der Pedalkraft *beim unrunden Tritt* eingezeichnet. Nur in einem Punkt - etwa 25° vor der waagerechten Stellung - hat der tangentiale Kraftanteil den gleichen Betrag wie die Pedalkraft. Hier spricht man vom »physikalischen Optimum«. Das Drehmoment in der Tretkurbelwelle schwankt entsprechend von negativen Beträgen im oberen Totpunktbereich OT über einen Maximalwert bei ca. 65°, um dann wieder nach Überschreiten des unteren Totpunktes UT auf Null abzufallen.

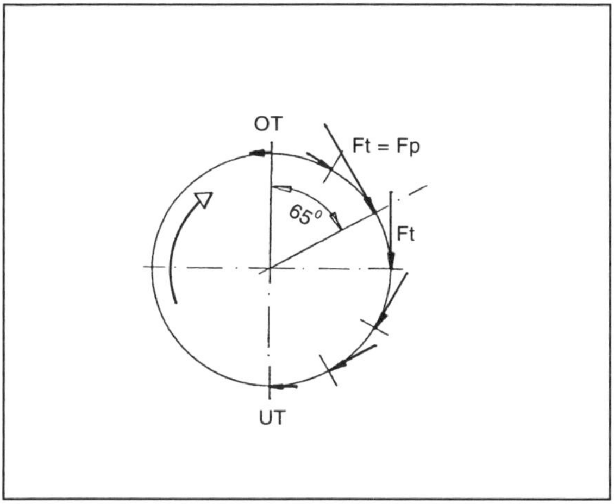

Bild 182

Vereinfacht dargestellt: der tangentiale Kraftanteil F_t beim Pedalieren mit unrundem Tritt.

In der 14-Uhr-Stellung wird die gesamte Pedalkraft in wirksame Tangentialkraft umgewandelt.

In einem kleinen Bereich vor OT müssen wir mit einem negativen Tangentialkraftanteil rechnen!

Mit den Methoden der Integralrechnung kann man ausrechnen, dass beim unrunden Tritt ca. 36 % der Pedalkraft vergeudet werden. Damit stehen nur 64 % der Antriebsleistung zur Verfügung. Vereinfacht habe ich in Bild 183 angenommen, dass die Tangentialkraft F_t (und damit auch das Drehmoment in Kettenblatt und Tretkurbelwelle) einen sinusförmigen Verlauf nimmt - also in den Umkehrpunkten zu Null wird und das Maximum bei 90° bzw. 270° aufweist.

Bild 183 Verlustanteil beim Pedalieren mit unrundem Tritt.

1. *Sinusförmiger Drehmomentverlauf. Die rechte (0° bis 180°) und linke Tretkurbel (180° bis 360° = 0°) bei einer vollen Umdrehung:* $M = r_p \cdot F_t = r_p \cdot F_p \cdot \sin \alpha$
2. *Die wirksame Arbeit W beim runden Tritt kann als Fläche unter der Sinuskurve aufgefasst werden - hier 2 Flächeneinheiten FE.*

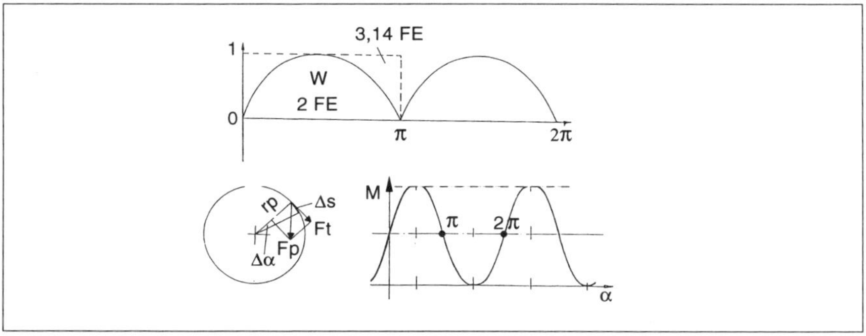

a) Arbeit W beim unrunden Tritt für eine halbe Kurbelumdrehung:

$$\Delta W = F_t \cdot \Delta s \quad = F_p \cdot \sin\alpha \cdot \Delta s$$

wegen $\Delta x = \dfrac{\Delta s}{r_p} \quad \rightarrow \Delta s = r_p \cdot \Delta x$

folgt $\Delta W = r_p \cdot F_p \cdot \sin\alpha \cdot \Delta\alpha \quad \rightarrow$

$$W = \int_0^{\pi} r_p \cdot F_p \cdot \sin\alpha \cdot d\alpha \quad = r_p \cdot F_p\left[-\cos\alpha\right] \quad = r_p \cdot F_p \cdot (-\cos\pi + \cos 0) \quad = r_p \cdot F_p(1+1)$$

$$W = 2 \cdot r_p \cdot F_p$$

b) Arbeit W' beim runden Tritt für eine halbe Kurbelumdrehung:

$$W' = F_p \cdot s \quad = F_p \cdot r_p \cdot \pi$$

Verlustanteil:

$$\frac{W' - W}{W'} = \frac{\pi - 2}{\pi} \quad \approx 36\%$$

In der Realität sieht der Drehmomentverlauf beim unrunden Tritt etwas anders aus: In Bild 184 ist dargestellt, wie sich die Tangentialkräfte des rechten Beines (dünne Linie) und linken Beines (Punktlinie) multipliziert mit den wirksamen Kurbelhebelarmen zum Gesamtmoment addieren (dicke Linie). Es fällt auf, dass im Bereich des »physikalischen Optimums« des Tretbeines das andere Bein (das »Leerbein«) eine negative Momenten-Komponente beisteuert. Dadurch verringern sich die Maximalwerte des Drehmomentes und der Verlustanteil von ca. 36 % fällt auf (geschätzte) 30 %.

Bild 184 Drehmomentverlauf beim unrunden Tritt in der Realität. Der negative Momentenanteil unterhalb der Nulllinie ist hier schraffiert dargestellt. Je kleiner dieser Anteil ist, desto mehr nähert sich der Fahrer dem runden Tritt.

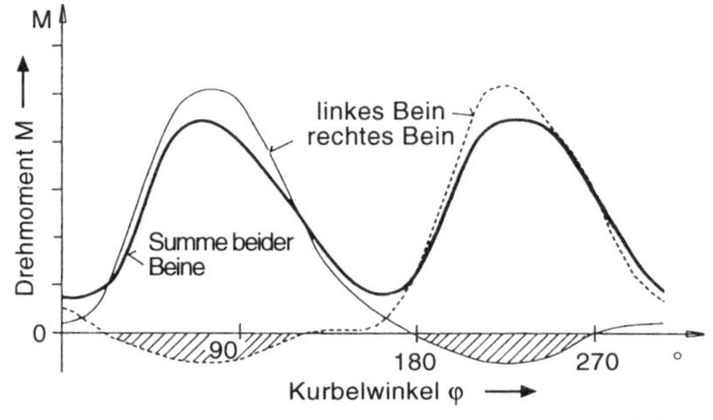

Das Gewicht des »Leerbeines«, das in der Tretphase mit angehoben werden muss, verursacht einen beträchtlichen Kraftverlust. Betrachten wir dieses Mal nicht unseren Musterradfahrer, der ja den runden Tritt beherrscht, sondern einen 80 kg schweren Alltagsfahrer. Das Gewicht der Beine nimmt etwa 40 % des Körpergewichtes ein, so dass er sein Leerbein mit einer Kraft von 160 N »hochhieven« muss. Setzt er dazu nicht seine Beugemuskulatur ein, muss das Tretbein die Hubarbeit verrichten - und die geht der Dreharbeit in der Tretkurbelwelle und im Kettenblatt und damit dem Vortrieb verloren.

Das Eigengewicht des Tretbeines dagegen unterstützt die dynamische Muskelkraft beim Treten und kompensiert einen Teil des Leerbeingewichtes - doch der Trägheitsanteil ist nicht zu vernachlässigen.

- Es genügt eben nicht, einfach nur die Pedale von oben nach unten zu drücken, wenn wir unsere Muskelkraft optimal einsetzen wollen. Es ist unbedingt erforderlich, das Leerbein mit der Beugemuskulatur der unteren Gliedmaßen anzuheben. Unser Ziel sollte sein, das Drehmoment im Kettenblatt und in der Tretlagerwelle möglichst konstant zu halten, und das nicht nur über eine Umdrehung, sondern über die gesamte Dauer des Fahrens.

Aber warum ist das Fahren mit rundem Tritt so schwierig, dass ihn selbst Profis zu Beginn einer neuen Saison wieder neu einüben müssen? Dass nach Aussagen von Experten höchstens zwei Prozent der Radfahrer den runden Tritt wirklich beherrschen? Dass wir Tausende von Kilometern trainieren müssen, damit der Tretvorgang einigermaßen rund abläuft?

- Das »Geheimnis des runden Tritts« ist, die Pedalkraft *tangential* auf das Pedal zu übertragen. Mit dieser Technik wirkt die Pedalkraft immer im rechten Winkel zur jeweiligen Kurbelstellung und deshalb bleibt die wirksame Länge des Hebelarmes immer gleich. Dabei sollte sich die Tangentialkraft *auch vom Betrag her* möglichst gleichmäßig während des vollen Umlaufs der Tretkurbel in ein Drehmoment umwandeln - was aber daran scheitert, dass beim Pedalieren die Streckmuskulatur wesentlich effektiver arbeitet als die Beugemuskulatur.

Im Kapitel *Muskeleinsatz beim Pedalieren* beschreibe ich die Muskeln, die das Radfahren ermöglichen. Eines schon vorweg: Beim Fahren mit perfektem runden Tritt kommen *fast alle* Muskeln der unteren Extremitäten zum Einsatz und nicht nur die kräftige Hüft- und Oberschenkelstreckmuskulatur. Zur Erläuterung des komplizierten Bewegungsablaufes habe ich den Vorgang des runden Tritts in drei (Technik-)Abschnitte zerlegt - jeder Abschnitt vollführt einen eigenen Bewegungsablauf mit speziellem Muskeleinsatz. Zuletzt überlagere ich die drei Bewegungsabschnitte und komme so zum Ziel, der perfekten Pedaliertechnik.

- Abschnitt 1 ist jedem Radfahrer bekannt: Das mehr oder weniger senkrechte Herunterdrücken des Pedals. Ich nenne diese Bewegungstechnik ***Hackstil***, bei dem das Bein im Hüftgelenk wie eine Axt beim Holzhacken geschwenkt wird.
- Abschnitt 2 kennen all die Fahrer, die mit Pedalhaken oder ähnlichen Vorrichtungen fahren, die Fuß und Pedal fixieren. Ich nenne diesen Bewegungsablauf ***Kickstil***. Die kräftige Ober- und Unterschenkelmuskulatur schwenkt den Unterschenkel um das Kniegelenk. Die Strecker machen z.B. das Wegkicken eines Fußballes möglich.
- Nicht allen bekannt ist Abschnitt 3, den ich ***Pianostil*** nenne, weil Klavierspieler ebenfalls diese Bewegung ausführen. Der Fuß wird dabei durch die Wadenmuskulatur im Fußgelenk gebeugt und gestreckt. Wer beim Radfahren auf diese Kippbewegung verzichtet, verschenkt einen wichtigen Kraftanteil.

Beim runden Tritt überlagern sich nun die drei Abschnitte und liefern gemeinsam einen Beitrag zur Pedalkraft. Hack- und Pianostil sind für den Druck- und Zughub (Bild 185) verantwortlich, der Kickstil sorgt für Schub und Zug.

Damit sind wir an einem entscheidenden Punkt angekommen, der Darstellung des runden Tritts während einer Kurbelumdrehung. Aus Gründen der Übersicht habe ich eine Kurbelumdrehung in acht Positionen unterteilt, wobei Position 1 den oberen und Position 5 den unteren Totpunkt darstellt.

Bild 185

Die Pedalkraft F_P als Tangentialkraft F_t beim runden Tritt von Pedal- Position 1 bis 8

Trotz unterschiedlicher Krafteinleitung (Schub, Druck, Zug, Hub) und unterschiedlicher Kraftbeträge (Pfeillänge) stimmt die Richtung der Pedalkraft F_P mit der Tangentenrichtung überein.

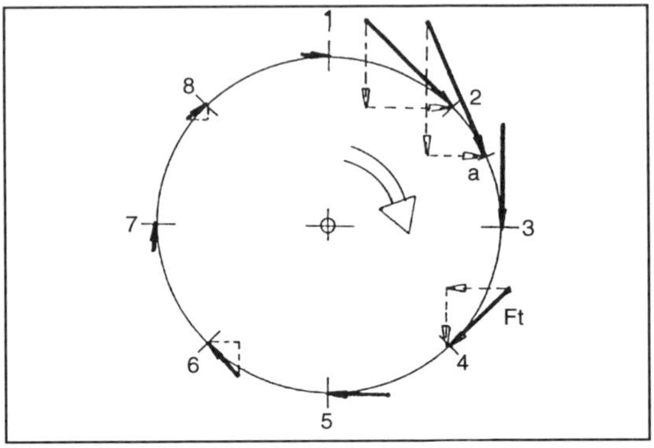

Zug ← Schub →

Druck ↓ Hub ↑

Im Einzelnen: Bei der Pedalposition 1 Schub, bei 2 Schubdruck, bei 3 Druck, bei 4 Zugdruck, bei 5 Zug, bei 6 Zughub, bei 7 Hub, bei 8 Hubschub, bei 1 wieder Schub. Das physikalische Optimum befindet sich bei **a** etwa 25° vor der waagerechten Kurbelposition: Hier nimmt die Resultierende aus Druck- und Schubkraft ihr Maximum ein.

In Position 1 üben die Kniestrecker eine Schubkraft nach vorn (in Fahrtrichtung) aus. Ein leichtes Anheben der Fußspitze unterstützt dabei die Schubwirkung (siehe auch Bild 209). Der Schubkraftanteil in Position 2 (vertikale und horizontale Kraftanteile sind in Bild 185 gestrichelt dargestellt) drückt nach vorn unten, wobei der Schubanteil geringer und der Druckanteil größer wird. Dabei kippt der Fuß im Sprunggelenk nach unten (Pianostil) und unterstützt die Druckkraft. Punkt **a** in Bild 185: Die Resultierende aus Druck- und Schubkraft erreicht ihren Höchstwert. Die Fußspitze ist nur noch gering angehoben.

In Position 3 wirkt als Tangentialkraft eine reine Druckkraft auf das Pedal. Zu der nachlassenden Druckkraft in Position 4 kommt bereits ein Zuganteil nach hinten - entgegen der Fahrtrichtung. Die Fußspitze senkt sich etwas und verschafft so der Beugemuskulatur des Unterschenkels einen günstigen Ansatz. Kurz vor dem unteren Totpunkt 5 hat die Kippstellung des Fußes den Höchstwert eingenommen.

Im unteren Totpunkt können weder die Beuger noch die Strecker ihre Wirkung richtig entfalten, weil die Hebelverhältnisse zu ungünstig sind. Deshalb muss dieser Punkt mit Schwung und einer möglichst früh einsetzenden Zugkraft überwunden werden. Dabei hilft das andere Bein, das mit einer ausgeprägten Schubphase den oberen Totpunkt überwindet.[1]

Diese Zugkraft geht langsam in eine Zughubkomponente in Position 6 über. Die Fußspitze hebt sich langsam und unterstützt die Hubkraft.

In Position 7 heben Fuß und Oberschenkel das Pedal mit dem »Leerbein« nach oben; in Position 8 überlagert sich die Hubkraft mit einer Schubkraft in Fahrtrichtung. Je nach Kraft-

[1] Greg Lemond (Handbuch des Radsports, S. 122) beginnt bereits in Position 3 mit dem Zug nach hinten, um den Übergang vom Druck- in den Zugbereich noch nahtloser zu gestalten.

einsatz ist die Fußspitze hier mehr oder weniger angehoben; bei niedriger Trittfrequenz und großem Krafteinsatz ist die Fußspitze stark angehoben.

Während das eine Bein diese acht Phasen durchläuft, unterstützt das andere Bein um 180° phasenverschoben den Bewegungsvorgang. Beim runden Tritt laufen gleichzeitig ab:

Schub rechts mit dem einen Bein – Zug links mit dem anderen Bein

Druck rechts mit dem einen Bein – Hub links mit dem anderen Bein

Zug rechts mit dem einen Bein – Schub links mit dem anderen Bein

Hub rechts mit dem einen Bein – Druck links mit dem anderen Bein.

- Die Umkehrphase zwischen Position 8 und 1 ist für viele Fahrer problematisch, denn zwischen der Hubschub- und Schubkomponente legen sie oft eine kurze Pause ein. Es sind zwar nur hundertstel Sekunden (ein Umlauf dauert bei einer 90-Trittfrequenz 0,66 Sekunden) – aber sie unterbrechen den runden Tritt.
- Auch eine nachgiebige Schuhsohle stört den runden Tretablauf. Deswegen tragen die meisten Radsportler Schuhe mit einer steifen Holz- oder Kunststoffsohle. Zu fragen ist allerdings, ob die Schuhsohle über ihre ganze Länge unnachgiebig sein muss. Vielleicht reicht es, nur den Ballenbereich steif zu halten?
- Die Schub-, Druck-, Zug- und Hubumkehr während einer Kurbelumdrehung kommt der Physiologie der beteiligten Muskeln entgegen. Das »Stampfen« beim unrunden Tritt ist für den Muskel nachteilig. Er ermüdet schneller, weil er *kurzfristig* die volle Kraftentfaltung bringen muss.

Der runde Tritt lässt sich gut kontrollieren oder üben, wenn man mit Pedalhaken (o.ä.) fährt und im Wechsel mit nur einem Pedal eine größere Strecke zurücklegt, während das andere Bein frei herabhängt. Auch Beobachter oder Trainer können feststellen, ob der Fahrer auch wirklich rund tritt. Dann nämlich ist die obere Kettenlinie - der Zugtrum - in jeder Phase der Umdrehung straff gespannt. Hängt der Zugtrum durch (Bild 186), ist das immer ein Indiz für einen ungleichmäßigen Tritt. Aber man braucht viel Erfahrung um festzustellen, ob in der Zug- oder Druckphase die Kette durchhängt, denn das linke und rechte Bein des Fahrers arbeiten um 180° phasenverschoben.

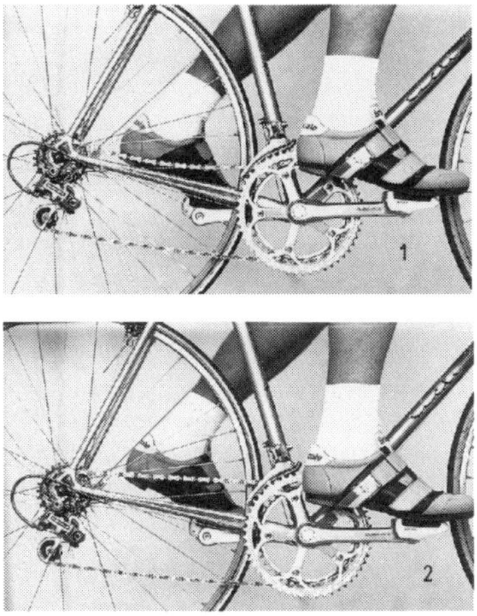

Bild 186

Eine gute Möglichkeit, den runden Tritt zu kontrollieren, ist das Fahren auf der Rolle.

Abbildung 1: Der Zugtrum der Kette hängt periodisch durch - der Tritt ist unrund.

Abbildung 2: So ist es richtig. Beim runden Tritt ist der Zugtrum dauernd gespannt und flattert auch nicht hin und her.

Auch das Schwungmoment unterstützt den runden Tritt. Ähnlich einer Schwungscheibe in einem Hubkolbenmotor, die den Kolben die Umkehrpunkte durch ihre träge Masse (besser: Trägheitsmomente) leichter durchlaufen lässt, unterstützt das Trägheitsmoment von Zahnkranz, Kurbel, Ritzel, Pedalen und der bewegten Masse der Kette die flüssige Bewegung des Pedalierens. Wie schädlich wirkt sich da auch jede noch so kleine Pedalierpause aus!

- Für den runden Tritt gilt: Je schneller, desto besser. Eine hohe Trittfrequenz ist anzustreben – ein weiteres Argument für eine Schaltung mit vielen kleinen Übersetzungen. Radrennfahrer wissen, dass nicht nur die Kraft in den Beinen entscheidend ist, sondern auch die Fähigkeit, rund und schnell zu treten!

Ein schwerwiegender Fehler, den man bei Anfängern häufig sieht, ist das Ausstellen des Knies beim Pedalieren. In Bild 187 ist dieser Sachverhalt übertrieben dargestellt. Von den (angenommenen) F = 200 N Trittkraft wird das Knie mit einer Querkraft F_Q belastet. Es gilt:

$$\frac{200\,\text{N}}{F_Q} = \frac{\sqrt{60^2 + 13^2}}{13} \qquad F_Q = 42{,}4\ \text{N}$$

Bild 187

Ein Kraftverlust ist unvermeidlich, wenn man beim Pedalieren das Knie seitlich ausstellt.
Es wird nicht nur weniger Kraft auf das Kettenblatt übertragen, auch das Kniegelenk wird mit einem erheblichen Biege- und Drehmoment belastet.

Ein Meniskusschaden kann auftreten.

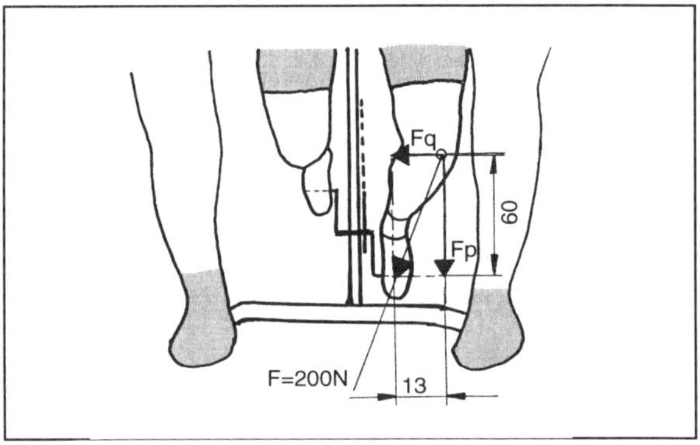

Aus der geometrischen Addition von Pedal- und Querkraft ergibt sich die wirksame Pedalkraft F_p:

$$F_p = \sqrt{F^2 - F_Q{}^2} \quad = 195{,}5\ \text{N}$$

Der Kraftverlust beträgt immerhin 2,3 %! Hinzu kommt noch, dass das Knie mit einem Biegemoment von 195,5 N x 0,13 m = 25,4 Nm belastet wird. Kein Wunder, dass manche Radfahrer über Knieschmerzen klagen! Deshalb sollten wir uns bemühen, die Kniemitte immer lotrecht über der Pedalmitte zu halten - wie zwei Pleuel, die im Motor auch nicht hin- und herschlackern dürfen.

Die Querkraft F_Q hat zudem noch ein Drehmoment um die Achse Kniegelenk/Sprunggelenk zur Folge. Beträgt dieser Abstand 0,4 m, werden die Kreuzbänder und die Menisken im Knie mit M = 42,4 N · 0,4 m = 17 Nm belastet. Die falsche Knieführung verschlimmert die Sache noch weiter, wenn sich der Fahrer bemüht, auch den Kickstil - also auch den bewussten Einsatz des Unterschenkels für den Vortrieb - zu betreiben: Dann überlagert sich im Knie mit den beiden oben genannten Momenten noch ein Biegemoment um die Querachse.

Elliptisches Kettenblatt

Schon in den Anfängen des Radfahrens hat man sich bemüht, den Kraftverlust im oberen Bereich einer Kurbelumdrehung zu begrenzen. Das Ergebnis waren Versuche mit einem elliptischen Kettenblatt, das die Pedalkräfte mit *unterschiedlichen* Hebelarmen übersetzen und so für ein gleichmäßiges Drehmoment sorgen sollte. Der Gedanke ist einleuchtend und bis auf den heutigen Tag arbeitet man an Verbesserungen. Worum geht es tatsächlich?

- Ein »runder Tritt« mit einer über den gesamten Umlauf gleichmäßigen Tangentialkaft ist die ökonomischste Art des Pedalierens.
- Da diese Technik schwierig ist, sind die meisten Radfahrer nicht in der Lage, rund zu treten.
- Die meisten Radfahrer fahren ohne eine feste Fuß/Pedalverbindung, die es ihnen erlaubt, das Pedal zu schieben, zu ziehen und zu heben.
- Besonders krass macht sich der unrunde Tritt in kleinen Gängen bemerkbar, wenn der Steigungswiderstand die Trittfrequenz drastisch verringert. Hier ähnelt das Radfahren fast dem Laufen.

Wie kann der ständige Kraftwechsel während einer Kurbelumdrehung entschärft und damit der Drehmomentverlauf geglättet werden? Kann möglicherweise der Anteil an Verlustarbeit verringert werden? Bild 188 soll eine Antwort geben.

Bild 188

Im Bereich des oberen (und unteren) Totpunktes erzeugt der kleine tangentiale Kraftanteil F_t mit dem Kurbelradius r_p in der Tretlagerwelle ein Drehmoment $M = F_t \cdot r_p$. Der kleine Kettenblattradius r wiederum sorgt für eine gewisse Kettenkraft F_k. Aus der Gleichung $F_k \cdot r = F_t \cdot r_p$ geht hervor, dass mit kleinerem Kettenblattradius die Kettenkraft größer wird. Voraussetzung dafür ist, dass die Pedalkraft nicht genau senkrecht steht, sondern eine schiebende (im unteren Totpunktbereich eine ziehende) Komponente F_t aufweist.

Im Bereich 3 - dort, wo die Pedalkraft F_p etwa ihr Maximum hat und gleich F_t ist - ist bei einem elliptischen Kettenblatt der wirksame Hebelarm (Kettenblattradius R) größer. Die Folge ist eine etwas kleinere Kettenkraft. Während einer Kurbelumdrehung haben wir zwar ein stark wechselndes Drehmoment, aber eine etwas geringer schwankende Kettenkraft.

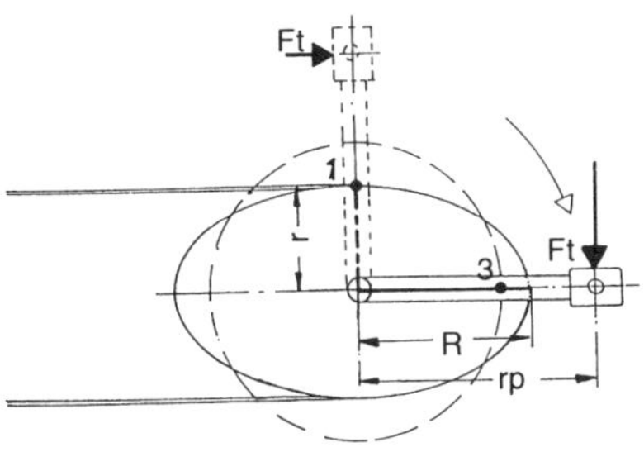

Ein effektiver Einsatz elliptischer oder ovaler Kettenblätter bedingt aber, dass sich die Muskulatur über einen längeren Zeitraum an die neuen Arbeitsbedingungen anpassen muss. In der schwierigen Übergangsphase kommt es daher zu möglichen Leistungseinbußen.

Nur im Bereich langsamer Trittfrequenzen und hoher Pedalkraft kann man m.E. einen Einsatz von elliptischen Kettenblätter akzeptieren. Bei schnellen Drehzahlen und rundem Tritt ist ein rundes Kettenblatt sinnvoller. Deshalb werden beim MTB nur die kleineren Kettenblätter mehr oder weniger elliptisch ausgebildet, während das große Kettenblatt für die schnelle Fahrt (meist) rund ist.

V Muskeln

Muskeleinsatz beim Pedalieren

Wir untersuchen den Weg der Kraft beim Pedalieren genauer und beginnen in der Pedalstellung 2 (Bild 185). Am Kraftangriffspunkt zerlegen wir die Pedalkraft F_p in zwei Komponenten: die in Kurbelumfangsrichtung wirkende Tangentialkraft F_t und die in Richtung des Tretlagers weisende Radialkraft F_r.

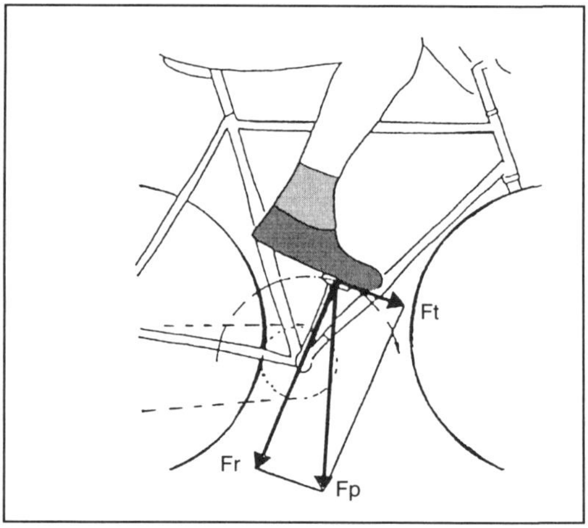

Bild 189
Die Pedalkraft F_P wird in zwei Komponenten zerlegt: die Tangentialkraft F_t und die Radialkraft F_r.

Nur die Tangentialkomponente F_t verrichtet dynamische Arbeit!

Die Radialkraft F_r erzeugt keinen Vortrieb, ermüdet aber den Muskel. Man könnte sie auch mit »Totkraft« bezeichnen.

Nur die Tangentialkraft F_t verrichtet mechanische Arbeit, die der Fortbewegung des Systems dient. Die antreibenden Muskeln liefern die dafür notwendige »dynamische« Kraft, die größer sein muss als die entgegengesetzt wirkende Reaktion zur Tangentialkraft - nur dann können sich die Muskeln auch tatsächlich verkürzen und Kraft ausüben. Da die Tangentialkraft in Wegrichtung wirkt, haben wir es mit einer physikalischen Arbeit W (Seite 30) zu tun, für die die Formel gilt:

$W = F \cdot s$

Diese dynamische Arbeit lässt sich als physiologischer Energieumsatz des Organismus auch in »Wärmeeinheiten« (in Joule) ausdrücken:

1 Nm = 1 J

Die Intensität, mit der der Radfahrer die Tangentialkraft wirken lässt, ist von der Zeit abhängig und gibt uns die Leistung an: $P = \frac{W}{t}$

Die dynamische Muskelarbeit geschieht durch eine regelmäßige Kontraktion und Relaxation (Zusammenziehung und Erschlaffung) des Muskels. Beim Radfahren wiederholt sich dieser Wechsel rhythmisch - wir sprechen von einer zyklischen dynamischen Arbeit und bezeichnen die Kraft als »dynamisch positiv«.

Beim Laufen haben wir es mit einer »dynamisch negativen« Kraft zu tun, wenn der Fuß den Boden berührt. Auch Boxer kennen die dynamisch negative Kraft, wenn sie mit der Faust des Gegners Bekanntschaft machen.

Die Radialkraft F_r wirkt senkrecht zur Bewegungsrichtung der angetriebenen Pedale und drückt über den Tretkurbelarm auf das Kettenblatt bzw. die Tretlagerwelle (Bild 189). Dieser Kraftanteil trägt *nicht* zur Fortbewegung bei, da kein Kraftarm ihn in ein Drehmoment umsetzt. Er fordert aber trotzdem einen Energiebetrag, den die Muskeln mit einem Anteil an *statischer Arbeit* bereitstellen. Dieser Verlust beträgt beim Pedalieren mit senkrechter Beinkraft 36 % (Seite 180)!

Bei der statischen Arbeit werden die Muskeln nicht gedehnt oder zusammengezogen, sondern dicker. Diese »isometrische Kontraktion« kann man leicht feststellen, indem man seinen angespannten Armmuskel *m. biceps* betastet. Die Muskeln erzeugen Spannungskräfte *ohne* sichtbare Längenänderungen. Die Durchblutung und die damit verbundene Energieversorgung ist für die Zeitdauer der statischen Krafterzeugung behindert, weil der dickere Muskel die Blutgefäße zunehmend abdrückt. Entwickelt der statisch belastete Muskel mehr als 50 % seiner Maximalkraft, wird die notwendige Energie auf dem *anaeroben* Versorgungsweg nachgeliefert. Eine schnelle Muskelermüdung ist die Folge. Die Abbauprodukte verbleiben an Ort und Stelle und verstopfen einen möglichen Nachschubweg von Sauerstoff und Nährstoffen. Das begrenzt natürlich die Leistung.

Die statische Arbeit ist keine Arbeit im physikalischen Sinne, weil die Kraft keinen Weg zurücklegt. Will man sie trotzdem in eine Formel fassen, könnte man schreiben:

Statische Arbeit = Kraft mal Zeit $W_{st} = F \cdot t$

mit der ungewöhnlichen Einheit Newtonsekunde Ns. Man muss dann aber beachten, dass sich die Energiebeträge von dynamischer und statischer Arbeit nicht einfach addieren lassen, da die Einheiten unterschiedlich sind.

Bei der *dynamischen* Arbeit fließt in jeder Erschlaffungsphase frisches Blut in den »isotonisch« arbeitenden Muskel. Durch diesen regelmäßigen Nachschub von Sauerstoff und Nährstoffen kann der Muskel einen Großteil seiner Energie auf dem *aeroben* Versorgungsweg mit all den damit verbundenen Vorteilen gewinnen.

- Daraus folgt für den Radsportler (bzw. Radfahrer), der ja kein Kraft-, sondern ein Ausdauertraining betreibt, dass er die Phase der reinen statischen Arbeit möglichst verkürzt oder gar nicht erst aufkommen lässt. Seine ganze Energie sollte über die dynamische Tangentialkomponente abgegeben werden - und zwar in jeder Pedalposition.

Den besten Wirkungsgrad erreicht man, wenn beim Pedalieren mit rundem Tritt das Verhältnis von Anspannungs- zu Erholzeit etwa 1 : 4 beträgt. Diese Verhältniszahl schwankt allerdings je nach »Muskeltyp« (Ausdauer - oder Kraftfaser) und Trainingszustand. Mit anderen Worten: Die dynamische Muskelarbeit ist dann besonders ökonomisch, wenn die Erholzeit das Vierfache der Kontraktionszeit beträgt. Bei optimaler Beherrschung des runden Tritts liefert dann jede Muskelgruppe über 360° : 5 = 72° Kurbelwinkel ihren größten Kraftanteil und erholt sich anschließend über einen Winkel von 288°. In der Erholzeit arbeiten dann andere Muskelgruppen, die »neu aufgetankt« sind.

Das Prinzip ist: kurze Muskelanspannung und lange Erholzeit.

Beim Pedalieren überlagern sich statische Haltungs- und dynamische Bewegungskräfte. Ein Beispiel: Selbst bei perfektem runden Tritt und reiner dynamischer Muskeltätigkeit der unteren Extremitäten liegt doch in der Gesamtbilanz ein hoher statischer Anteil vor. Die Bewegungskräfte im Oberschenkel verursachen im Hüftgelenk Gegenkräfte und Gegendrehmomente, die den Rumpf kippen und drehen wollen. Um aber auf dem Fahrrad eine ruhende Position beizubehalten, müssen Arme, Schulter, Kopf, Wirbelsäule und Hüfte durch entsprechende Muskelgruppen versteift werden. Das bewirken Haltungskräfte, die während der Belastung statische Arbeit verrichten (Bild 190).

Beim Pedalieren mit rundem Tritt handelt es sich um eine Kombination von statischer (Rumpf-) und dynamischer (Bein- und Gesäß-)Arbeit.

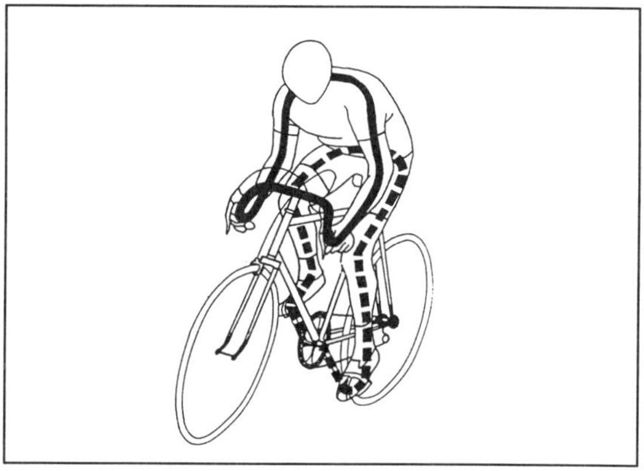

Bild 190

Statische Haltearbeit und dynamische Bewegungsarbeit.

Über die Hebelkette »Schulter – Arme – Lenker« erfolgt hauptsächlich die Steuerung und Stabilisierung des Systems.

Die Hebelkette »Becken – Beine – Kurbel« erzeugt den Vortrieb.

Um auch den statischen Arbeitsanteil zu berücksichtigen, erscheint mir diese Definition von Muskelarbeit besser geeignet: *Alles, was eine Energieumsetzung zur Folge hat, ist Muskelarbeit.*

Die beteiligten Muskeln

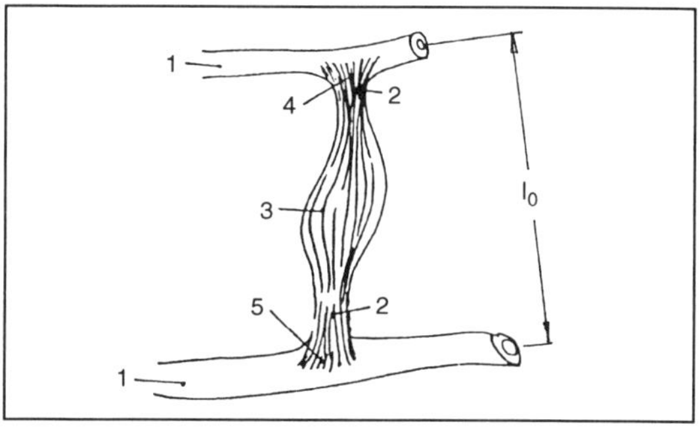

Bild 191

Vereinfachtes Schema eines spindelförmigen Skelettmuskels

1 Knochen

2 Sehne

3 Bauch

4 Ursprung

5 Ansatz

lo Ruhelänge

An jedem Skelettmuskel unterscheiden wir einen Ursprung und einen Ansatz. Der Ursprung ist am unbeweglichen, der Ansatz am beweglichen Knochen oder Skelett-Teil befestigt. Der Muskel kann sich zusammenziehen und dabei den beweglichen Knochen zum unbeweglichen heranziehen.

Am Ansatz und Ursprung geht jede Muskelfaser in einen Sehnenfaden über, aus dessen Gesamtheit die Sehnen bestehen. Die einzelnen Sehnen sind mit dem Knochen fest verwachsen. Im unbelasteten Zustand sind sie leicht wellig, so dass sie bei einsetzender Muskelbewegung für eine gewisse Dämpfung sorgen.

Der Muskel verrichtet dynamische Arbeit, indem er sich in Längsrichtung zusammenzieht (kontrahiert). Dabei verkürzt er sich, schwillt an und wird hart. Bei der Rückkehr in den ursprünglichen Zustand erschlaffen die Fasern, wobei der Muskel *keine* Arbeit verrichtet.

Soll die vom Muskel ausgeführte Bewegung wieder rückgängig gemacht werden, ist dazu ein anderer Muskel notwendig (Bild 192), falls nicht schon die Wirkung der Schwerkraft ausreicht, das bewegte Körperteil in seine alte Lage zurückzubringen. Ein Muskelpaar, das an einem Gelenk gegensätzliche Bewegungen ausführen kann, bezeichnet man als *Antagonisten*. Der Strecker wirkt als Antagonist des Beugers und umgekehrt. *Synergisten* nennt man zusätzliche Muskeln, die das Strecken oder Beugen unterstützen.

Bild 192

Zwei Muskeln, die als Antagonisten auf dasselbe Gelenk in entgegengesetzter Weise wirken: Beuger B und Strecker S.

Die Pfeile zeigen die Bewegung des Knochens bei der Kontraktion an: b beugen, s strecken.

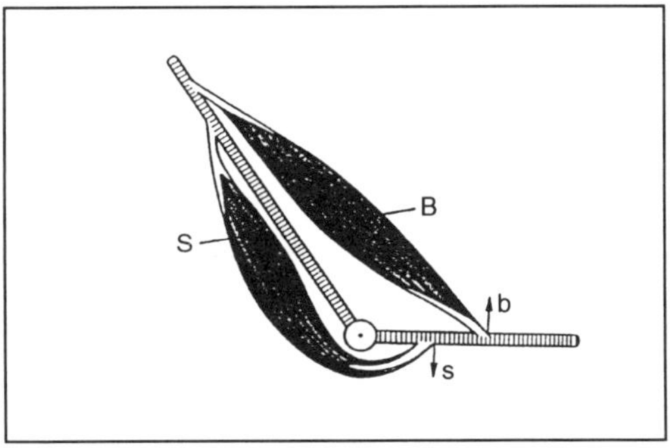

Drei Skelett-Teile der unteren Extremitäten sind am runden Tritt beteiligt (Bild 193):

1. Der Oberschenkel: Das Hüftgelenk H als ruhender Pol und das bewegliche Kniegelenk K begrenzen die Hebellänge des Oberschenkels. Wer nur die Hüft- und Oberschenkelstreckmuskulatur einsetzt, beschränkt das Pedalieren auf den *Hackstil.*
2. Der Unterschenkel: Mit dem Schien- und Wadenbein schwenkt der Unterschenkel im Kniegelenk hin und her. Streckung nach vorn bedeutet am Pedal Schub, Beugung nach hinten Zug (*Kickstil*).
3. Der Fuß: Seine Hebellänge ist die Entfernung vom Großzehengrundgelenk Z bis zum oberen Sprunggelenk S. Eine Schwenkbewegung im Sprunggelenk hebt und senkt die Fußspitze (*Pianostil*).

Die Bewegungen aller drei Hebel überlagern sich, und wir können uns denken, warum der runde Tritt eine Wissenschaft für sich ist. Zum besseren Verständnis des komplizierten Vorganges ist es hilfreich, das in der Anlage A abgebildete Bewegungsmodell anzufertigen und den Bewegungsablauf nachzuvollziehen. Man benötigt lediglich eine Folie, einen Folienstift, eine Schere und drei Stecknadeln. Alles weitere ist in der Anlage A nachzulesen.

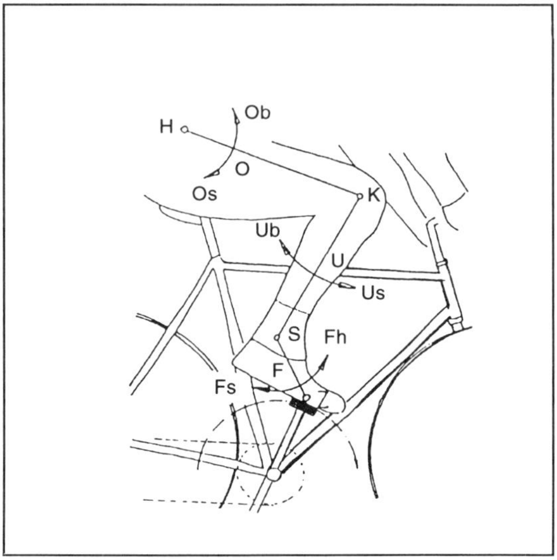

Bild 193

Die drei Hebel beim runden Tritt. Es bedeuten:

O Oberschenkel

U Unterschenkel

F Fuß

H Hüftgelenk

K Kniegelenk

S Sprunggelenk

Z Großzehengrundgelenk

Ob Oberschenkel beugen

Os Oberschenkel strecken

Ub Unterschenkel beugen

Us Unterschenkel strecken

Fh Fuß heben (Dorsalflexion)

Fs Fuß senken (Plantarflexion)

Wir vereinfachen das komplizierte Zusammenspiel der Muskulatur und betrachten die drei Hebel mit den drei Gelenken getrennt voneinander. Zuerst den Oberschenkel, der beim sogenannten *Hackstil* die Hauptarbeit verrichtet, dann den Unterschenkel (für den *Kickstil*) und zuletzt den Fuß (*Pianostil*). Das selbstgebaute Modell aus der Anlage A liegt neben uns und veranschaulicht den Bewegungsvorgang.

Die Bewegung des Oberschenkels

1. Streckbewegung des Oberschenkels

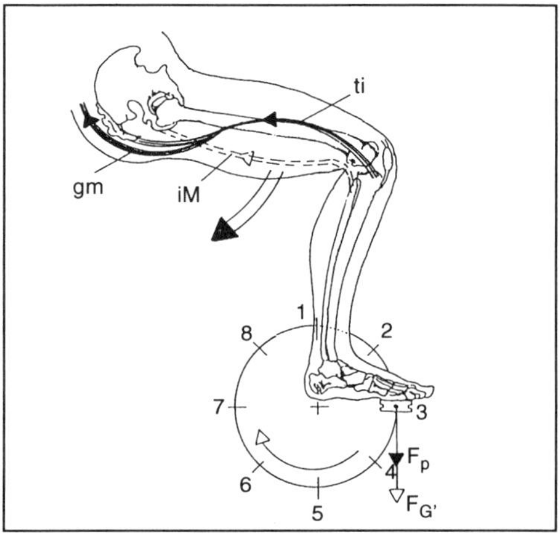

Bild 194

Am oberen Totpunkt in Position 1 beginnt die Streckphase.

gm gluteus maximus

iM ischiocrurale Muskelgruppe

ti tractus iliotibialis

F_p Pedalkraft

$F_{G'}$ Gewicht des Tretbeines

Nach Überschreitung des oberen Totpunktes (Pos.1) bis etwa 45° vor dem unteren Totpunkt (Pos.4) streckt der kräftige Gesäßmuskel *musculus gluteus maximus* den Oberschenkel und drückt ihn dabei nach unten. Die Abwärtsbewegung überträgt sich auf den Unterschenkel, den Fuß und zuletzt auf das Pedal.

Wenn man sich aus dem Sitzen vom Stuhl erhebt und dabei mit der Hand den Gesäßmuskel berührt, spürt man wie er »arbeitet«: Er zieht sich in Längsrichtung zusammen, verkürzt sich, schwillt an und wird hart. Der Oberschenkel streckt sich und hebt den Körper hoch. Nach verrichteter Arbeit kehrt der Muskel in den ursprünglichen Zustand zurück und die Muskelfasern erschlaffen. Der Muskel hat »dynamische Arbeit« verrichtet, weil er über eine bestimmte Wegstrecke eine Kraft ausgeübt hat.

Wir nehmen einmal an, dass jeder Quadratzentimeter Muskelfläche beim Kontrahieren eine Kraft von 40 N ausüben kann und der Gesäßmuskel unseres Musterradfahrers eine Querschnittsfläche von 30 cm^2 aufweist. Dann kann eine maximale Kraft von 1200 N den Oberschenkel strecken - falls der »restliche« Körper über eine genügend große Gegenkraft verfügt. Unterstützt wird die Druckkraft F_p auf das Pedal noch von einem Teil der Gewichtskraft $F_{G'}$ des »Tretbeines«, das immerhin 20 % des Körpergewichts ausmacht.

Die Ruhelänge des Gesäßmuskels soll 50 cm betragen und sich bei der Zugausübung auf den Oberschenkelknochen (*femur*) auf 25 cm verkürzen. Dann verrichtet der Muskel eine dynamische Arbeit von $W = 1200\ N \cdot 0{,}25\ m = 300\ Nm = 300\ J$.

Der große Gesäßmuskel gehört zu der Gruppe der doppelt gefiederten Muskeln. Ein gefiederter Muskel hat - gleiche Muskelmasse vorausgesetzt - eine größere Querschnittsfläche als ein spindelförmiger (siehe Bild 191) und ist deshalb wesentlich kräftiger. Allerdings geht der Kraftgewinn auf Kosten der Schnelligkeit: Spindelförmige Muskeln hat der Körper dort, wo es auf schnelle und ausladende Bewegungen ankommt, z.B. beim Bizeps im Oberarm. Die großen Muskelgruppen der unteren Extremitäten gehören zu den gefiederten Arten, denn beim Springen, Laufen und Radfahren steht die Kraft vor der Schnelligkeit.

Eine Sehne des großen Gesäßmuskels *(tractus iliotibialis,* s. Bild 194) führt am Knie vorbei bis zum Unterschenkel und findet am Schienbein ihren Ansatz. Man kann diesen Muskelansatz als eine 3 bis 4 cm breite Sehnenplatte an der Außenseite des Beines oberhalb des Kniegelenkes fühlen. Das bedeutet nichts anderes, als dass der große Gesäßmuskel nicht nur den Oberschenkel streckt, sondern auch noch an der Streckung des Unterschenkels im Kniegelenk beteiligt ist.

- Wenn wir uns beim Treppensteigen vorbeugen, verlagern wir dadurch nicht nur den Körperschwerpunkt nach vorn, sondern erleichtern dem großen Gesäßmuskel die Streckarbeit im Hüft- und Kniegelenk. Die gleiche günstige Dehnung des *gluteus maximus* erzielt der Radfahrer, der sich nach vorn beugt, wenn die Fahrwiderstände größer werden.
- Besonders effektiv ist diese Unterschenkel-Schubkraft, wenn der Fuß auf dem Pedal durch Haken oder Klemmvorrichtungen fixiert ist. Rutscht der Fuß nach vorn oder muss der Fuß durch den Einsatz anderer Muskelgruppen gehalten werden, geht ein großer Teil der Unterschenkel-Streckkraft verloren.

Jeder Muskel arbeitet dann wirkungsvoll, wenn er aus seiner Ruhelage heraus verkürzt wird. Einen noch besseren (physiologischen) Wirkungsgrad erzielt man, wenn der Muskel aus einer *Überdehnung* heraus kontrahiert. Überdehnung bedeutet, dass der Abstand zwischen Ursprung und Ansatz des Muskels größer als die Ruhelänge l_0 ist (Bild 191). Die maximale Zugkraft wird aus einer 20%igen Dehnung[1] über die Ruhelänge heraus erreicht.

---

[1] P. Markworth »Sportmedizin« nennt sogar eine 30%ige Überdehnung als obere Grenze.

Dehnt man einen Muskel noch darüber hinaus, nimmt seine Zugkraft wieder ab. Der Grund für den Kraftgewinn liegt in der elastischen Rückfederungskraft der Muskelfasern, die sich zu der eigentlichen Kontraktionskraft addiert.

Ein guter Sportler weiß um die Zusammenhänge und erzielt so eine bessere Kraftausbeute. Die Ausholbewegung beim Speerwerfen und Tennisaufschlag oder das Nachvornbeugen in der Hüfte vor einem harten Schuss mit dem Fußball sind Beispiele für eine bewusste Überdehnung der entsprechenden Muskelgruppe.

- Auch der Radfahrer profitiert von der Vordehnung: Beugt er sich beim Bergauffahren nach vorn, dehnt sich der *gluteus maximus* über seine Ruhelänge hinaus und produziert bei der Kontraktion zur Streckung des Oberschenkels mehr Kraft. Auch beim Gegenwindfahren oder beim Beschleunigen nutzen wir diesen Effekt aus - und nicht nur wegen des geringeren Luftwiderstandes.

Man darf aber nicht übersehen, dass zur Vordehnung ebenfalls aktive Muskelarbeit erforderlich ist. Es sind die jeweiligen Gegenspieler, die sog. »Antagonisten«, die eine Überdehnung ausführen. Der wichtigste Gegenspieler des *gluteus maximus* ist der Lendendarmbeinmuskel *(m. iliopsoas)*, der bei der Beugung des Oberschenkels genauer besprochen wird.

Der große Gesäßmuskel wird bei seiner Streckarbeit noch von zwei anderen Muskeln unterstützt: dem mittleren Gesäßmuskel *m. gluteus medius* und dem kleinen Gesäßmuskel *m. gluteus minimus*. Man nennt Muskeln, die sich in ihrer Bewegungsrichtung unterstützen oder die unerwünschten Bewegungen von Antagonisten aufheben, *Synergisten*. Der mittlere und der kleine Gesäßmuskel stabilisieren in erster Linie das Hüftgelenk und sorgen dafür, dass wir ruhig auf dem Sattel sitzen.

Zu den Synergisten, die die Streckbewegung des Oberschenkels weiterhin unterstützt, gehört die *ischiocrurale* Muskelgruppe mit dem *biceps femoris*. Dieser Muskel beginnt mit seiner Hauptkontraktion kurz vor der Position 2 und endet hinter dem unteren Totpunkt zwischen Position 5 und 6. Die Tendenz des *biceps femoris*, über den unteren Totpunkt hinaus eine Hüftstreckung zu bewirken scheint zunächst unrationell zu sein, jedoch wirkt dieser Muskel gerade in dieser Phase als kräftiger Kniebeuger. Natürlich arbeitet der *biceps femoris* auch von Position 2 bis zur Position 5 als Kniebeuger - aber hier werden andere Muskeln benötigt, die diese Beugung vermeiden.

Bild 195

Wenn man den großen Gesäßmuskel trainieren will, sollte man Übungen ausführen, bei denen gleichzeitig Hüft- und Kniestreckung stattfindet, wie z.B. beim Aufrichten aus der halben Hocke oder wie hier im Studio am »pushboard«.

Aber auch Bergläufe und Treppensteigen sind ein wirkungsvolles Training für Radfahrer.

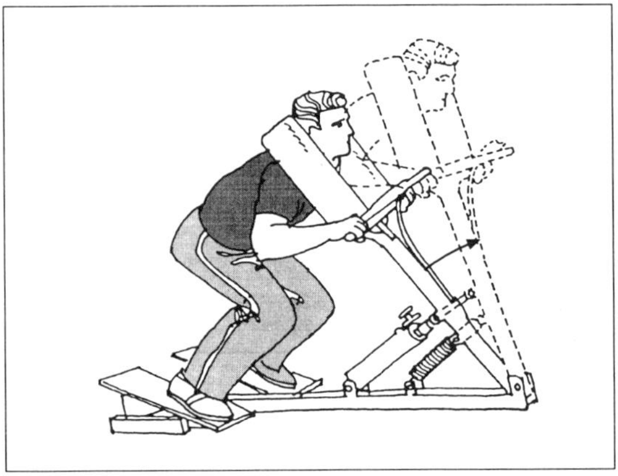

Bild 196

Am unteren Totpunkt in Position 5 beginnt die Beugung des Oberschenkels.

rf musculus rectus femoris

Der Lendendarmbeinmuskel musculus iliopsoas besteht aus:

i musculus iliacus

p musculus psoas

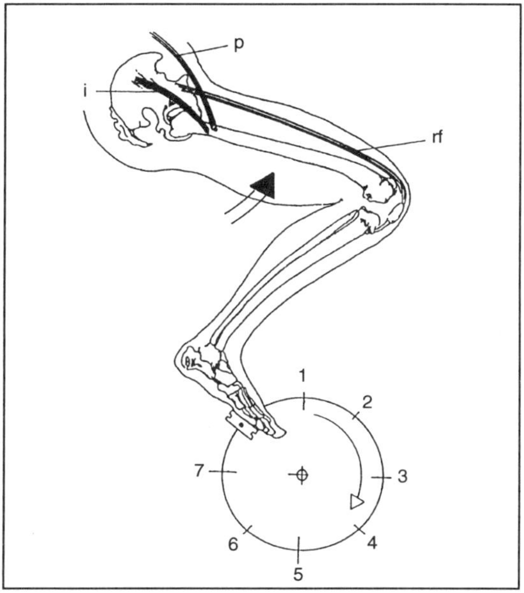

2. Beugung des Oberschenkels

Während sich der Oberschenkel des einen Beines bei der Streckung absenkt, muss der andere Oberschenkel gegen die Schwerkraft angehoben werden. Da diese Bewegung zum Körper hin gerichtet ist, nennt man sie »Beugung« oder auf lateinisch *»flexion«* (die Streckung wird als *»extension«* bezeichnet). Früher haben wir das Bein, das die Druckkraft auf das Pedal ausübt, »Kraftbein« und das andere »Leerbein« genannt. Das kann zu der Vorstellung führen, dass das Kraftbein zusätzlich zu der Pedalkraft, die dem Vortrieb dient, auch noch das Gewicht des Leerbeines anheben muss.

Aber wozu haben wir die Beugemuskulatur (Bild 193) auf der Vorderseite der Oberschenkel? Sie ist gut dazu in der Lage, das »Leerbein« nach oben zu transportieren, ohne die Streckmuskulatur in Anspruch zu nehmen. Und warum nicht gleich die Hüftbeugemuskulatur auch noch zum Vortrieb des Fahrrades nutzen, indem sie von der unteren zur oberen Pedalposition eine Zugkraft auf das Pedal ausübt? Doch dazu müssen die Schuhe fest mit dem Pedal verbunden sein - eine weitere Voraussetzung dafür, dass Radrennfahrer so leicht und locker ihre schweren Rennen fahren. Sie beherrschen den runden Tritt.

Zurück zur Beugemuskulatur des Oberschenkels. Der Lendendarmbeinmuskel *(musculus iliopsoas)* ist der kräftigste Hüftbeuger. Er besteht aus drei Teilen, die zwar unterschiedliche Ursprünge, aber einen gemeinsamen Ansatz am kleinen Rollhügel des Oberschenkelknochens (*femur*) haben:

- großer Lendenmuskel (*musculus psoas major*).
- kleiner Lendenmuskel *(musculus psoas minor*). Er ist nicht bei allen Menschen vorhanden.
- Darmbeinmuskel (*musculus iliacus*). Bei einer Lähmung des Darmbeinmuskels ist Treppensteigen und Radfahren nicht mehr möglich, weil der Kraftanteil der anderen unterstützenden Beugemuskeln für eine Hubbewegung des Oberschenkels nicht mehr aus reicht.

Die Hauptbeugearbeit beim Radfahren mit rundem Tritt verrichtet aber nicht der *musculus iliopsoas*, sondern der gerade Oberschenkelmuskel *musculus rectus femoris*. Da aber seine wichtigste Funktion das Strecken des Unterschenkels ist, wird er dort genauer besprochen.

Ein weiterer Hüftbeuger ist noch zu nennen (Bild 197): der Schneidermuskel (*musculus sartorius*), der zugleich der längste Muskel des menschlichen Körpers ist. Dieser Muskel hat eine Vielzahl von Funktionen und kann deshalb nur schwer einer bestimmten Muskelgruppe zugeordnet werden. Die sogenannte »Schneidersitzstellung« erklärt am besten seine Arbeitsweise: Beugung, Adduktion und Außendrehung der Hüfte mit gleichzeitiger Beugung und Innendrehung des Unterschenkels im Kniegelenk.

Bild 197

Der Schneidermuskel musculus sartorius beugt gleichzeitig den Ober- und den Unterschenkel.

Er überquert das Hüft- und Kniegelenk - ist also ein zweigelenkiger Muskel. Weil er gleichzeitig am Hüft- und Kniegelenk beugt, ist er ein wichtiger Muskel für das Fahren mit rundem Tritt.

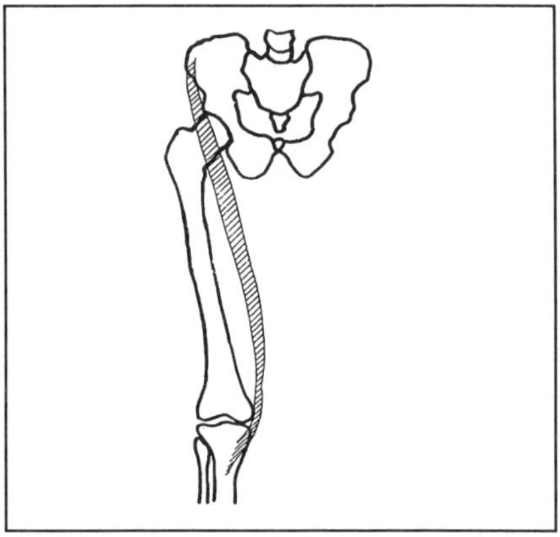

Die Bewegung des Unterschenkels

1. Streckbewegung des Unterschenkels

Bild 198

Die Muskeln für die Streckbewegung des Unterschenkels:

qf musculus quadriceps femoris mit seinen vier Köpfen:

- *rf musculus rectus femoris*
- *vl musculus vastus lateralis*
- *vi musculus vastus intermedius*
- *vm musculus vastus medialis.*

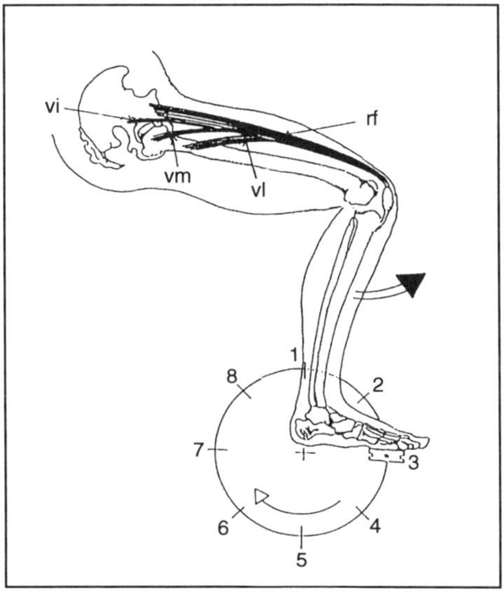

Für die Streckung des Unterschenkels sorgt der vierköpfige Schenkelstrecker *musculus quadriceps femoris* (Bild 198). Mit einer Arbeitsfähigkeit von 1420 Nm ist sie unsere kräftigste Muskelgruppe. Beim Aufrichten, Stehen, Gehen und Laufen muss sie das Bein gegen das gesamte Körpergewicht strecken. Leider können wir beim Radfahren nur einen kleinen Teil der möglichen Kraft ausnutzen, denn die Schubbewegung nach vorn ist nicht so wirkungsvoll wie die Abwärtsbewegung nach unten. Und für die sorgt ja der Gesäßmuskel.

- Ein Grund für die beschränkte Einsatzmöglichkeit des *musculus quadriceps femoris* ist die fehlende äußere Reaktionskraft im Rücken. Da sind die Liegeradfahrer im Vorteil: Einen großen Teil der Pedalkraft holen sie aus dem vierköpfigen Kniestrecker, weil sie sich im Rückenbereich abstützen können.

Die Unterschenkelstreckung beginnt ca. 45° vor Überschreitung des oberen Totpunktes zwischen der Position 7 und 8 und endet etwa 25° vor dem unteren Totpunkt zwischen der Position 4 und 5.

Die vier Teilmuskeln des *quadriceps* sind:

- der gerade Schenkelmuskel *musculus rectus femoris*, der schon einmal als Synergist des Gesäßmuskels zur Sprache kam. Ansatz und Ursprung zeigen deutlich (Bild 198), dass er in der Hüfte beugen und im Kniegelenk strecken kann.
- der äußere Schenkelmuskel *musculus vastus lateralis*,
- der mittlere Schenkelmuskel *musculus vastus intermedius* und
- der innere Schenkelmuskel *musculus vastus medialis*.

Die gemeinsame Sehne dieser vier Köpfe zieht über die Vorderseite des Kniegelenks hinweg und setzt an der Kniescheibe an. Warum ziehen die Strecker nicht direkt über das Knie hinweg zum Schienbein? Welche Bedeutung hat eigentlich die Kniescheibe? Neben einer Führungsfunktion soll sie in erster Linie die Drehwirkung des Muskels erhöhen.

Bild 199

Die Kniescheibe (hier vereinfacht als feste Rolle dargestellt) verbessert die Drehwirkung im Kniegelenk.

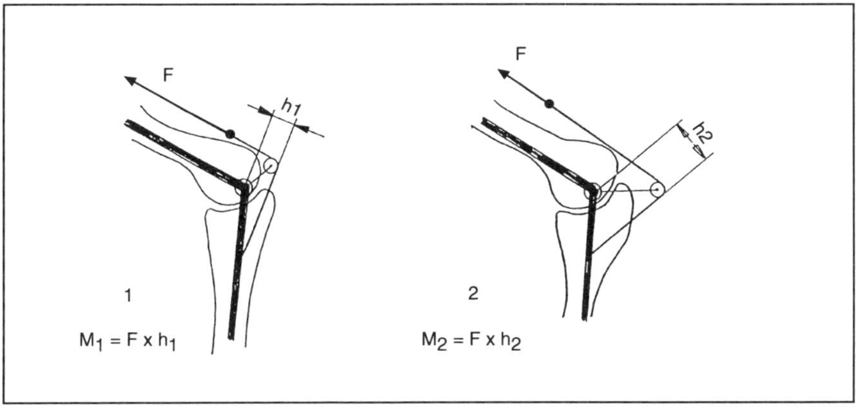

Aus Bild 199 können wir erkennen, dass die vorstehende Kniescheibe einen kleinen Zusatzhebelarm h_1 (bzw. h_2) schafft, der das Drehmoment um die Kniegelenkmitte vergrößert. Vereinfacht kann man sich die Kniescheibe als feste Rolle vorstellen, die zwar die Kraft umlenken, ihren Betrag aber nicht verändern kann. Wenn in der Sehne des *musculus quadriceps* z.B. 1000 N ziehen, ziehen auch 1000 N in der Kniescheibensehne am Schienbein. Aber durch den größeren Hebelarm h_2 hat sich das Drehmoment M_2 im Unterschenkel vergrößert. Aus dem Bild 199 geht weiterhin hervor, dass ohne Kniescheibe eine Drehwirkung nicht zustande käme: Der Muskelzug würde sich nur in einer starken Pressung im Kniegelenk bemerkbar machen.

Mit dem größeren Drehmoment im Unterschenkel erzielen wir am Hebelende (Fuß) eine größere Streckkraft - aber auf Kosten der Geschwindigkeit. Ohne die hebelverbessernde Wirkung der Kniescheibe wäre die Streckgeschwindigkeit viel größer!

Die Anordnung der Kniescheibe ist mit einem weiteren Nachteil verbunden: Die resultierende Kraft F_R aus den beiden Kräften, die an der Kniescheibe ziehen, weist in Richtung des Oberschenkelknochens und übt eine erhebliche Druckbelastung auf die weiche Knorpelmasse aus. Bei einer übermäßigen Belastung der Streckmuskulatur kann es zu Abnutzungserscheinungen des Knorpels kommen. Wer also im Training tiefe Kniebeugen mit zusätzlicher Hantelbelastung bevorzugt, sollte sich nicht wundern, wenn sich später chronische Beschwerden hinter der Kniescheibe (*chondropathia patella*) einstellen. Ein Zahlenbeispiel soll den Sachverhalt verdeutlichen:

Ein Sportler, 70 kg ($F_G \approx 700$ N), geht in die tiefe Kniebeuge. Dabei entfernt sich sein Schwerpunkt 15 cm von der Kniegelenksmitte (Bild 200). Wenn sich die Kniescheibe 5 cm vor der Kniegelenksmitte befindet, kann die Zugkraft F auf die Kniescheibensehne ausgerechnet werden:

$700\ \text{N} \cdot 15\ \text{cm} = F \cdot 5\ \text{cm} \quad F = 2100\ \text{N}$

Bild 200

Belastung des Knorpels hinter der Kniescheibe

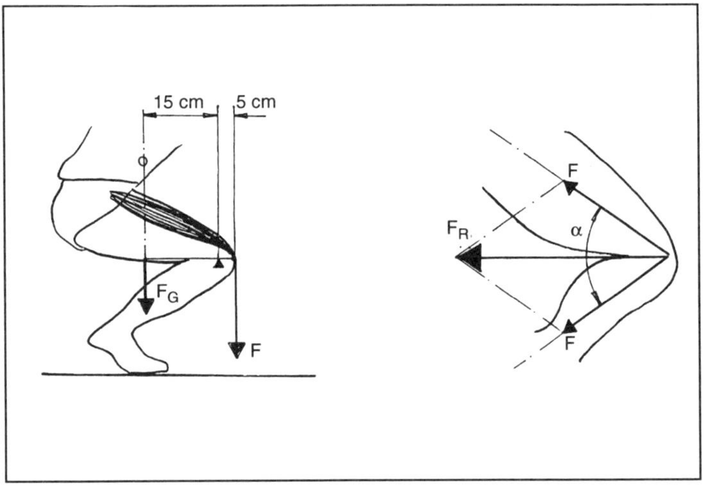

Wir nehmen an, dass in der tiefen Kniebeuge der Ober- und Unterschenkel einen Winkel von α = 60° bildet. Wir zeichnen das Kräfteparallelogramm und bestimmen den Betrag der resultierenden Kraft F_R , die von der Kniescheibenrückseite über die Knorpelmasse auf den Oberschenkelknochen übertragen wird:

Bei noch kleineren Winkeln kann diese horizontale Druckkraft bis zum Zehnfachen des Körpergewichts ausmachen! Bei gestrecktem Knie dagegen ist die horizontale Belastung gleich Null.

- Aber nicht nur bei tiefen Kniebeugen, sondern auch beim Fahren mit zu großen Gängen kann der Druck an der Rückseite der Kniescheibe Beschwerden verursachen. Um die Überlastung gering zu halten, sollte man möglichst oft mit hoher Trittfrequenz und kleinen Gängen fahren. Auch das Fahren im Stehen und der sog. »Wiegetritt« schonen die Kniescheibenrückseite.
- Bei zu geringer Sattelhöhe ist die Beugung des Knies wesentlich stärker ausgeprägt als bei korrekter Sattelhöhe. Damit erhöht sich auch der Druck zwischen Kniescheibe und der Führungsrinne im Oberschenkel. Für Radfahrer mit Kniescheiben-Problemen könnte man eine höhere Sitzposition empfehlen.

2. Beugung des Unterschenkels

Kurz bevor das Pedal den unteren Totpunkt erreicht, beginnt die Beugephase des Unterschenkels im Kniegelenk. Gleichzeitig beugt der *musculus rectus femoris* auch das Hüftgelenk und zieht den Oberschenkel nach oben.

Die Beugearbeit verrichten drei Muskeln auf der Rückseite des Oberschenkels, die zu der *ischiocruralen Muskelgruppe* [1] zusammengefasst werden:

- *musculus semimembranosus,*
- *musculus semitendinosus*
- *musculus biceps femoris* (zweiköpfiger Oberschenkelmuskel mit dem *caput breve* und dem *caput longus*).

Bild 201

Die Beugemuskulatur des Unterschenkels

bf musculus biceps femoris

sb musculus semimembranosus

st musculus semitendinosus

ga musculus gastrocnemius

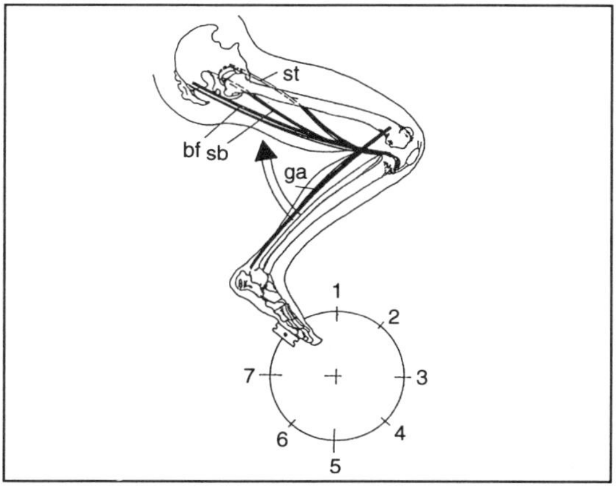

Der *biceps femoris* als kräftigster Unterschenkelbeuger ist auch noch an der Streckung des Hüftgelenks beteiligt. Dieser Muskel arbeitet also der Hüftbeugung entgegen, was

[1] Im Englischen verwendet man für diese Muskelgruppe das Wort »hamstrings«, das soviel wie Schinkenstrang bedeutet und auf die kräftigen Sehnen hinweist, die man an der Oberschenkelrückseite gut spüren kann.

aber beim Radfahren keinen Nachteil bedeutet. Wir werden später bei der Zusammenfassung sehen, dass sich viele Muskeln überlagern und auch oft gegeneinander arbeiten. Das hat schon seinen Grund, denn die Muskelarbeit soll möglichst sanft beginnen und enden.

An der Funktion der Unterschenkelbeuger können wir gut das Zusammenspiel von Antagonisten und Synergisten studieren: Wenn ein Muskel arbeitet und sich zusammenzieht, versucht er, *alle* Bewegungen auszuführen, die im Gelenk möglich sind. Andere Muskeln dieses Gelenks müssen dagegen die unerwünschten Bewegungen verhindern.

Der *musculus biceps femoris* beugt das Knie und lässt es gleichzeitig nach außen rotieren, während die beiden anderen »*hamstrings*« (siehe die Fußnote auf Seite 197), der *musculus semitendinosus* und der *musculus semimembranosus*, das Knie beugen und nach innen drehen. Soll - wie beim Radfahren üblich - die Kniebeugung allein ausgeführt werden, verhindern diese Muskeln die unerwünschte Außenrotation. In der Literatur werden solche Muskeln als »helfende Synergisten« bezeichnet.

Ein anderer Mechanismus beschreibt die »echte Synergie«. Der *musculus rectus femoris* (Bilder 196 und 198) will den Unterschenkel im Knie strecken und den Oberschenkel beugen. Dem widersetzen sich die Muskeln der »*hamstrings*« mit ihrer Nebenaufgabe als Hüftstrecker. Wird allein die Unterschenkelstreckung erwünscht, kontrahieren die *hamstrings* und verhindern die unerwünschte Hüftbeugung.

- Dem Radfahrer kommt das gleichzeitige Strecken im Hüftgelenk und das Beugen im Kniegelenk beim runden Tritt sehr entgegen - allerdings werden die *hamstrings* stark gespannt, wenn man z.B. beim Bergauffahren im Sattel bleibt und mit durchgestreckten Knien die Hüfte beugt. Durch Übung lassen sich diese Muskeln dehnen, indem man zum Beispiel bei gestreckten Beinen mit den Handflächen den Boden berührt.

Gerade der Radfahrer sollte auf bewegliche und elastische *hamstrings* achten. Neben der bekannten Übung »Beugen bei gestreckten Knien mit Zehenberührung« schlage ich zwei weitere Übungen vor:

- Aus der Rückenlage das gestreckte Bein bis zur Senkrechten heben.
- Langsitz auf dem Boden. Bei gestreckten Knien gleichzeitiges Vorgreifen und Berühren der Zehen mit den Händen.

Bild 202 Training der ischiocruralen Muskelgruppe im Studio und mit einem Partner

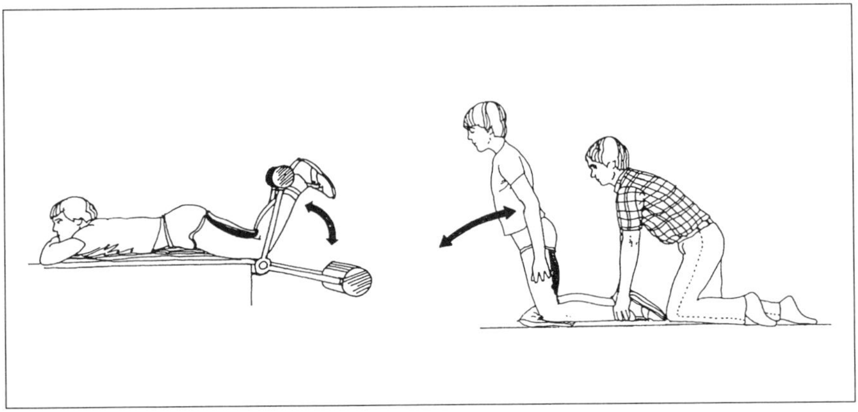

Auch der Wadenmuskel *musculus gastrocnemius* (Bild 204) unterstützt in erheblichem Maß die Beugebewegung des Unterschenkels. Wir besprechen diesen Muskel im Kapitel Fußstreckung.

Das Knie

Das Knie ist der Dreh- und Angelpunkt der Kraftübertragung beim Radfahren. Es ist ein kompliziertes Scharnier- und Zapfengelenk, das (mit geringen Einschränkungen) nur in einer Ebene Bewegungen gestattet. Ein walzenartiger Gelenkkopf - das untere Ende des Oberschenkelknochens - dreht sich in einer rinnenförmigen Pfanne, dem oberen Ende des Schienbeines. Im voll gestreckten Zustand bilden Ober- und Unterschenkel eine Gerade. Seitenbänder, Kreuzbänder und die Spannung in der hinteren Kapselwand sorgen für einen stabilen Stand (Bild 203).

- Das Kniegelenk kann bis auf 180° gestreckt werden. Die letzten 10° der Streckung sind nur bei gleichzeitiger zwangsläufiger Außenrotation um 5° möglich. Beim runden Pedalieren bedeutet diese Rotation eine vermeidbare Störung, die durch eine richtige Sattelhöhe ausgeschlossen wird. Sprinter fahren allerdings mit fast gestreckten Knien, da sie das gesamte Spektrum der Streckmuskulatur ausnutzen wollen.

Bild 203 Das Kniegelenk in gestreckter (links) und in gebeugter Stellung (rechts).

1 Oberschenkel (femur)

2a Sehne des Oberschenkelstreckers (musculus quadriceps femoris)

2b Streckersehne

3 Kniescheibe (patella)

4 Meniskus

5 Seitenband (Kollateralband)

6 Zwillingswadenmuskel (musculus gastrocnemius)

7 Schienbein (tibia)

8 Wadenbein (fibula)

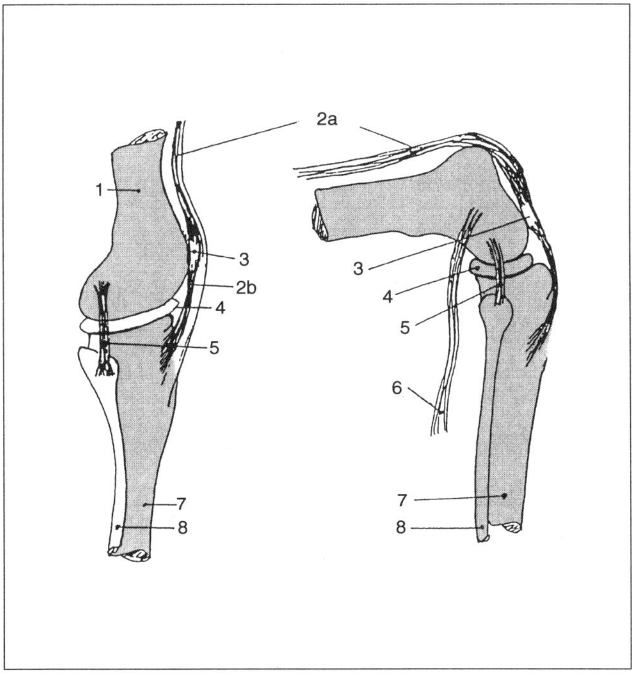

In der Beugestellung sind die Seitenbänder (Bild 203/5) entlastet und gestatten dem Knie eine geringe Drehbewegung. Bei rechtwinklig gebeugtem Knie kann sich der Unterschenkel um etwa 40° nach außen und 5° bis 10° nach innen drehen. Nur in der Streckstellung sind die beiden Seitenbänder gestrafft und verhindern so eine Überstreckung und Drehung des Unterschenkels. Die beiden Kreuzbänder sind in jeder Lage straff gespannt. Sie verhindern ein seitliches Abknicken oder Abgleiten des Oberschenkels vom Schienbein - auch in Beugestellung, wenn die Seitenbänder erschlafft sind.

Die Gelenkflächen von Oberschenkel und Schienbein passen aufgrund ihrer unterschiedlich starken Krümmung sehr viel schlechter aufeinander, als dies bei anderen Gelenken der Fall ist. Deshalb sind in das Kniegelenk zwei Knorpelringe, die Menisken, eingelagert. Sie vermindern die Unterschiede im Krümmungsgrad der Gelenkflächen, verteilen die Belastung auf eine (relativ) große Fläche und wirken durch ihre Elastizität als Stoßdämpfer.

- Viele Menschen klagen über Knieschmerzen. Die Ursache sind oft Verschleißerscheinungen des Meniskus, die durch Vorschädigungen, einseitige Dauerbelastung oder Verletzungen eingetreten sind. In schlimmeren Fällen ist es eine sogenannte Arthrose, eine Abnutzungserkrankung des Gelenkknorpels. Der Gelenkknorpel verliert mit der Zeit an Höhe, Elastizität und Festigkeit und kann schließlich zugrunde gehen. Der darunter liegende Knochen liegt damit frei und wird durch die Belastungen zunehmend deformiert.

Arthrose tritt häufig bei älteren Menschen auf, kann sich aber bei starker einseitiger Belastung des Gelenkes schon in jüngeren Jahren entwickeln. Eine Überlastung durch Übergewicht spielt oft eine unterstützende Rolle.

- Gelenke verfügen über einen eigenen Stoffwechsel, der aber nicht über Blutgefäße, sondern passiv erfolgt: Der Druckunterschied im umgebenden Gewebe lässt Versorgungsstoffe in das Gelenk eindiffundieren. Radfahren schafft dafür gute Voraussetzungen, denn die Gelenke sind weitgehend entlastet. Der fehlende Gegendruck auf der einen und die erhöhte Durchblutung auf der anderen Seite sorgen für eine optimale Diffusion. Wer durch Radfahren einem Gelenkverschleiß vorbeugen, ihn aufhalten oder (in Grenzen möglich) gar rückgängig machen will, sollte mit einer hohen Trittfrequenz fahren und in der Druckphase möglichst wenig Kraft einsetzen.

Die Bewegung im Fußgelenk

1. Strecken des Fußes *(Plantarflexion)*

Bei der Betrachtung des Bewegungsablaufes im Fußgelenk müssen wir beachten, dass man das Heben *und* Senken der Fußspitze aus der rechtwinkligen Position »Beugung« nennen kann (heben: *Dorsalflexion*, senken: *Plantarflexion*, siehe Bild 193). Während im landläufigen Sinn das Absenken des Fußes als »Streckung« und das Heben der Fußspitze als »Beugung« bezeichnet wird, beschränke ich mich hier auf die eindeutigen Begriffe »Heben« (≡ *Dorsalflexion*) und »Senken« (≡ *Plantarflexion*).

Nach dem Überschreiten des oberen Totpunktes (Position 1) beginnt sich der Fuß im oberen Sprunggelenk zu strecken. Die Streckbewegung überlagert sich mit der Knie- und Hüftstreckung und trägt bei einer harmonischen Ausführung wesentlich zum Pedaldruck bei.

- Wer beim Pedalieren den Fuß im Fußgelenk ruhig hält, verzichtet auf den Einsatz einer besonders kräftigen Muskelgruppe: der *musculus triceps surae.*

Bild 204

Die wichtigsten Muskeln für das Absenken der Fußspitze im Fußgelenk

ga musculus gastrocnemius

so musculus soleus

a Achillessehne

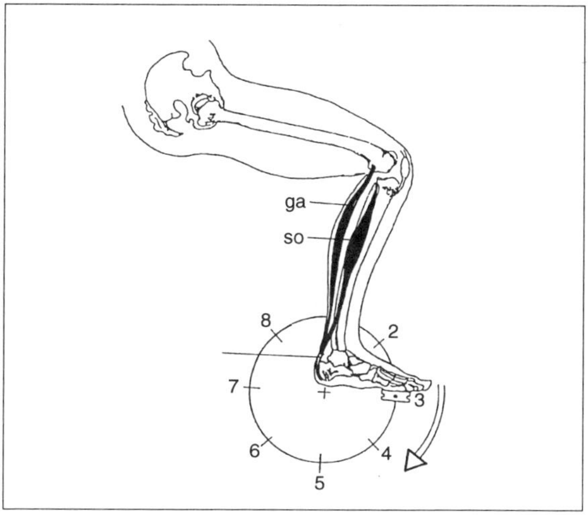

Der dreiköpfige Wadenmuskel *musculus triceps surae* besteht aus zwei Teilen:

- dem Zwillingswadenmuskel *musculus gastrocnemius* mit seinen zwei Ursprüngen an der Rückseite des Oberschenkelknochens kurz unterhalb des Kniegelenks und

- dem Schollenmuskel *musculus soleus*, einem flachen Muskel, der an der Rückseite des Unterschenkels entspringt.

Beide Muskeln setzen an der Achillessehne, der stärksten Sehne unseres Körpers, an.

Da der Zwillingswadenmuskel zweigelenkig ist (er kann über zwei Gelenke hinwegziehen) und neben der Fußstreckung *(Plantarflexion)* den Unterschenkel im Kniegelenk beugen kann, wird er oft der Gruppe der Unterschenkelbeuger zugeordnet. Entsprechend seiner überwiegenden Schnellkraftfunktion ist dieser Muskel vor allem aus schnellzuckenden FT (*»fast twitch«*) -Fasern aufgebaut. Beim Laufen und Springen spielt er eine wichtige Rolle, da er über die Achillessehne die Ferse vom Boden abhebt und für einen kräftigen Abdruck aus dem Fußgelenk sorgt.

Beim Radfahren arbeitet der Muskel »gegen sich selbst«: Auf der einen Seite streckt er den Fuß im Sprunggelenk, auf der anderen Seite beugt er den Unterschenkel. Aber diese Beugung wird von der Streckmuskulatur des Oberschenkels (*quadriceps*) überspielt - wieder ein Beispiel für eine »echte Synergie« (vgl. Seite 198). Die Beugearbeit des *musculus gastrocnemius* im Kniegelenk bremst und dämpft die Streckbewegung des starken *musculus quadriceps*.

Auch das Folienmodell (siehe Anlage A) macht deutlich, dass die Absenkbewegung im Fußgelenk von der Beugewirkung im Kniegelenk behindert wird - denn in der Druckphase von 1 nach 5 soll sich ja der Unterschenkel strecken!

Deswegen schlage ich vor, die Absenkbewegung des Fußes erst ab der Phase 3 deutlich zu betonen, denn in der Druckzugphase von 4 bis 6 ist der Unterschenkel fast gestreckt. Und erst eine Streckung von ca. 170° im Kniegelenk ermöglicht eine vollständige Absenkung der Fußspitze (Beugung) um das Sprunggelenk!

- Eine zu große Sattelhöhe (Bild 205) erschwert den Übergang in die Zugphase ab Position 4. Im unteren Totpunkt 5 ist das Bein im Hüft- und Kniegelenk extrem gestreckt und verringert den Hebelarm für die einsetzende Beugearbeit der Unterschenkelmuskulatur. Deshalb stellen wir die Sattelhöhe so ein, dass das Bein in Position 5 im Kniegelenk einen Winkel von ca. 175° einnimmt (Bild 230, Seite 226).

Bild 205

Der Sattel ist zu hoch eingestellt. Die Zugphase kann nicht wirkungsvoll einsetzen. Der runde Tritt ist gestört.

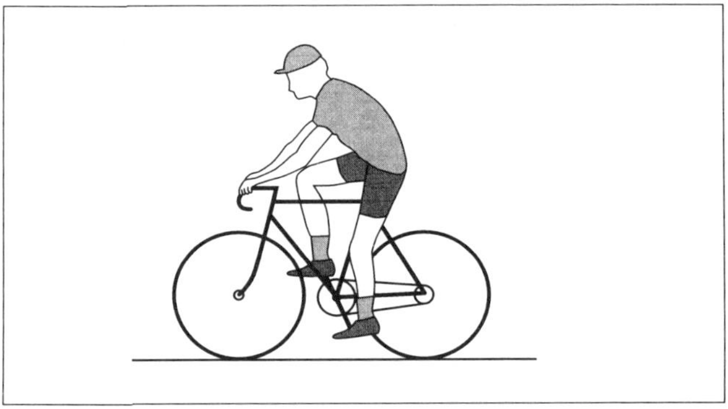

Beim Sprint und bei den Sprungdisziplinen erfolgt die Plantarflexion erst bei voller Kniestreckung - wenn das Kniegelenk fixiert ist. Hier weist der *musculus gastrocnemius* eine gute Vordehnung auf und die gesamte Kraft kann auf den »Fußhebel« wirken und den Fuß mit maximaler Kraft auf die Unterlage pressen. Bei unvollständiger Kniestreckung dagegen ist die Kontraktionsfähigkeit eingeschränkt. Vielleicht bevorzugen Radsprinter deshalb eine große Sattelhöhe, die das Bein im unteren Totpunkt fast durchstreckt.

Warum fällt uns der »Entengang« (das Gehen in der tiefen Hocke) so schwer? Der stark abgesenkte (plantarflexierte) Fuß findet im *musculus gastrocnemius* keinerlei Vordehnung für eine wirkungsvolle Kontraktion.

Der dritte Kopf des *musculus triceps surae* ist der Schollenmuskel *musculus soleus*. Da er nicht mit dem Oberschenkel verbunden ist, ist er »nur« an der Streckfunktion des Fußes beteiligt. Allerdings entwickelt er eine geringere Kontraktionskraft als der *gastrocnemius* und spielt daher bei den Schnellkraftdisziplinen keine große Rolle. Er ist eher für Ausdauerdisziplinen geeignet und deshalb überwiegen in diesem Muskel die langsam zuckenden ST-Fasern (slow-twitch-Fasern).

Der *musculus triceps surae* als wichtigster Streckmuskel für das Absenken des Fußes wird noch von weiteren Muskeln unterstützt: den tiefer gelegenen *musculus flexor digitorium longus*, *musculus tibialis posterior* und *musculus flexor hallucis longus*. Sie entspringen an der Schienbeinrückseite und am Wadenbein. Die Sehnen laufen an den Fußknöcheln vorbei (wo man sie gut tasten kann) und haben ihren Ansatz an den Zehen. Ihr Kraftanteil an der Pedalbewegung ist allerdings gering. Weiterhin leisten der lange Wadenbeinmuskel *musculus peronaeus (fibularis) longus* und der kurze *musculus peronaeus brevis* einen Anteil an der Plantarflexion.

Ich beschreibe ein wirkungsvolles Training der Wadenmuskulatur, mit der ich meine Achillessehnenbeschwerden auskuriert habe: Sie stellen sich mit den Fußballen auf ein ca. 5 cm dickes Brett und gehen dann langsam in den Zehenspitzenstand (Bild 206).

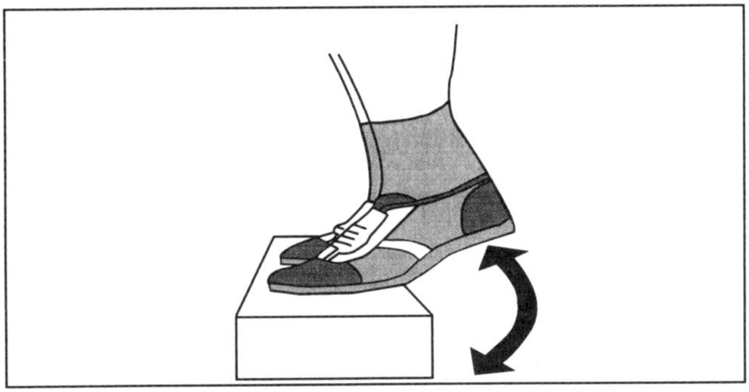

Bild 206

Training der Waden-muskulatur

Nach wenigen Sekunden lassen Sie sich wieder absinken. Wollen Sie Ihre dynamische Ausdauer verbessern, wiederholen Sie diese Übung viele Male hintereinander. Zum gezielten Krafttraining legen Sie ein Gewichtsstück auf die Schulter und wiederholen die Übung zehnmal. Beim Nachobendrücken trainieren Sie die Wadenmuskulatur *konzentrisch*, beim langsamen Herabsinken *exzentrisch*. Während der kurzen Standphase können sich die Muskeln im ausgedehnten Zustand entspannen und es kommt zu einem günstigen Dehnungseffekt.

2. Beugen des Fußes (Dorsalflexion)

Wenn das Pedal den unteren Totpunkt überschritten hat, beginnt die Hubphase des Pedals. Aber erst zwischen der Position 7 und 8 kann sich die Fußspitze um das obere Sprunggelenk heben. Der dabei erzielte Kraftgewinn ist nur klein, aber er unterstützt doch das Hochziehen des Pedals, eine Arbeit, die beim runden Tritt hauptsächlich von den Hüft- und Kniebeugern verrichtet wird.

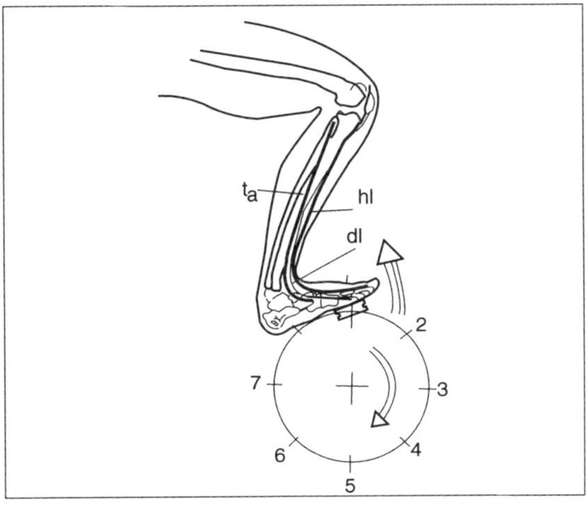

Bild 207

Die wichtigsten Muskeln für das Anheben im Fußgelenk

ta musculus tibialis anterior

hl musculus hallucis longus

dl musculus digitorium longus

Die Muskeln auf der Vorderseite des Unterschenkels zwischen Schien- und Wadenbein bewirken das Anheben. Es ist in erster Linie der vordere Schienbeinmuskel *musculus tibialis anterior*, der bei seiner Kontraktion den Fuß nach oben zieht. Dabei wird er unterstützt vom langen Großzehenstrecker *musculus extensor hallucis longus* und dem langen Zehenstrecker *musculus extensor digitorium longus*.

Pedalstellung

Der Fuß überträgt die Druck-, Zug-, Hub- und Schubkräfte über den Ballen auf das Pedal. Beim runden Tritt vollführt die Fußspitze eine lockere Auf- und Abbewegung um das Sprunggelenk (*Pianostil*) und liefert dabei einen gewissen Beitrag zum tangentialen Kraftanteil. Bei hohem Krafteinsatz sinkt die Trittfrequenz und der Fahrer hat mehr Zeit, sich auf den runden Tritt zu konzentrieren und die Fußarbeit nutzbringend einzusetzen. In der Schubphase von der Position 8 bis 2 ist die Ferse gesenkt und die Fußspitze leicht angehoben, während beim Ziehen im Bereich des unteren Totpunktes die Fußspitze deutlich nach unten gerichtet ist (Bild 209).

Bei mittleren Tretfrequenzen ist das Heben und Senken der Fußspitze nicht mehr so ausgeprägt. Je höher die Trittfrequenz, desto weniger Zeit haben die beteiligten Muskeln zu kontrahieren. Der Fahrer stellt sich darauf ein und verkürzt den Arbeitsweg des Fußes. Die Kippbewegung der Fußspitze ist kaum noch auszumachen.

Das obere Sprunggelenk ist wie das Knie ein Scharniergelenk. Es erlaubt das Senken (Plantarflexion) des Fußes um etwa 30° und sein Heben (Dorsalflexion) um etwa 25°. Im Folienmodell (Anhang A) und in Bild 208 ist dieser Schwenkbereich durch die drei Geraden $\alpha_1 = 25°$, $\alpha_0 = 0°$ und $\alpha_2 = 30°$ vorgegeben.

Bild 208

Simulation der Kippbewegung des Fußes mit dem Folienmodell aus Anhang A

Wir zeichnen in die Phasen 1 bis 8 je nach Trittfrequenz und Kraftbedarf die entsprechende Pedalebene ein und merken sie uns.

Beim Training »visualisieren« wir dann diese Zeichnung der Pedalebenen in die raue Wirklichkeit.

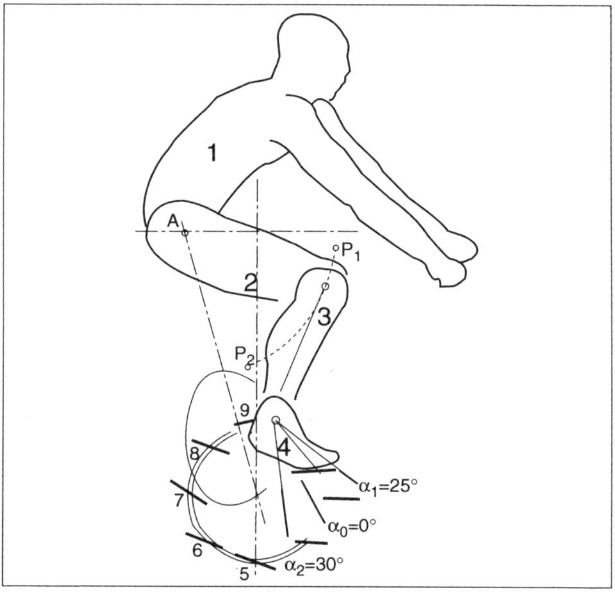

Bild 209

Schwenkbewegung des Fußes bei kleiner Tritt-frequenz und hohem Krafteinsatz; z.B. beim Bergauffahren im Sattel

Schubphase kurz vor OT (Position 1): Die Ferse ist leicht gesenkt.

Zugphase in UT (Position 5): Die Fußspitze zeigt nach unten.

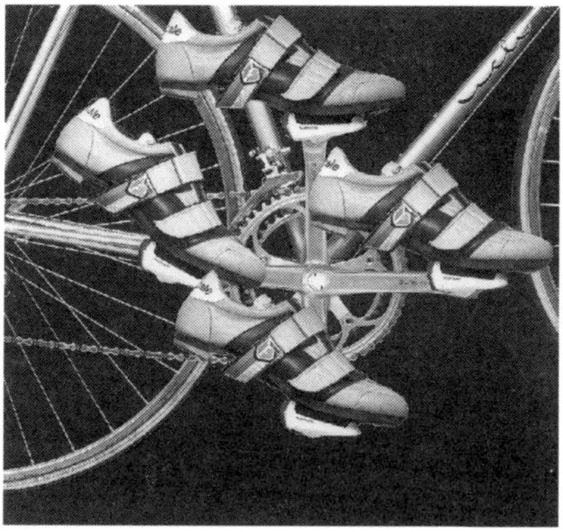

Zusammenfassung

Bild 210 Die wichtigsten Beuger und Strecker auf einen Blick

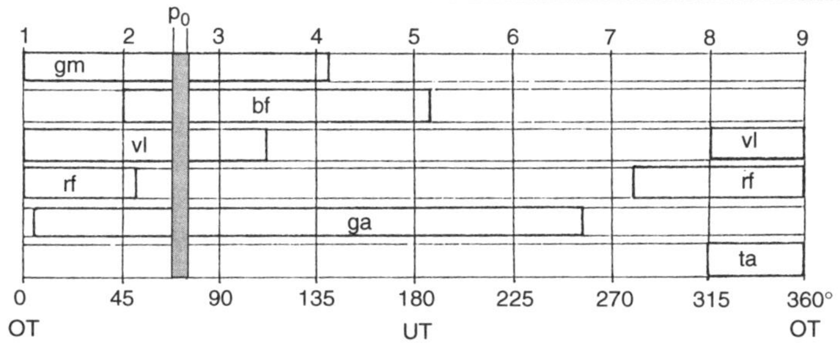

pO physikalisches Optimum
gm gluteus maximus
bf biceps femoris
vl vastus lateralis
rf rectus femoris
ga gastrocnemius
ta tibialis anterior
OT oberer Totpunkt
UT unterer Totpunkt

	beugen	strecken
Oberschenkel	rf	gm bf
Unterschenkel	bf ga	rf vl
Fuß	ta	ga

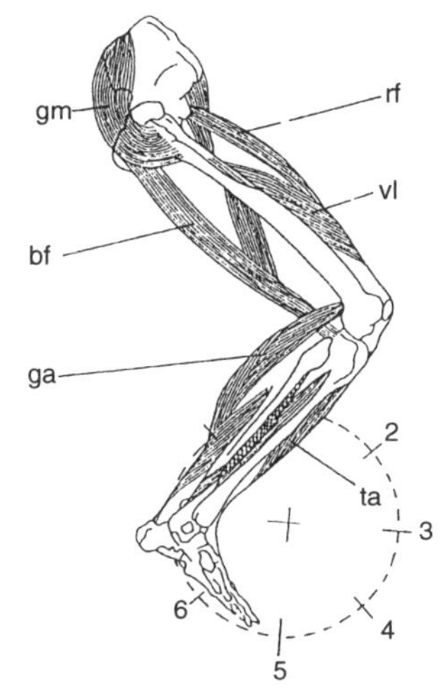

In Bild 210 sind noch einmal die wichtigsten Muskeln in ihrer Funktion bei einer Kurbelumdrehung dargestellt. Es fällt auf, dass sich alle Muskeln in ihrer Streck- und Beugearbeit mehr oder weniger überschneiden, sich gegenseitig unterstützen oder sogar behindern. Aber die Behinderung ist relativ zu sehen: Ein durch einen Beuger abgebremster Streckmuskel arbeitet sanfter und ist deshalb nicht so großer Verletzungsgefahr ausgesetzt.

Außerdem stellen wir fest, dass sich die drei am runden Tritt beteiligten Hebel Oberschenkel, Unterschenkel und Fuß bei *gebeugtem Hüftgelenk* beugen und strecken, bzw. heben und senken müssen.

- Beim Fahren in der günstigsten Sitzposition (Bild 211), wenn Oberkörper und Oberrohr einen Winkel von 45° bis 50° bilden, wird der kräftige Hüftbeuger *rectus femoris* weitgehend von der statischen Haltearbeit für das aufrechte Sitzen entlastet und steht so der effektiven Schubphase voll zur Verfügung. Gleichzeitig erfolgt eine Vordehnung des Muskels, die die Kraftentfaltung verbessert.

Bild 211

Die günstigste Sitzposition (Grundhaltung)

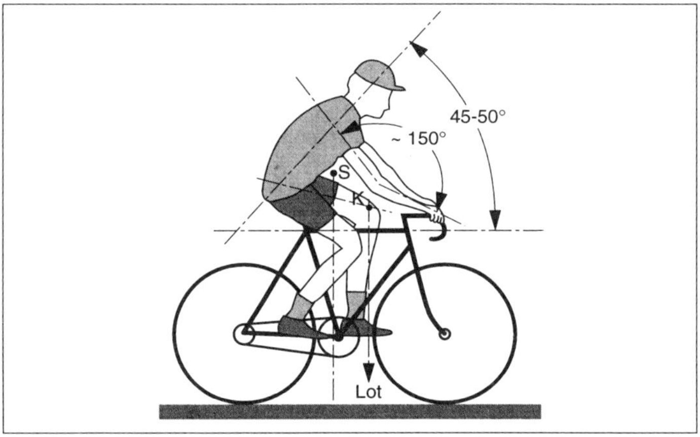

Die Druckphase erfolgt in erster Linie über die Hüft- und Kniestrecker, unterstützt von der Wadenmuskulatur (den Fußgelenksenkern). Für das Hochziehen des Pedals sorgen dann die Hüft- und Kniebeuger und - nicht zu vergessen - die vorderen Schienbeinmuskeln, die Fußgelenkheber.

Aber auch die Arm- und Rumpfmuskulatur ist nicht unbeteiligt. Bei normaler Fahrt sorgen die Armstrecker für die Lenkung und Aufrechterhaltung einer ruhigen Sitzposition. Im Wiegetritt und im Spurt steht die Arbeit der Armbeuger im Vordergrund. Damit die Armarbeit auch an den Pedalen zur Geltung kommt, bedarf es zusätzlich einer gut abgestimmten Bauch- und Rückenmuskulatur.

Der runde Tritt verlangt ein ungewöhnliches Zusammenspiel der kraftausübenden Muskulatur und ihrer Gegenspieler (Antagonisten). Jede Streckbewegung um ein Gelenk wird durch den antagonistischen Beuger abgebremst und umgekehrt. Ist die Bremswirkung nicht gut koordiniert, geht Muskelkraft verloren.

P. Marqworth (»Sportmedizin«) schreibt:

"Dabei wird eine Bewegung je flüssiger, eleganter und leichter, desto weniger sie durch die Bremswirkung der antagonistischen Muskelgruppen behindert wird, desto besser die Koordination zwischen Synergisten und Antagonisten funktioniert. Viele Sportler wissen aus Erfahrung, dass ein neuer Bewegungsablauf beim Erlernen einer neuen Sportart zuerst immer verhältnismäßig anstrengend ist und relativ schnell zu Ermüdungserscheinungen führt.

Das liegt daran, dass das motorische Nervensystem einen bestimmten Trainingszeitraum benötigt, um herauszufinden, durch welche optimale Kombination und Koordination mit welchem Muskel sich diese neue Bewegung am besten bewerkstelligen lässt. Wenn am Ende eines Übungsprogramms die gleiche Bewegung mit viel weniger Kraftaufwand und gewissermaßen spielend leicht ausgeführt werden kann, bedeutet das unter anderem, dass durch die verbesserte Koordinationsleistung des motorischen Nervensystems die Muskeln optimaler zusammenarbeiten und die entsprechenden Antagonisten weniger bremsen.

Koordination lässt sich erlernen und durch Training verbessern."

- Wir hören immer wieder das Vorurteil, dass der Fahrstil eine persönliche Note ist, an der wir nichts mehr ändern können und mit dem wir uns abfinden müssen. Das Gegenteil ist richtig: Durch eine lange Trainingsphase *mit Kontrollmöglichkeiten* schalten wir eingeschliffene, unökonomische Bewegungsabläufe aus. Wir rutschen nicht mehr auf dem Sattel hin und her, sondern halten den Oberkörper ruhig und lassen die Knie dicht am Oberrohr exakt in einer Ebene schwingen. Und wir verfolgen auch *mental* die Pedalierbewegung: In Gedanken haben wir das Folienmodell vor Augen, setzen *alle* Muskeln der unteren Extremitäten ein und kontrollieren die Druck/Zug/Hub/Schubkraftumkehr bei möglichst tangentialer Pedalkraft. Nach einer langen Zeit des Übens verspüren wir, wie der Tritt rund wird und sich der Energiebedarf verringert.

Sitzposition

Das Fahrrad ist deshalb ein ideales Fortbewegungsmittel, weil es unsere Beine von statischer Muskelarbeit entlastet und das Körpergewicht auf zwei Räder verteilt. Für die Vorwärtsbewegung beanspruchen wir hauptsächlich den dynamischen Muskelanteil, der eine günstige Energiebilanz aufweist.

Welches sind die Gegenkräfte beim Pedalieren? Es sind in erster Linie die statischen Haltungskräfte der oberen Rumpfmuskulatur. Es wäre im übrigen falsch, in diesem Zusammenhang einen Muskelwirkungsgrad etwa wie folgt einzuführen:

$$\text{Muskelwirkungsgrad} = \frac{\text{dynamischer Muskelanteil}}{\text{statischer Muskelanteil}} \cdot 100\%, \quad \text{z.B. } \eta = 25\%$$

Denn die statische Muskeltätigkeit ist überhaupt erst die Voraussetzung für eine dynamische Kraftentfaltung und deshalb nicht als Verlust anzusehen. Eine bessere Definition könnte deshalb so lauten:

$$\text{Muskelwirkungsgrad} = \frac{\text{dynamischer Muskelanteil}}{\text{Gesamtaufwand}} \cdot 100\%$$

Beim langsamen Kurbeln mit unrundem Tritt und einem hohen statischen Kraftanteil wirkt der Pedalkraft noch die Gewichtskraft des Fahrers entgegen (streng genommen nur die des einbeinigen Fahrers, denn das Gewicht des Tretbeines unterstützt die Druckkraft auf das Pedal). Stützt sich der Fahrer am Lenker ab, kommen weitere Haltekräfte hinzu.

Und beim schnellen Pedalieren? Hier sind es überwiegend die Trägheitskräfte der bewegten Massen, die als Gegenkraft in Frage kommen.

Obwohl jeder Mensch eigene anatomische Besonderheiten hat, können wir allgemeingültige Regeln für die Körperhaltung beim Radfahren und Einstellmaße am Fahrrad geben (Bild 211).

In der Grundhaltung sollte der Radfahrer stundenlang fahren können, ohne Spannungen an Muskeln, Sehnen und Gelenken zu spüren. Die Arme sind unter einem Winkel von 150° leicht gebeugt, der Oberkörper nimmt zur Horizontalen einen Winkel von 45° bis 50° ein und die Kniegelenkmitte befindet sich in der Druckphase senkrecht über der Pedalachse.

Bei einer korrekten Einstellung der Horizontalposition des Sattels hilft uns unser selbstangefertigtes Folienmodell (Anlage A) weiter. Von der Pedalachse in Position 3 aus (Bild 212) ziehen wir eine Senkrechte S nach oben. Nun verschieben wir das Hüftgelenk auf der Waagerechten A so weit nach vorn, bis sich die Kniemitte K und die Senkrechte S treffen. Wir übertragen die Seitenverhältnisse a : b auf unsere Fahrradmaße und korrigieren die Sattelstellung. Viele werden überrascht sein, wie weit sie den Sattel nach vorn verschieben müssen - und sich der *»american position«* nähern.

Bild 212

Das Folienmodell aus der Anlage A hilft uns, die richtige Sattelstellung zu finden.

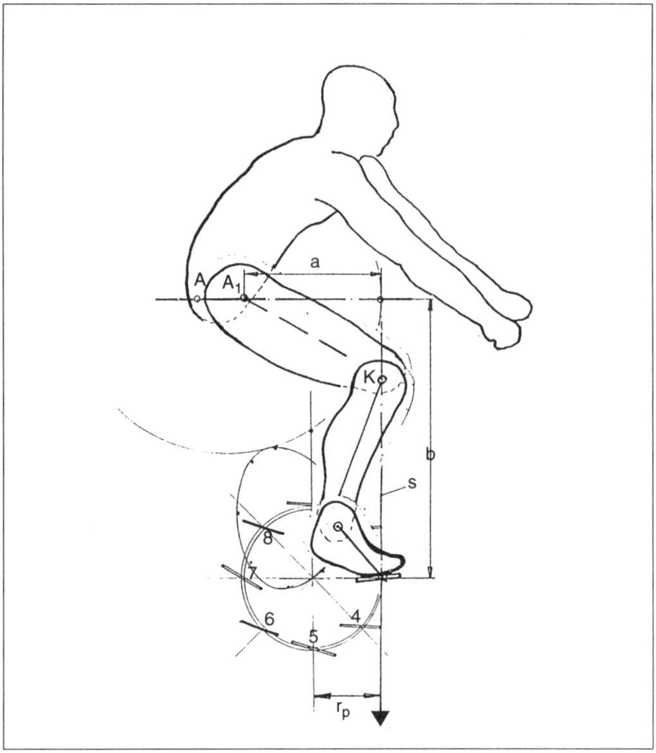

Bild 213 Bestimmung der Kniegelenkmitte: Die mit einem Taster ermittelte Kniedicke (1) wird halbiert und am Knie mit einem Folienstift gekennzeichnet (2). Bei meinem Knie beträgt der Knieradius 6 cm.

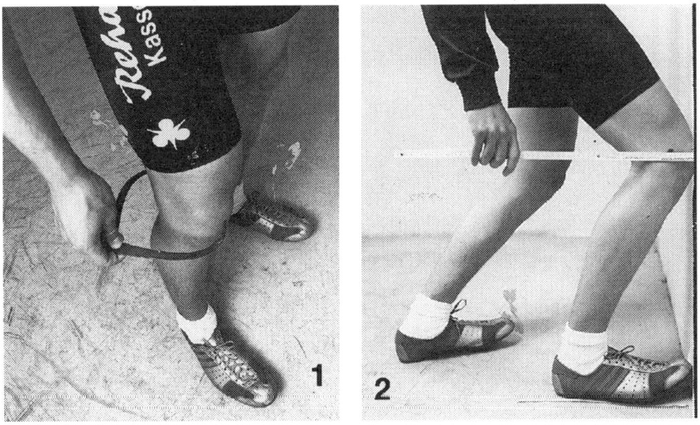

- Dass die *»american position«* Vorteile bietet, beweisen die Zeitfahrer und die Triathleten, die mit verringertem Krafteinsatz hohe Trittfrequenzen fahren. Die eingesparte Haltearbeit ist für die Triathleten doppelt wertvoll, weil die ausgeruhte statische Muskulatur auch noch beim Laufen eine wichtige Rolle spielt.
- Beim Fahren mit größerem Kraftaufwand und geringerer Trittfrequenz stellt man den Sattel etwas zurück (vgl. das Kapitel »Sattelstellung« auf Seite 228). Greg Lemond empfiehlt sogar, den Sattel so weit zurückzustellen, dass das Lot von der Kniespitze 2 cm hinter die Pedalachse der waagerecht gehaltenen Tretkurbel fällt.

Stellen wir den Sattel weiter zurück, verlängert sich die Streckphase von Ober- und Unterschenkel. Da die Streckmuskulatur stärker als die Beugemuskulatur ausgebildet ist, empfinden viele Fahrer diese Sattelstellung als ökonomischer (*„mit langen Beinen drückt es sich besonders gut“* - wie mir ein Leser schrieb). Sie nehmen allerdings eine verlängerte Schubphase (von Position 8 bis 2) in Kauf.

Noch etwas kommt hinzu: Das Gewicht des Fahrers kann sich als Gegenkraft zur dynamischen Beinkraft nur teilweise auswirken, denn die senkrechte Komponente verringert sich. Eine Horizontalkomponente will den Fahrer nach hinten schieben. Ein zusätzlicher statischer Kraftanteil in der Rumpfmuskulatur muss diesen Effekt ausgleichen - und das bedeutet Energieverlust und Minderung des Wirkungsgrades.

Sitzen wir weiter vorn, verlängern wir die Hubphase und setzen die Beugemuskulatur verstärkt ein. Die Zugphase von Position 4 nach 6 ist jetzt stärker ausgeprägt. Nach meiner Einschätzung kann man in dieser Stellung schneller und runder treten. Kann sich der Oberkörper auch noch auf dem Lenker abstützen, verringert sich deutlich der Anteil an statischer Haltearbeit.

- Noch einmal: Je perfekter der runde Tritt und je wirkungsvoller die Beugemuskulatur eingesetzt wird (für den Fuß der *musculus tibialis anterior*!), desto weiter vorn kann der Fahrer sitzen. Ein gleichzeitiges Abstützen auf dem Lenker verbessert die Kraftausbeute. Sind hohe Pedalkräfte gefordert, erscheint es sinnvoller, den Sattel etwas zurückzustellen.

- Beim Fahren in der Ebene sollte der Fahrer ca. 55 % seiner Gewichtskraft auf das Hinterrad und 45 % auf das Vorderrad bringen. Bei einer konventionellen Fahrradgeometrie verhalten sich die Achsabstände a_1 und a_2 ebenfalls wie 55 : 45 (Bild 214), so dass die Wirkungslinie des Körperschwerpunktes durch den Mittelpunkt des Tretlagers verläuft.

Bild 214 Beim Fahren in der Ebene sollte die Wirkungslinie der Gewichtskraft durch die Tretlagermitte gehen.

W_L Wirkungslinie der Gewichtskraft
F_G Gewichtskraft
S Schwerpunkt
F_H Gewichtskraftanteil am Hinterrad
F_V Gewichtskraftanteil am Vorderrad
a_1 Achsabstand Vorderrad-Tretlager
a_2 Achsabstand Hinterrad-Tretlager
l Radstand

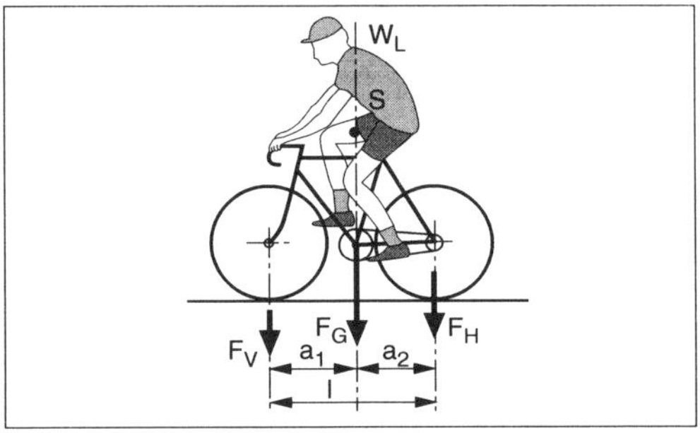

- Greg Lemond bevorzugt einen etwas kleineren Rahmen mit einem längeren Vorbau. Damit wird sein Körpergewicht mehr auf das Vorderrad verlagert. Das Rad spricht noch besser auf Lenkbewegungen an, neigt weniger zum Übersteuern und die Flattergefahr verringert sich. Nebenbei verbessert sich die aerodynamische Sitzposition.

Beim Bergabfahren verändern sich die Gewichtsverhältnisse aus zwei Gründen:

1. Die Gewichtskraft F_G verlagert sich durch den Gefällwinkel nach vorn (Bild 215).
2. Der Oberkörper des Fahrers wird gebeugt, um die durch die höhere Fahrgeschwindigkeit bedingten Luftwiderstandskräfte zu verringern.

Das Lot vom Schwerpunkt S wandert weiter nach vorn und liegt deutlich vor dem Tretlager.

Bild 215

Unerwünschte Schwerpunktverlagerung beim Bergabfahren

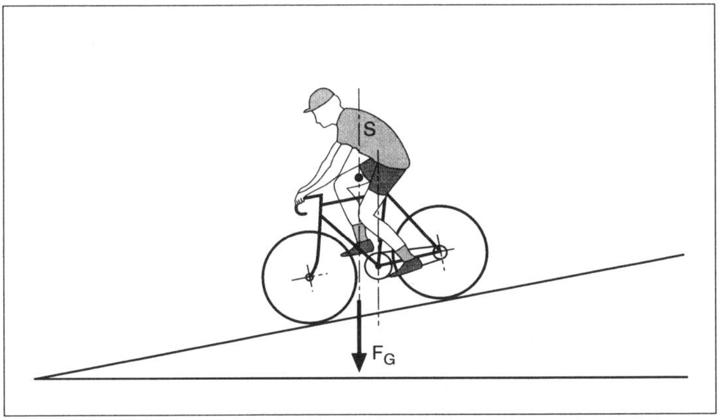

- Ein Fahrer, der auch bergab seine Muskelkraft effektiv einsetzen will, verlegt seine Gewichtskraft wieder auf die Tretlagermitte und rutscht deshalb auf dem Sattel etwas nach hinten und beugt sich nach vorn. Ein Vorteil als Nebeneffekt: Muss er bremsen, verbessert sich die Bremswirkung am Hinterrad. Bei höheren Geschwindigkeiten ist es aber ratsam, nicht zu weit nach hinten zu rutschen, damit der Kontakt des Vorderrades zur Straße erhalten bleibt und einer Flatterneigung vorgebeugt wird.

- MTB-Fahrer stellen bei extremen Abfahrten den Sattel tiefer, um den Systemschwerpunkt nach unten zu verlagern. Damit verringert sich die Gefahr eines Überschlages, falls das Vorderrad doch einmal kräftig abgebremst werden muss. Kommt noch eine Holperpiste dazu, geht der Fahrer aus dem Sattel und fängt die Stöße mit angewinkelten Beinen ab.

Bei der Bergauffahrt kehren sich die Verhältnisse um. Der Steigungswinkel erhöht die Gewichtskraft auf das Hinterrad und der Schwerpunkt wandert nach hinten - falls der Radfahrer seine Sitzposition beibehält (Bild 216/1). Soll auch beim Bergauffahren die Wirkungslinie seiner Gewichtskraft durch die Tretlagermitte gehen, verlegt er seinen Schwerpunkt etwas nach vorn (Bild 216/2). Auf Seite 191 habe ich einen Grund für das Vorbeugen erläutert: Die Vordehnung des großen Gesäßmuskels verbessert den Wirkungsgrad der Streckmuskulatur und lässt in der wichtigen Druckphase mehr Pedalkraft zur Wirkung kommen.

- Dem steht aber entgegen, dass eine aufrechte Sitzposition ein besseres Durchatmen ermöglicht. Und gerade der große Kraftbedarf beim Bergauffahren erfordert eine hohe Sauerstoffaufnahme.

- Bei steilerer Bergauffahrt mit dem Mountainbike und anderen Modellen kann es passieren, dass eine zu große Antriebskraft das Hinterrad durchrutschen lässt. Das kann der Fahrer verhindern, indem er nach hinten rutscht und den Bodendruck am Hinterrad verstärkt. Gleichzeitig beugt er sich mit dem Oberkörper etwas nach vorn, um das Vorderrad am Abheben zu hindern.

Bild 216 Beim Bergauffahren verlagert der Radfahrer seinen Schwerpunkt geringfügig nach vorn (2). Er verstärkt die Druckphase am Pedal.

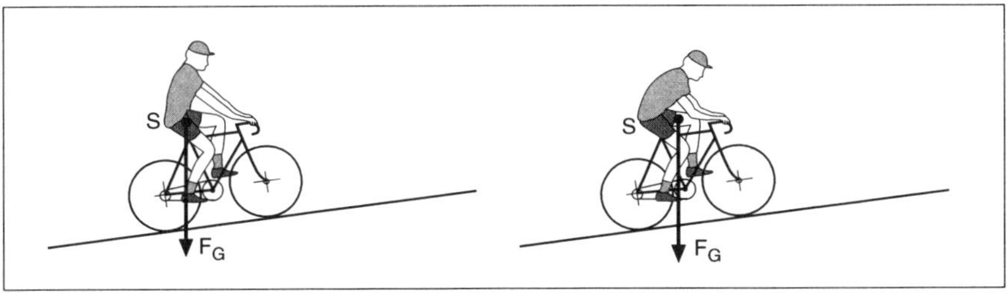

Der Wiegetritt

Der Wiegetritt ist eine Pedaliertechnik, bei der der Fahrer aus dem Sattel geht, um zusätzlich zu der dynamischen Muskelkraft sein Körpergewicht einzusetzen. In der normalen Sitzposition spielt das Körpergewicht lediglich die Rolle der Gegenkraft zur Pedalkraft. Liegt der Körperschwerpunkt lotrecht über der Tretlagermitte, können wir als maximale statische

Gegenkraft nur den Kraftanteil $F_{P'}$ (Bild 217), der am Sattel abgestützt ist, der Pedalkraft entgegensetzen. Den Rest müssen dann die statische Haltungsmuskulatur, die Massenträgheitskräfte und die Armstützkraft F_l am Lenker übernehmen.

Der Abstand Sattelmitte/Schwerpunkt soll m = 25 cm und der Abstand Schwerpunkt/Lenkermitte l = 50 cm betragen.

$$m \cdot F_G = (m + l) \cdot F_L \quad \rightarrow F_L = \frac{m}{m+l} \cdot F_G \quad \rightarrow F_L = \frac{25}{75} \cdot F_G \quad \rightarrow F_L = \frac{1}{3} \cdot F_G \quad \text{oder } F_{P'} = \frac{2}{3} \cdot F_G$$

Damit trägt der Sattel 2/3 und der Lenker 1/3 des Körpergewichts - von dem man allerdings beim 700 N schweren Musterradfahrers 140 N Tretbeingewicht abziehen muss. Auch der r_p = 17 cm lange Kurbelarm vermindert noch den Gegenkraftanteil um den Faktor 25/17 = 1,47, so dass bei sitzender Fahrweise der Musterradfahrer »nur«

$$F_{P'} = \frac{(700\ \text{N} - 140\ \text{N}) \cdot 2}{1{,}47 \cdot 3} = 254\ \text{N}$$

als statische Gegenkraft der Pedalkraft entgegensetzen kann.

Bild 217

Nur einen Teil der Gewichtskraft F_G können wir als Pedalgegenkraft $F_{P'}$ ausnutzen, wenn wir auf dem Sattel sitzen.

M = Sattelmitte

L = Lenker

S = Schwerpunkt

F_l = Armstützkraft

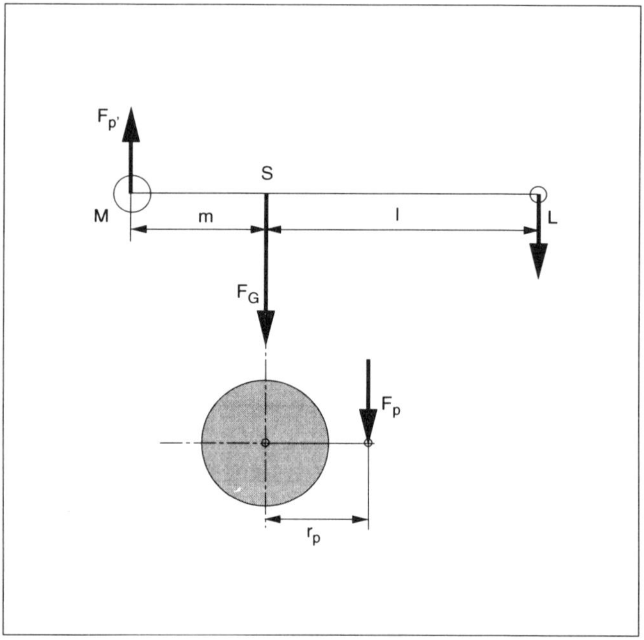

Meist geht der Fahrer aus dem Sattel, wenn der Kraftbedarf sehr hoch und die Trittfrequenz zu gering wird. Jetzt kann das gesamte Körpergewicht die Pedalkraft unterstützen. Die Massenträgheit und besonders die Zugkraft am Lenker sind jetzt die wirksamen Gegenkräfte. Geht man von einer durchschnittlichen muskulären Beinkraft von 150 N aus, kann der Musterradfahrer im Wiegetritt bis zu F_P = 150 N + 700 N = 850 N entwickeln. Spitzenathleten bringen noch größere Kräfte auf das Pedal.

Bild 218

Während der Druckphase (überkreuz gestrichelt) unterstützt das Körpergewicht die Abwärtsbewegung des Pedals.

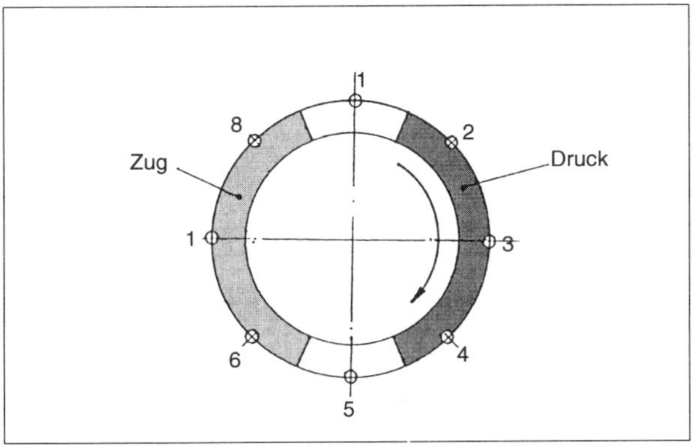

Im Wiegetritt ist ein runder Tritt nur bedingt möglich, da das Körpergewicht keinen Zug, Hub oder Schub ausführen kann. Bei einer Kurbellänge von 0,17 m und den obigen Pedalkräften schwankt das Drehmoment in der Tretlagerwelle und im Kettenblatt zwischen maximal 145 Nm ($M = F_p \cdot r_p$ = 850 N · 0,17 m) in der Position 3 und 0 Nm in Position 1 (Bild 214). In Position 7 sind es im Höchstfall 25,5 Nm - falls der Fahrer in der Hubphase das »Leerbein« mit 140 N hochziehen kann. Bei einer (angenommenen) Kurbeldrehzahl von n = 30 1/min beträgt die Drehleistung $P \approx 0{,}1 \cdot M \cdot n \approx 435$ W.

Wir unterscheiden den schnellen und den langsamen Wiegetritt.

Der schnelle Wiegetritt

Beim kurzzeitigen Beschleunigen, z.B. beim Sprint oder beim schnellen Anfahren aus dem Stand, müssen große Trägheitskräfte überwunden werden. Für wenige Sekunden sind Leistungsbeträge bis 3 kW möglich, wenn der Fahrer gleichzeitig mit höchstem Krafteinsatz und hoher Trittfrequenz fährt. Dann verlagert er in der Druckphase (Bild 218) das Körpergewicht auf das sich streckende Bein und zieht gleichzeitig das andere Pedal hoch. Die Rumpf- und Armmuskulatur zieht ruckartig am Lenker und vergrößert die Pedalkraft. Beim Herunterdrücken des *rechten* Beines kippt er das Rad nach *links*. Mit der *linken* Hand drückt er den Lenker nach unten und zieht ihn mit der *rechten* Hand nach oben.

Bild 219

Hier zeigt die Seitenansicht eine perfekte Spurttechnik im »schnellen Wiegetritt«: geduckte Körperhaltung und Verlagerung des Körpers so weit nach vorn, dass der Schwerpunkt S lotrecht über der waagerecht gestellten Pedalachse liegt.

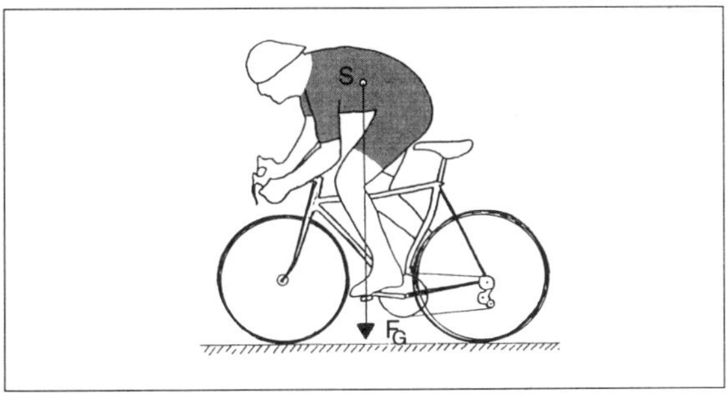

Bild 220

Fahrer 1 fährt idealen Wiegetritt. Sein Körperschwerpunkt liegt während der Druckphase lotrecht über der Pedalmitte.

Fahrer 2 hat sein Rad zu weit vom Körper weggedrückt, er verschenkt einen Anteil seiner Gewichtskraft.

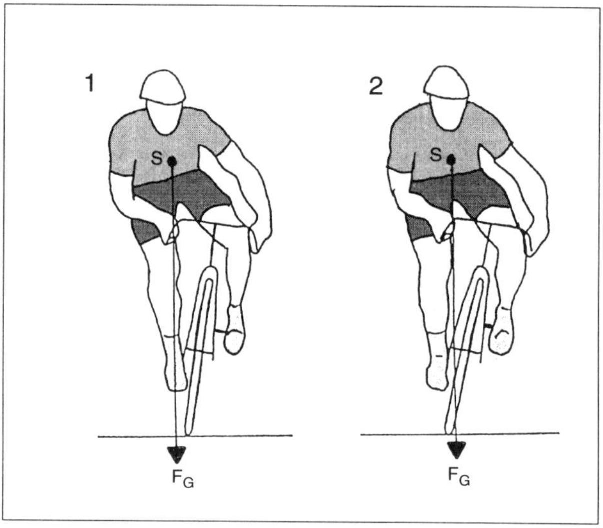

Beim »Sprintwiegetritt« ist eine niedrige Körperhaltung wichtig, weil bei den hohen Fahrgeschwindigkeiten der Luftwiderstand eine große Rolle spielt.

Der Fahrer vergeudet viel Kraft, wenn das Lot vom Körperschwerpunkt *nicht* durch die (waagerecht gestellte) Pedalmitte geht. Auch die Vorderansicht (Bild 220) zeigt die richtige und die falsche Technik: Nur in der besonders effektiven Druckphase (Position 3 in Bild 218) geht das Lot vom Körperschwerpunkt durch die entsprechende Pedalmitte - wenn der Fahrer nicht »überzieht«.

Der langsame Wiegetritt

An starken Steigungen gehen wir aus dem Sattel, wenn der Steigungswiderstand zu groß wird und unsere Trittfrequenz unter 50 U/min abfällt. Der Körper wird im Rhythmus der Trittbewegung so nach links und rechts verlagert, dass in Position 3 (Bild 218) das gesamte Körpergewicht lotrecht auf die Pedalmitte drückt. Dabei kann sich der Körper aufrichten, die Durchatmung wird erleichtert und eventuelle Sitzprobleme lassen sich korrigieren.

Die Vergrößerung der Stirnfläche hat keinen entscheidenden Einfluss auf den Luftwiderstand, da die Fahrgeschwindigkeit gering ist. Die während des normalen Pedalierens weitgehend statisch beanspruchte Arm-, Rücken- und Bauchmuskulatur wird jetzt dynamisch belastet. Kurzfristig empfinden wir diese Umstellung als Erholung.

- Der Körperschwerpunkt sollte nicht zu weit nach vorn verlagert werden, da sonst das Hinterrad durchrutschen kann. Aber auch nicht zu weit nach hinten, denn sonst geht am Pedal zuviel von der druckausübenden Gewichtskraft verloren.

Bild 221

Langsamer Wiegetritt von vorn betrachtet: Fahrer 1 hält sein Rad ruhig und bewegt nur seinen Körper nach links und rechts. Dabei wird zwangsläufig ein größerer Hubweg h und Beschleunigungsweg s zurückgelegt - und das fordert zusätzlich Energie. Fahrer 2 tritt ökonomischer. Er hält seinen Körper ruhiger und bewegt das Rad im Rhythmus der Tretbewegung hin und her. Der Hubweg h und der Beschleunigungsweg s sind merklich kleiner.

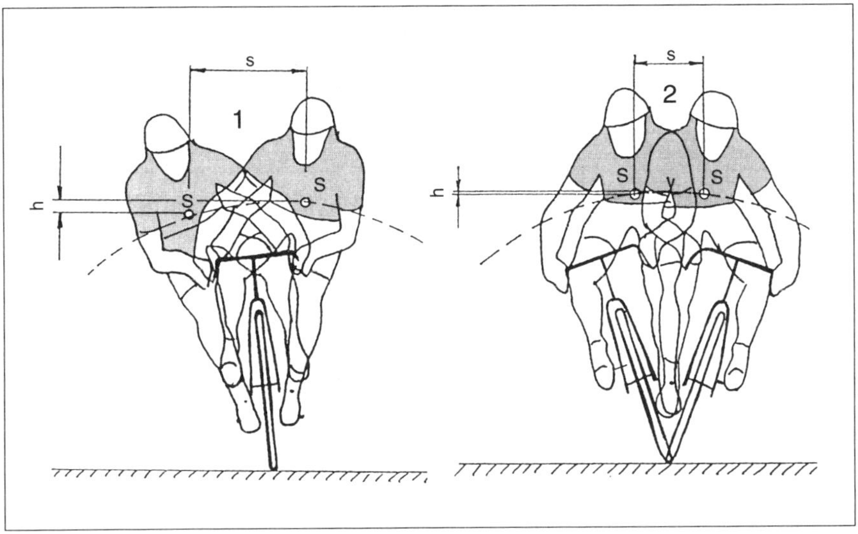

Im Gleichtakt zur Körperverlagerung rechts/links - aber entgegengesetzt - kippen wir das Rad. Wenn das rechte Pedal den oberen Umkehrpunkt erreicht hat, verlagern wir unseren Schwerpunkt so zu dieser Pedalseite, dass das Körpergewicht die Druckphase unterstützt. Gleichzeitig zieht der rechte Arm den Lenker nach oben und die Radebene in eine Neigung nach links, was die Druckphase zusätzlich verstärkt.

Der andere Arm ist auch nicht untätig: Er drückt das Rad am Lenker nach unten in die gleiche Neigungsrichtung. Das entgegengesetzte Bein - hier das linke - heben wir dabei zwangsläufig an. Es kann aber auch unterstützend das Pedal nach oben ziehen. Beim Wechsel auf die andere Seite dürfen wir den Körperschwerpunkt nicht wesentlich anheben, da sonst zuviel potentielle Energie benötigt wird (Bild 221).

Der Fahrer 2 in Bild 221 fährt einen ökonomischen Wiegetritt. Bei jedem Hub hebt er seinen Körperschwerpunkt nur um einen geringen Weg h an und braucht deshalb nur wenig Hubarbeit $W_H = F_G \cdot h$ zu verrichten. Auch der Beschleunigungsweg s ist kürzer, so dass auch hier ein geringerer Anteil an Beschleunigungsarbeit $W_{kin} = 1/2\ m \cdot v^2$ anfällt (v ist hier die Kippgeschwindigkeit des Rades).

Trittfrequenz

Fahrräder haben deshalb eine Gangschaltung, damit die unterschiedlichen Fahrwiderstände zu einer *mittleren* Belastung des Fahrers führen. Nur bei mittlerer Belastung erzielt der Radfahrer eine größtmögliche Leistungsausbeute.

Welche Rolle spielt dabei die Trittfrequenz?

Wir betrachten dazu zwei Radrennfahrer, die bei einem angenommenen Fahrwiderstand von 34 N in einer Stunde 36 km zurücklegen wollen. Beide fahren mit einer Durchschnittsgeschwindigkeit von 36 km/h oder 10 m/s. Das entspricht einer Dauerleistung von 340 Watt oder einem Energiebedarf von

$$W = P \cdot t \quad = 340\ \text{Nm/s} \cdot 3600\ \text{s} \quad = 1224\ \text{kJ}.$$

Der eine Radfahrer fährt eine extreme Übersetzung von 52/13 mit der Entfaltung E = 8,4 m (Bild 162, Seite 164). Seine Pedalkraft F_P muss mindestens 260 N betragen. Ab Seite 157 ist die Rechnung hergeleitet:

Kraft x Weg am Hinterrad = Kraft x Weg an der Kurbel

$$F_F \cdot 2 \cdot r \cdot \pi \cdot n_2 = F_P \cdot 2 \cdot r_p \cdot \pi \cdot n_1 \quad \rightarrow F_p = \frac{F_F \cdot r \cdot z_1}{r_p \cdot z_2} \quad = \frac{34\ \text{N} \cdot 33{,}5\ \text{cm} \cdot 52\ \text{Zähne}}{17\ \text{cm} \cdot 13\ \text{Zähne}} \quad = 268\ \text{N}$$

Der andere Fahrer wählt die Übersetzung 42/16 mit der Entfaltung E = 5,51 m. Seine Pedalkraft beträgt nur:

$$F_p = \frac{34\ \text{N} \cdot 33{,}5\ \text{cm} \cdot 42\ \text{Zähne}}{17\ \text{cm} \cdot 16\ \text{Zähne}} \quad = 176\ \text{N}$$

Dieser Fahrer muss mit den Pedalen einen größeren Weg zurücklegen, spart aber Kraft.

Mit welcher Trittfrequenz n fährt der erste Fahrer? Die Formel v = 0,06 · n · E (v in km/h, siehe auch Seite 160), nach n umgestellt, ergibt:

$$n = \frac{v}{0{,}06 \cdot E} \quad = \frac{36}{0{,}06 \cdot 8{,}4} \quad = 71\ 1/\text{min}$$

Fahrer 2 legt mit einer Kurbelumdrehung E = 5,51 m zurück. Auch er fährt mit 36 km/h, aber mit einer höheren Trittfrequenz. Die analoge Rechnung ergibt:

n = 109 1/min

Fahrer 2 fährt mit 176 : 268 · 100 % = 66 % der Kraft von Fahrer 1, muss dafür aber auch 1,5 mal öfter in die Pedale treten. Welcher der beiden Fahrer fährt ökonomischer?

- Aus der Sicht des Fahrrades der Fahrer 2, denn alle dynamischen Komponenten des Rades (Laufräder, Kette, Kettenblatt, aber auch der Rahmen) werden mit einer geringeren Kraft belastet. Da die mechanische Reibung *nur sehr geringfügig* von der Geschwindigkeit abhängt, sondern in erster Linie von den »Normalkräften« und der (für beide Räder gleichen) Reibungszahl, »verschluckt« Rad 2 weniger Energie. Fahrer 2 fährt mit einem besseren Wirkungsgrad, da er weniger Reibungsarbeit verrichten muss.

- Der Fahrer 1 mit der geringeren Drehzahl und der höheren Pedalkraft fährt noch aus einem anderen Grund unökonomischer: Temposchwankungen, verursacht durch kleine Windböen, Steigungen, Hindernisse und Bodenunebenheiten sind niemals ganz auszuschließen. Der Fahrer ist gezwungen, durch veränderten Krafteinsatz die Geschwindigkeitsunterschiede auszugleichen, da bei seiner Übersetzung eine Trittfrequenzänderung zu langsam ansprechen würde. Fahrer 2 kann bei konstantem Krafteinsatz schneller reagieren: Durch Drehzahländerung ist die Temposchwankung eher beseitigt, und das spart Beschleunigungsarbeit.

Aber wie sieht es mit der physiologischen Antriebsmaschine - dem Fahrer - aus?

Jeder Radfahrer ist bestrebt, mit einer für ihn optimalen Trittfrequenz in Verbindung mit einer bestimmten Kraft die gewünschte Fahrgeschwindigkeit zu erzielen. Nun hat aber jeder Mensch, je nach »Muskeltyp«, eine ihm eigene ökonomische Muskelfrequenz. Bei dieser Eigenfrequenz arbeitet der Muskel mit bester Energieausbeute, also mit optimalem Wirkungsgrad. Ideal wäre es nun, wenn wir unsere »angenehme Arbeitsfrequenz« kennen würden. Diese individuelle Frequenz ist jedoch von verschiedenen Faktoren abhängig, nämlich von:

- der beteiligten Muskelgruppe,
- dem Muskeltyp (schnelle, langsame, mittlere Typen),
- dem Sauerstoffangebot,
- dem Nahrungsmittelangebot,
- dem Energietransport und nicht zuletzt
- dem Trainingszustand.

Auch für den Muskel gilt die Leistungsformel $P = F \cdot v$ oder genauer: Muskelleistung = Verkürzungsgeschwindigkeit x Muskelkraft. Da wir unter »Spannung« das Verhältnis Kraft zur Fläche verstehen:

$$\text{Spannung } \sigma = \frac{\text{Kraft } F}{\text{Fläche } A}$$

können wir die Leistungsformel auch so ausdrücken:

Leistung = Muskelspannung x Muskelfläche x Kontraktionsgeschwindigkeit.

Dabei beträgt die maximal mögliche Spannung etwa 40 N pro Quadratzentimeter Muskelquerschnitt – egal, um welchen Muskel es sich handelt.

- Untersuchungen haben ergeben, dass die Leistung eines Muskels eher durch Steigerung der Kontraktionsgeschwindigkeit als durch Spannungserhöhung möglich ist. Mit anderen Worten: Die für den Radfahrer wichtige Ausdauermuskulatur arbeitet mit größerer Energieausbeute, wenn sie (zur Erzielung der gleichen Leistung) *öfter* und *schneller* kontrahiert als mit größerem Kraftbetrag. Geübte Fahrer pedalieren deshalb mit höherer Trittfrequenz und geringerer Pedalkraft.

Wie ich schon auf Seite 187 bei der Erläuterung der statischen Muskelarbeit angesprochen habe, kann das Blut in der Erschlaffungsphase des Muskels ungehindert ablaufen; in der Kontraktionsphase dagegen werden die Gefäße abgedrückt. Je öfter die Zuckung, desto häufiger sind die Gefäße geöffnet und eine größere Blutmenge kann ablaufen. Das vermehrte CO_2 -Angebot regt die Lunge zu einem größeren Gasaustausch an. Das Herz reagiert mit einer stärkeren Pumpleistung, bis der angebotene Sauerstoff mit der zur Energiegewinnung benötigten Menge im Gleichgewicht steht.

In letzter Zeit wird die Effektivität einer extrem hohen Trittfrequenz angezweifelt, bzw. relativiert. Untersuchungsergebnisse (u.a. G. Sjogaard, s. Literaturverzeichnis) deuten darauf hin, dass für einen bestimmten Muskel das Leistungsoptimum bei 30 % seiner maximalen Bewegungsgeschwindigkeit liegt. Das würde für einen Radfahrer, der mit maximal

Umdrehungen pro Minute treten kann, eine günstigste Trittfrequenz von 60 U/min bedeuten.

Aber gilt diese Aussage für die reine Kraftmuskulatur ebenso wie für die Ausdauermuskeln? Vielleicht ist diese Aussage nur für die kurzen schnellen Muskeln richtig, die weitgehend anaerob versorgt werden und nur kurze Zeit ihre optimale Leistung bringen. Bei der Ausdauermuskulatur, die beim längeren Radfahren die Hauptrolle spielt und aerob versorgt wird, liegt das Leistungsoptimum wahrscheinlich höher, vielleicht bei 50 % der maximalen Bewegungsgeschwindigkeit. Es kommt also darauf an, welchen Beurteilungsmaßstab man anlegt: die Belastungsdauer oder die Belastungshöhe.

Energie- und Leistungsbilanz

Wer mehr isst als er verbraucht nimmt zu.

Der Mensch nimmt in Form von Nahrungsmitteln hochwertige Energie auf. Zusammen mit dem Luftsauerstoff ist er in der Lage, seinen Organismus funktionsfähig zu halten und nebenbei noch Arbeit zu verrichten.

Ein Erwachsener benötigt täglich ca. 8000 kJ Energie, um seinen Grundumsatz zu decken. Es ist diejenige Energiemenge, die der ruhende Mensch für die Aufrechterhaltung wichtiger Körperfunktionen wie Herztätigkeit, Atmung, Verdauung, Wärmeproduktion (66 Prozent!) und den Aufbau und Erhalt von Körperzellen braucht. Eine Formel zur Berechnung des Grundumsatzes GU stammt von Harris und Benedict (Lehrbuch der Ergonomie, C. Hanser Verlag, 2. Auflage, S. 24):

$GU = 2300 + 58 \cdot G + 21 \cdot H - 28 \cdot A$ für Männer und

$GU = 2680 + 40 \cdot G + 8 \cdot H - 20 \cdot A$ für Frauen.

GU (Grundumsatz in kJ), G (Körpermasse in kg), H (Körpergröße in cm), A (Lebensalter in Jahren).

Als Faustformel kann man auch so rechnen: Grundumsatz = 100 kJ pro kg Körpergewicht. Frauen haben einen um 5 % bis 10 % geringeren Grundumsatz, weil sie durch ein dickeres Unterhautfettgewebe weniger Wärme verlieren.

Teilt man die 8000 kJ durch die 86 400 Sekunden, die ein Tag hat, so erhalten wir eine Grundumsatz-Leistung von 93 Watt. Im Schlaf leistet der Organismus immerhin noch 60 Watt und könnte damit eine Glühlampe zum Leuchten bringen!

Jede weitere Körperaktivität zählt dann zum Leistungsumsatz: Stehen, Sitzen, Gehen, Laufen, Treppensteigen, Radfahren, Lasten heben usw. Bei Spitzenathleten kann der Leistungsumsatz je nach Tätigkeit und Umweltbedingung bis zu 50 000 kJ betragen, z.B. beim Durchschwimmen des Ärmelkanals, bei einer Bergetappe der Tour de France oder beim Hawaii-Triathlon. Der Leistungsumsatz von Männern mit beruflicher Tätigkeit im Sitzen und nur mäßiger körperlicher Anstrengung in der Freizeit beträgt etwa 3000 kJ. Als Gesamtumsatz ergeben sich dann 8000 kJ + 3000 kJ = 11 000 kJ. Dem entspricht eine Dauerleistung von 127 W.

Nun ist der menschliche Organismus in der günstigen Lage, die chemische Energie aus den Nahrungsmitteln (falls genügend Sauerstoff, Wasser und Enzyme zur Verfügung stehen) *direkt* in mechanische Muskelarbeit umzuwandeln. Ein Verbrennungsmotor oder eine andere Wärmekraftmaschine muss einen Umweg beschreiben: Die chemische Energie des Kraftstoffs wird zuerst in thermische Energie (Wärme) und dann erst in mechanische

Energie umgewandelt. Auch eine Betrachtung des Wirkungsgrades macht den Unterschied deutlich:

Bei einer Körpertemperatur von T_1 = 310 Kelvin (ϑ_1 = 37° C) und einer Umgebungstemperatur von T_2 = 293 K (ϑ_2 = 20° C) ergäbe sich ein Wirkungsgrad von:

$$\eta = \frac{T_1 - T_2}{T_1} = \frac{310\,K - 293\,K}{310\,K} = 0{,}06 \text{ oder } 6\%$$ [1]

Der Körper arbeitet aber viel effektiver. Der tatsächliche Wirkungsgrad beträgt etwa 25 %, was einer Körpertemperatur von

$$T_1 = \frac{293\,K}{1-\eta} = 391\,K \quad \text{oder} \quad \vartheta_1 = 118\,°C$$ entsprechen würde.

Und das ist absolut unmöglich! Den menschlichen Körper kann man eben nicht mit einer Wärmekraftmaschine vergleichen. Das Beispiel verdeutlicht sehr schön, wie fortgeschritten die Evolution ist. Eigentlich fehlen uns Menschen nur noch die (angeborenen) Räder - aber die können wir uns ja kaufen....

Für verschiedene Tätigkeiten und Sportarten ist der Leistungsumsatz bekannt. In Tabellen (Bild 222) wird er meist in kJ/h oder in Watt W für einen Mann der Masse 70 kg angegeben.

Bild 222 Leistungsumsatz verschiedener Tätigkeiten in kJ/h bzw. W

Tätigkeit	kJ/h	W	Tätigkeit	kJ/h	W	Tätigkeit	kJ/h	W
Liegen	300	84	Sitzen	380	106	Stehen	450	126
Gehen 3 km/h	730	204	Gehen 4,5 km/h	840	235	Gehen 6 km/h	1090	305
Gehen 8 km/h	2400	672	Laufen 9 km/h	2780	778	Laufen 12 km/h	2970	832
Laufen 15 km/h	3280	918	Radfahren 10 km/h	760	213	Radfahren 20 km/h	1120	310
Schwimmen 50 m/min	2700	756	Radfahren 50 km/h	8000	2240			

Bild 223 Verwertbare chemische Energie einiger Lebensmittel

Lebensmittel	Energieinhalt kJ/kg	Lebensmittel	Energieinhalt kJ/kg
Zucker	16 500	Brot	8 500
Pommes frites	7 100	Vollmilchschokolade	23 650
Fett	32 400	Bier	1 800
Coca Cola	1 500	Rum	15 000
Äpfel	2 000		

[1] Diese Formel gibt den »Carnot'schen Wirkungsgrad« für ideale Maschinen an - ein Wirkungsgrad, der nie (auch nur annähernd) erreicht wird.

Den Energieumsatz bestimmt man über die Sauerstoffaufnahme. 180 g Traubenzucker benötigen zur »Verbrennung« 134,4 Liter O_2 und erzeugen dabei 2830 kJ Energie. 1 l Sauerstoff ist mit einer Energieabgabe von 2830 kJ : 134,4 = 21 kJ verbunden. Mit dieser Energiemenge kann eine Minute lang eine Leistung von 21000 J : 60 s = 350 Watt erzielt werden. Von Versuchen auf Fahrradergometern weiß man, dass bei einer Leistung von 75 Watt ein Mehrverbrauch an Sauerstoff von 1 Liter pro Minute auftritt. Damit ergibt sich ein Wirkungsgrad des Gesamtorganismus von:

$$\eta = \frac{75\ \text{W}}{350\ \text{W}} \cdot 100\% \quad = 21\,\%$$

Beim Radfahren liegt der Wirkungsgrad aber höher als beim reinen Ergometertreten, da die Muskulatur ökonomischer eingesetzt wird. Man rechnet mit Wirkungsgraden von 25 % bis 30 %.

Unser 178 cm großer Musterradfahrer mit einem Idealgewicht von 70 kg hat ein Problem: Er hat 2 Kilo an Fettgewebe zugenommen und will dieses »Übergewicht« innerhalb von 14 Tagen beseitigen. Drei Möglichkeiten bieten sich an:

- weniger essen,
- mehr verbrauchen, z.B. durch Radfahren,
- weniger essen und mehr verbrauchen.

Der verwertbaren chemischen Energie von 1 kg Fett entsprechen 32 400 kJ. Mit dem Tabellenwert (Bild 222) *2000 kJ für Radfahren mit 20 km/h* können wir leicht die Zeit ausrechnen, die er auf dem Rad zubringen muss:

$$t = \frac{2\ \text{kg} \cdot 32000\ \text{kJ/kg}}{2000\ \text{kJ/h}} \quad = 32{,}4\ \text{h}$$

Nach 14 Tagen und einer täglichen Trainingszeit von 2,3 Stunden hat er dann 2 kg an Gewicht verloren. Dazu ist eine Gesamt- Dauerleistung von:

$$P = \frac{64800000\ \text{J}}{32{,}4 \cdot 3200\ \text{s}} \quad = 556\ \text{W} \quad \text{erforderlich.}$$

Rechnen wir mit einem Muskelwirkungsgrad von 25 Prozent, dann muss er 139 Watt (Leistungsoutput) auf die Pedale bringen. Die restlichen 417 W werden hauptsächlich als Wärme abgeführt.

Nicht nur aus Eitelkeit will unser Musterradfahrer diese 2 kg Fett abbauen. Auch physikalische und medizinische Gründe sprechen dafür: Mit weniger Körpermasse verringert sich der Energiebetrag für die mechanische Arbeit. Fett isoliert und verringert die Wärmeabgabe an die Umgebung. Die Körpertemperatur steigt und die mögliche Leistung sinkt.

Auch mit einer geringeren Nahrungsaufnahme könnte unser Radfahrer abnehmen: 64 800 kJ : 14 Tage = 4630 kJ müsste er pro Tag einsparen. Statt einem Gesamtumsatz von 11 000 kJ also nur noch 6 370 kJ – und das ist weniger als der Grundumsatz. Holt sich der Körper die fehlende Energiemenge aus der Fettreserve? Leider lässt sich der Körper nicht so einfach manipulieren. Bei einer geringeren Nahrungsmittelzufuhr drosselt der Organismus seinen Energieverbrauch und arbeitet ökonomischer. Er schränkt die mechanische Muskeltätigkeit ein und produziert weniger Wärme. Und geht er dann endlich an die Reserven, vergreift er sich auch an Muskelmasse. Der Mensch lässt sich eben nicht so leicht wie eine Maschine steuern.

Ohne zusätzliche körperliche Betätigung geht es also nicht so leicht. Dazu sollte man aber einige Erkenntnisse beachten:

- Um Fettgewebe abzubauen, soll man sich mit geringer bis mittlerer Intensität bewegen - dafür aber über eine längere Zeit. Ist die Belastung zu hoch, wird nicht der Fettvorrat abgebaut, sondern die Kohlenhydratspeicher. Der Fettstoffwechsel läuft am besten unter aeroben Bedingungen.
- Hinzu kommt noch ein Nebeneffekt. Durch die sportliche Betätigung steigt der Grundumsatz an. Und das nicht nur für die Dauer der Belastung, sondern erfreulicherweise über den ganzen Tag. In der Leistungsumsatztabelle (Bild 222) ist dieser Sachverhalt noch nicht berücksichtigt.

VI Anpassung

Rahmenhöhe

Die optimale Rahmenhöhe richtet sich nach der Körpergröße (genauer: nach der individuellen Beinlänge und der Länge des Oberkörpers) und der Art des Fahrrades. Ohne eine richtige Rahmenhöhe ist es praktisch unmöglich, die ideale Grundposition zu erreichen. Das ist sowohl zur Beurteilung eines bereits vorhandenen Rades, als auch bei einem Neukauf von Bedeutung.

Bild 223 Die Rahmenhöhe R_H ist der Abstand von der Tretlagermitte bis zur Oberkante des Oberrohres (gemessen entlang des Sitzrohres).

R_H Rahmenhöhe R_L Rahmenlänge S_H Sattelhöhe L_H Lenkerhöhe
S Sitzrohr O Oberrohr 1 italienische Messung der Rahmenhöhe
2 deutsche Messung der Rahmenhöhe

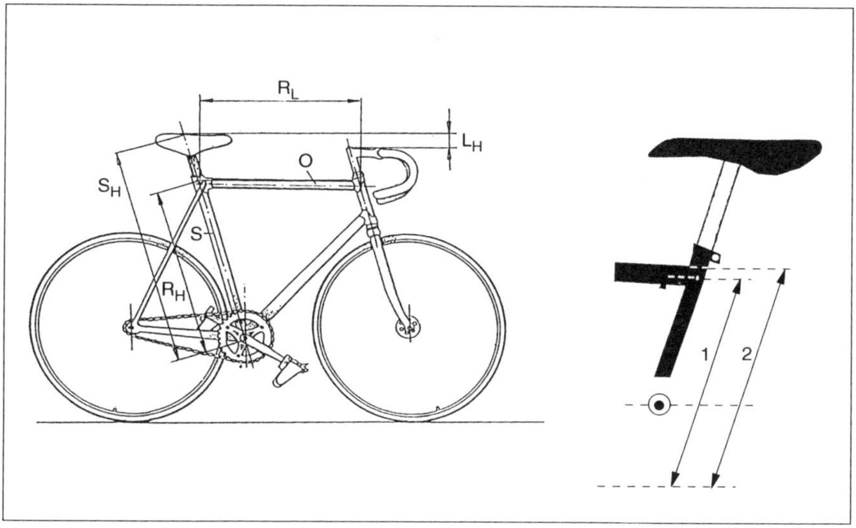

Nach Greg Lemond »Handbuch des Radsports« S. 258 ist die Rahmenhöhe der Abstand von der Tretlagermitte bis zur Mitte des Rohrknotens von Ober- und Sitzrohr (diese Definition benutzen auch die Italiener und der Schweizer Ingenieur W. Hüggi, der nach der Formel »Schrittlänge x 0,65« die Rahmenhöhe bestimmt. »Italienisch« gemessen darf der Rahmen daher rund 1,5 cm niedriger ausfallen - die Differenz entspricht dem halben Durchmesser des Oberrohres.

Im Folgenden gehen wir von der traditionellen (deutschen) Messung aus:

Rahmenhöhe = Tretlagermitte entlang des Sitzrohres bis Sitzrohroberkante.

In der Fachliteratur finden sich zahlreiche Methoden zur Bestimmung der richtigen Rahmenhöhe (für Rennräder). Die wichtigsten Methoden sind:

- Grobüberprüfung (Bild 224),
- Messung der Körpergröße (Bild 225),
- Messung der Außenbeinlänge (veraltet)
- Messung der Innenbeinlänge (Bild 226).

Die Wahl der richtigen Methode ist vielfach eine Glaubensfrage *»und variiert je nach Messmethode"«* (tour 8/99 S. 63).

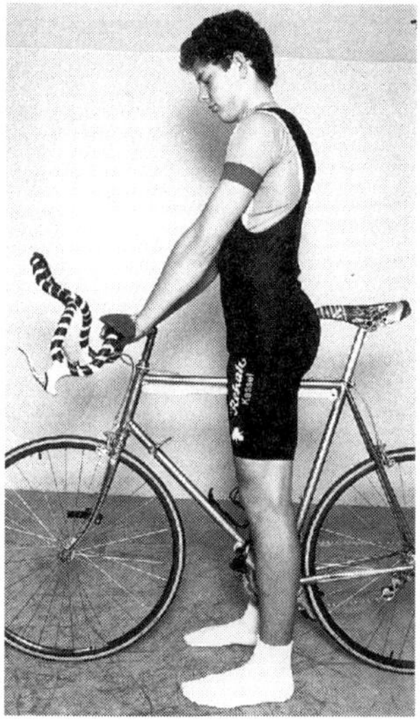

Bild 224

Grobüberprüfung der Rahmenhöhe:

Die Rahmenhöhe stimmt, wenn das Oberrohr bis zum Schritt reicht - falls der Fahrer »normallange« Beine hat.

Falls wir uns nach der Methode »Körpergröße« einen Rahmen zulegen wollen, können wir anhand von der Tabelle Bild 225 die passende Rahmenhöhe aussuchen.

- Der Freizeit- oder Fitness-Sportler sollte eher den etwas größeren Rahmen wählen. Die Sitzposition wird etwas bequemer, denn die Lenkerhöhe kann dann geringer ausfallen. Auf der anderen Seite ist ein kleinerer Rahmen stabiler, hat eine größere Steifigkeit und ist wendiger auf kurvenreichen Straßen. Ihn bevorzugen die Leistungsfahrer (schraffierter Bereich zwischen den Linien A und B in Bild 225).

- Frauen wählen einen um 1cm bis 2 cm kleineren Rahmen als Männer derselben Körpergröße, da ihre Beine im Verhältnis zum Oberkörper oft kürzer sind. Für Jugendliche, die sich noch im Wachstum befinden, empfiehlt sich der Kauf eines etwas größeren Rahmens. Durch Veränderung der Sattel- und Lenkerhöhe ist trotzdem eine gute Fahrposition einstellbar.

Bild 225

Abhängigkeit der Rahmenhöhe R_H von der Körpergröße. Beispiel: Ein 178 cm großer Freizeitsportler sollte eine Rahmengröße zwischen 56 und 59 cm auswählen. Bereich zwischen den Linien A und B: Rennmaschinen. Bereich zwischen den Linien C und D: Tourenräder. Bereich zwischen den Linien E und F: Mountainbikes.

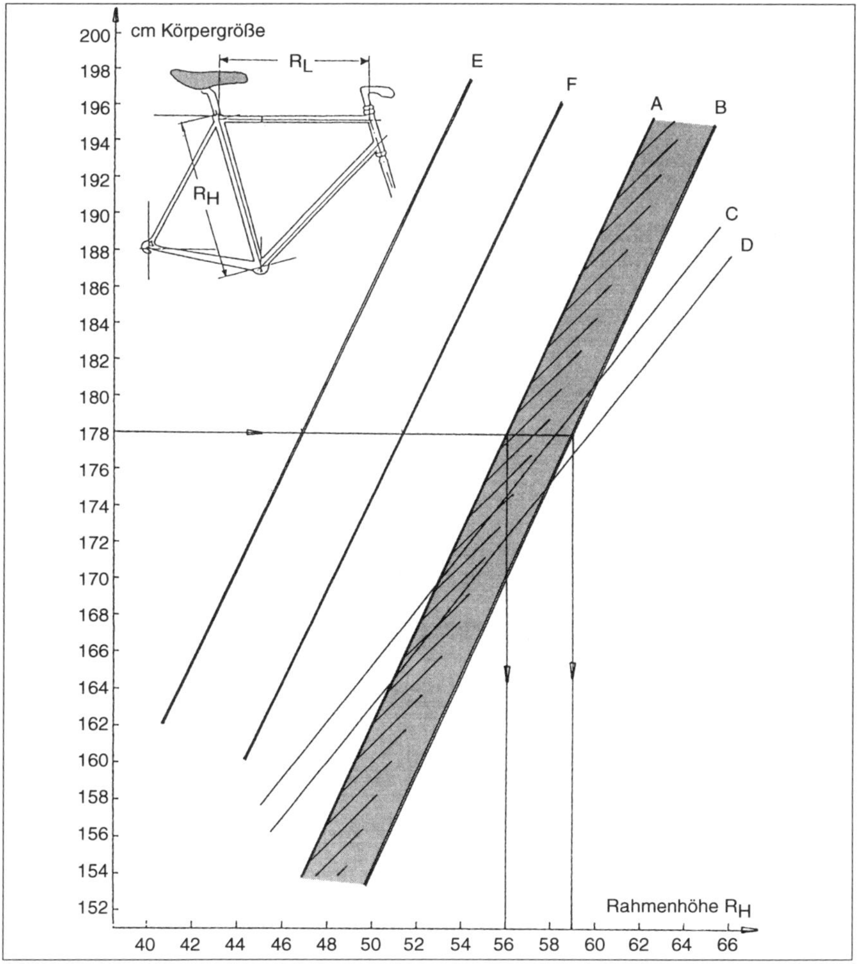

Viele Menschen haben im Verhältnis zu ihrer Körpergröße etwas zu lange bzw. zu kurze Beine. Deshalb schlägt Rob van der Plas in »Radsport und Rennrad« (Otto Maier Verlag Ravensburg) vor, die Innenbeinlänge als Maßstab für die Rahmenhöhe anzunehmen. Faustformel nach Plas: Rahmenhöhe = Innenbeinlänge in cm x 0,65. Beachten Sie aber dabei, dass bei dieser Formel die Rahmenhöhe **nicht** bis zur Oberkante des Oberrohres (Bild 223) bestimmt wird!

In Deutschland wird die Rahmenhöhe von der Tretlagermitte bis zur Oberkante des Oberrohres bestimmt. Faustformel für die Rahmenhöhe: Multiplizieren Sie Ihre in cm gemessene Innenbeinlänge (≡ Schrittlänge) mit 0,66 und addieren Sie 1,5 cm hinzu.

Die Messmethode der Innenbeinlänge l geht aus Bild 226 hervor. Anhand der Tabelle in Bild 227 wählen wir dann die entsprechende Rahmenhöhe R_H. In der Tabelle sind für die Rahmenhöhe R_H zwei Werte angegeben. Die ersten Werte habe ich von Rob van der Plas übernommen, die zweiten nach der Formel von Hüggi (Schweiz) ausgerechnet:

Bild 226

Messung der Innenbeinlänge l (von der Ferse bis zum Schritt) mit Wasserwaage und Zollstock

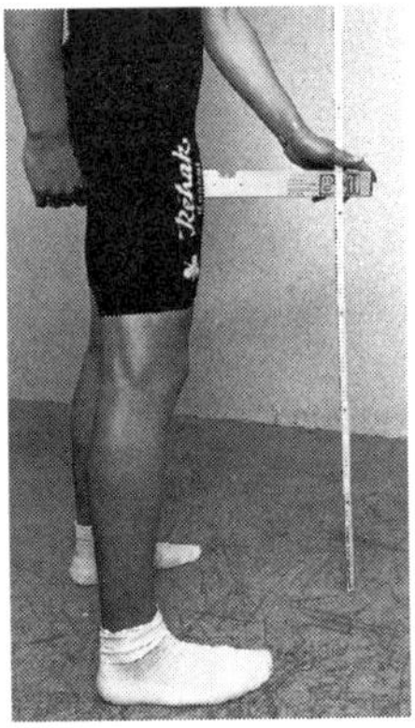

Bild 227 Rahmenhöhe anhand der Innenbeinlänge l in cm

Innenbeinlänge l in cm	Rahmenhöhe $R_H = 0{,}65 \cdot l$ in cm	Rahmenhöhe $R_H = 0{,}66 \cdot l + 1{,}5$ cm in cm	Innenbeinlänge l in cm	Rahmenhöhe $R_H = 0{,}65 \cdot l$ in cm	Rahmenhöhe $R_H = 0{,}66 \cdot l + 1{,}5$ cm in cm
73	47,5	50	82	53,3	55,6
74	48,1	50,3	83	54,0	56,3
75	48,8	51	84	54,6	57
76	49,4	51,7	85	55,3	57,6
77	50,1	52,3	86	55,9	58,3
78	50,7	53	87	56,6	59
79	51,4	53,6	88	57,2	59,6
80	52	54,3	89	57,9	60,2
81	52,7	55	90	58,5	61

Greg Lemond (Handbuch des Radsports, S. 96 und 98): *"Bei mir beträgt die Innenbeinlänge genau 84,3 Zentimeter."* Er wählt eine Rahmenhöhe von 54,8 cm. Allerdings – so vermutet Lemond – sind die Räder, die er fährt, immer noch zu hoch.

Rahmenlänge

Gemessen wird die Rahmenlänge R_L von der Mitte des Steuerrohres bis zur Mitte des Sitzrohres. Sie sollte etwa der Rahmenhöhe R_H entsprechen. Radfahrer mit langem Oberkörper wählen die Rahmenlänge 2 cm größer, solche mit kurzem Oberkörper 2 cm kleiner. Wer seine günstigste Rahmenlänge genau bestimmen will, sollte seine Rumpflänge R (Abstand Schulter/Oberschenkelknochen) und Armlänge A (Abstand Schulter/Handgelenk der herunterhängenden Hand) messen (Bild 228), beide Werte addieren und in der Tabelle (Bild 229) die entsprechende Rahmenlänge ablesen.

- Wieder ergibt sich für Frauen ein Problem: Meist sind ihre Oberkörper verhältnismäßig kürzer als die von Männern. Sie brauchen Rahmen mit kürzeren Oberrohren, wenn sie nicht mit langgestreckten Armen radeln wollen.
- Das Verhältnis von Rahmenlänge zu Rahmenhöhe bestimmt, wie sportlich die Sitzposition ausfällt. Je niedriger und länger der Rahmen, desto aerodynamischer (und anstrengender) die Sitzposition.

Bild 228 Ein L = 180 cm großer Fahrer und seine »Maschine«: Armlänge A = 59 cm und Rumpflänge R = 57 cm addiert: 116 cm. Rahmenlänge aus der Tabelle Bild 229: R_L = 58 cm.

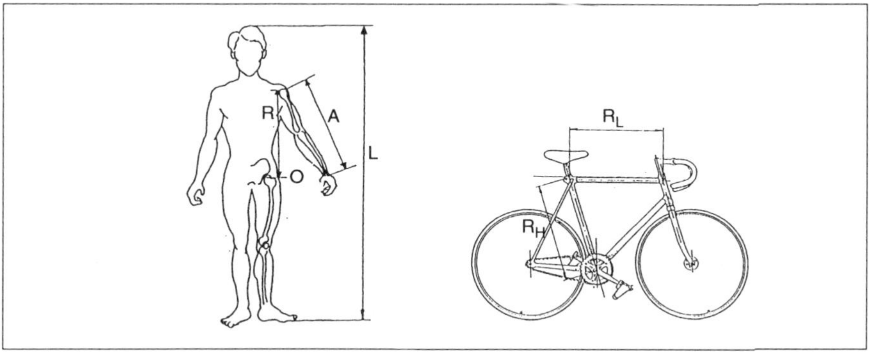

Bild 229 Aus Rumpflänge R und Armlänge A bestimmt man die Rahmenlänge R_L.

R+A in cm	R_L in cm	R+A in cm	R_L in cm	R+A in cm	R_L in cm	R+A in cm	R_L in cm
100	53	107	55,3	114	57,4	121	59,2
101	53,4	108	55,6	115	57,5	122	59,4
102	53,8	109	55,9	116	58	123	59,6
103	54,1	110	56,2	117	58,3	124	59,8
104	54,4	111	56,5	118	58,6	125	60,2
105	54,7	112	56,8	119	58,8	126	60,2
106	55	113	57,1	120	59	127	60,4

Sattelhöhe

Das wichtigste Maß bei der Festlegung der Grundposition ist die Sattelhöhe S_H (oder Sitzhöhe). Es ist der Abstand von der Tretlagermitte bis zur Oberkante des horizontal eingestellten Sattels – gemessen entlang des Sitzrohres. Man kann eine falsche Rahmengröße durch Verändern der Sattelhöhe in gewissen Grenzen ausgleichen, aber besser ist es in jedem Fall, sich einen Rahmen anzuschaffen, der zu den Körpermaßen passt.

Wie geht man bei der Einstellung vor? Der Fahrer stellt die Satteloberfläche ca. 15 cm über das Oberrohr (Bild 230) und justiert den Sattel in der Waagerechten. Dann setzt er sich (angezogen mit der von ihm üblicherweise verwendeten Radfahrerhose und den entsprechenden Schuhen) auf den Sattel und lässt beide Beine locker hängen. Ein Helfer hält das Rad am Sattel fest. Dann geht er mit beiden Schuhen in die Pedalbindung. In der tiefsten Stellung der Tretkurbeln dürfen die Beine im Kniegelenk nicht ganz gestreckt sein, sondern sollen in einem Winkel von 165° bis 175° leicht gebeugt sein. Wichtig dabei ist, dass das Becken nicht nach rechts oder links abkippt.

Zur Kontrolle dreht der Fahrer das Pedal um, so dass die Bindung nach unten weist, und berührt mit dem Absatz der Rennschuhe die Pedalunterseite (Bild 231). Jetzt sollte das Bein ganz gestreckt sein.

Bild 230

Das Einstellen der Sattelhöhe (Normalstellung)

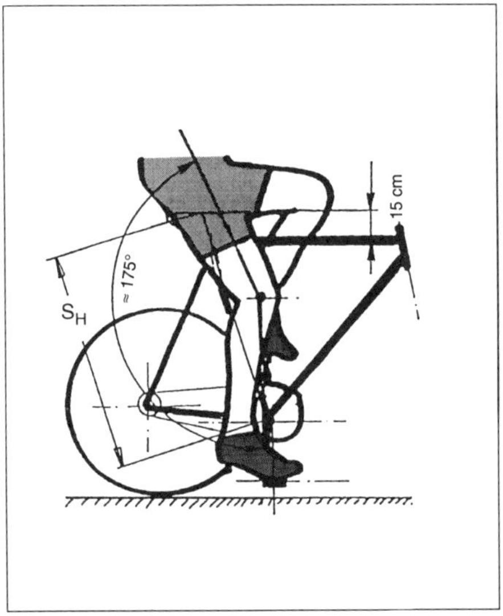

Bild 231

Grobeinstellung: Die Sattelhöhe ist richtig eingestellt, wenn der Fahrer mit der Hacke bei gestrecktem Bein das Pedal in der untersten Stellung gerade noch berührt. Die untere Tretkurbel steht dabei im unteren Totpunkt (Position 5).

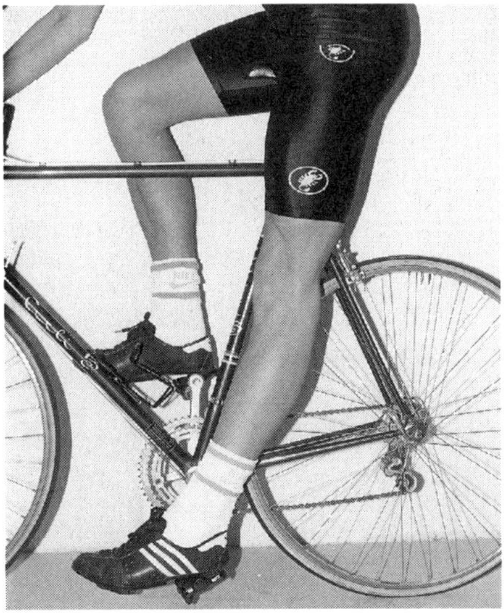

- Wenn Sie bereits ein Rennrad besitzen und die Sitzposition korrigieren wollen, sollten Sie wissen, dass sich die auf vielen Kilometern im Körper »gespeicherte Fahrhaltung« nicht sofort leistungssteigernd verändern lässt. Passen Sie deshalb Ihre Position nur schrittweise der Idealposition an, so dass sich die Muskulatur an die neue Bewegungssituation gewöhnen kann.

Viele Fahrer verringern die Sattelhöhe etwas, wenn sie locker und mit hoher Trittfrequenz fahren wollen. Rechnen sie mit erhöhtem Krafteinsatz (starker Gegenwind, Bergfahrten, Sprint), stellen sie den Sattel etwas höher. Mit fast gestreckten Beinen im Kurbeltiefpunkt fahren manche Spitzensportler, wenn hohe Trittfrequenz *und* großer Kraftaufwand zu erwarten sind.

- Bei normaler Sattelhöhe bleibt die Hüfte beim Pedalieren horizontal fixiert und schwingt nicht bei jedem Tritt mit. Genau das könnte bei einer übermäßigen Streckung des Beines passieren.

Greg Lemond benutzt zur Berechnung der Sattelhöhe die Formel von C. Guimar:
S_H = Innenbeinlänge $l \cdot 0{,}883$ in cm. (Hüggi: $S_H = l \cdot 0{,}893$ in cm). Dabei geht er von einer Standard-Tretkurbellänge von 17 cm aus.

Wer sein Velo mit einer anderen als der Standardkurbel ausgerüstet hat, sollte mit der Formel $S_{H'}$ = Innenbeinlänge $l \cdot 1{,}07$ die Sattelhöhe bestimmen. Aufgepasst: Jetzt messen Sie nicht mehr von der Tretlagermitte bis zum Oberrohr, sondern von der in Verlängerung des Sitzrohres tiefgestellten Pedaloberkante bis zur Satteloberkante (Bild 232).

Bild 232
Sattelhöhe $S_{H'}$ gemessen von der tiefgestellten Pedaloberkante bis zur Satteloberkante.
1 Sattelneigung 2 Sitzlänge Achtung: S_H nicht mit $S_{H'}$ verwechseln!

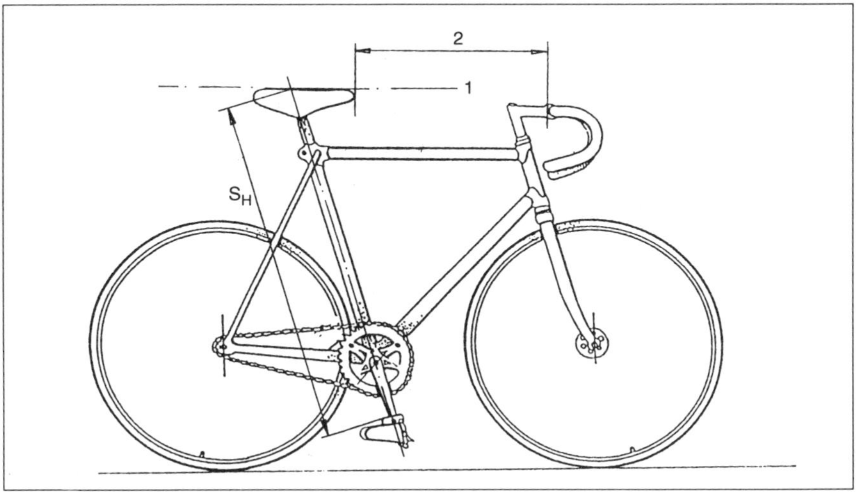

Trotz vieler Formeln und Ratschläge sollte man sich bei der Einstellung seiner individuellen Sattelhöhe von seinem Fahrgefühl leiten lassen. Viele Freizeitradler fahren mit einer zu geringen Sattelhöhe, die eine volle Kraftentfaltung nicht zulässt und obendrein noch die Knie einem erhöhten Druck aussetzt (Bild 200).

Sattelneigung

Wir stellen mit Hilfe einer Wasserwaage die Sattelneigung ein (Bild 232). Vorher vergewissern wir uns, dass das Rad auch auf einer horizontalen Unterlage steht. Die Standardposition ist waagerecht. Daraus ergibt sich eine stabile Sitzposition mit einem geringen Anteil an »Rutschen und Scheuern«. Wenn wir während der Fahrt das Gefühl haben, nach vorn zu rutschen und wir uns mit Armkraft vom Lenker zurückschieben müssen, sollten wir die Sattelspitze etwas anheben.

- Eine Empfehlung für Radfahrer, deren Genitalien während der Fahrt »einschlafen«: Sattelspitze ein wenig nach unten neigen oder einen anatomisch günstiger geformten Sattel ausprobieren. Meist verursacht der Druck auf den *nervus pudendus*, der im Bindegewebe unterhalb der Schambeinfuge verläuft, das taube Gefühl.

Sattelstellung

Nach der Einstellung der Sattelhöhe und -neigung überprüft und korrigiert der Fahrer die Sattelstellung (Nachsitz). Bei einem Rennrad lässt sich der Sattel mehrere cm nach vorn oder hinten verschieben. Ein von der Sattelspitze nach unten gefälltes Lot soll ca. 5 cm (3 cm bis 7 cm je nach Oberschenkellänge) hinter der Tretlagermitte liegen. Andere Autoren empfehlen einen Abstand bis zu 10 cm!

Die Sattelstellung hängt auch von der Rahmenhöhe ab: Je größer der Rahmen, desto weiter steht der Sattel zurück. Da aber die Rennsättel unterschiedlich lang sind, erscheint eine andere Messung sinnvoller: Von der Stelle des Sattels, wo das Sitzbein aufliegt, fällen wir ein Lot. Es soll 23 cm bis 26 cm hinter der Tretlagermitte liegen (Bild 233).

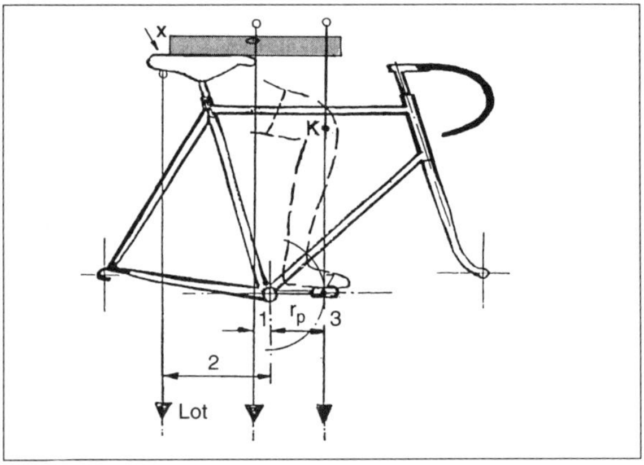

Bild 233

Verschiedene Messungen der Sattelstellung. Achtung: Das Oberrohr muss waagerecht stehen!

x Sitzbeinauflage
r_p Tretkurbellänge
K Kniegelenkmitte
Z Großzehen-Grundgelenk
1 Sattelstellung ca. 3 cm - 7 cm
2 Kontrollmaß 23 cm bis 26 cm
3 american position

Zur genauen (ergonomischen) Einstellung setzen wir uns auf das Rad und nehmen Rennposition ein. Vorher muss sichergestellt sein, dass die Fußstellung (siehe Seite 233) stimmt. Ein Helfer hält das Rad fest. Von der vorher markierten Kniegelenkmitte K (Bild 213) des vorderen Beines lassen wir bei waagerecht gestellter Tretkurbel ein Lot, am besten ein Senkblei, herunter. Bei richtiger Sattelstellung verläuft das Lot von der Kniegelenkmitte durch die Mitte der Pedalachse. Wir haben den Sattel auf die *american position* eingestellt - eine für Flachlandfahrer gute Lösung.

Andere Autoren bevorzugen die Standardposition: Sie schieben den Sattel weiter zurück, so dass ein von der Kniescheibe gefälltes Lot bei waagerechter Kurbelstellung durch die Pedalachse fällt.

Die richtige Sattelstellung hat einen großen Einfluss auf den runden Tritt. Sitzen wir zu weit vorn, muss das Pedal bei seiner Kreisbewegung verstärkt nach hinten gezogen werden. Die schwächere Zugphase wird dann überbetont. Wenn wir uns dagegen auf dem Lenker abstützen können, trifft dieses Argument nicht mehr zu (die Begründung ist unter Kapitel »Sattelhöhe«, Seite 226 zu lesen).

In der Anlage A habe ich ein Verfahren beschrieben, wie man mit Hilfe des Folienmodells die ergonomische Sattelstellung findet. Ein Versuch lohnt sich!

Tretkurbellänge

Der Messvorschlag »Kniegelenkmitte/Pedalachse« für die *american position* bzw. »Kniescheibenvorderseite/Pedalachse« hat natürlich nur dann seine Berechtigung, wenn die Kurbellänge auf die Innenbeinlänge abgestimmt ist. Die Standardlänge für Tretkurbelarme beträgt 17 cm. Das Diagramm in Bild 234 zeigt, wie weit der Fahrer vom Durchschnitt abweicht und eventuell eine andere Tretkurbel benötigt.

- Das Diagramm ist nur bedingt aussagekräftig, denn die Kurbellänge ist auch davon abhängig, welchen Fahrstil und welche Trittfrequenz der Fahrer bevorzugt. Generell lässt sich sagen, dass bei hohen Drehzahlen mit geringem Krafteinsatz kürzere Kurbeln vorteilhaft sind. Die längere Kurbel erzielt eine bessere Kraftübertragung, was natürlich auf Kosten der Trittfrequenz und des Kurvenneigungswinkels geht. Jeder Rennradfahrer schwört auf seine für ihn optimale Kurbellänge. Leider ist es für den Normalverbraucher fast unmöglich, die für ihn passende Kurbel zu erwerben.

Bild 234 Bestimmung der Tretkurbellänge nach Ambrosini (Italien).

Linie 1: Durchschnittswerte Linie 2: theoretische Idealwerte

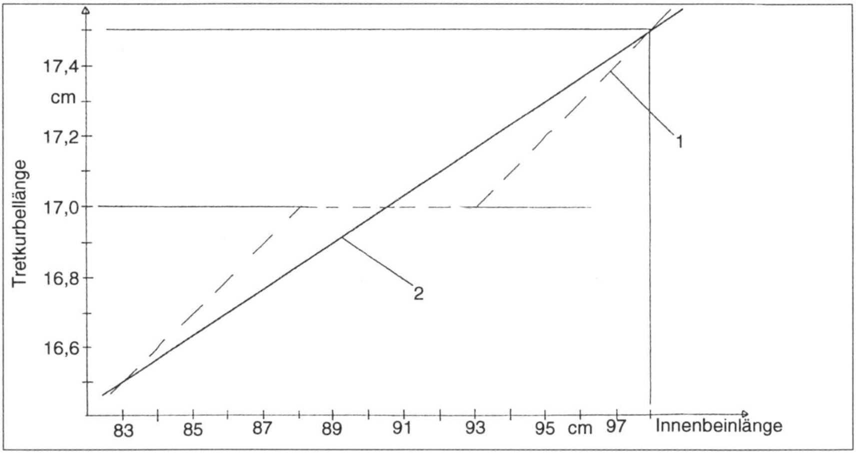

Sitzlänge, Vorbaulänge

Die Sitzlänge ist der Abstand von der Sattelspitze bis zur Hinterkante des Lenkerrohres (Bild 232 und 235). Sie wird bestimmt von der Länge des Oberrohres, der Vorbaulänge und der Sattelstellung. Wir regulieren die Sitzlänge durch die Wahl des passenden Vorbaus, denn der Sattel wurde ja bereits individuell auf die Innenbeinlänge eingestellt.

Bild 235

Hier stimmt die Sitzlänge: Der Fahrer nimmt Rennposition ein und stellt die Kurbel parallel zum Schrägrohr. Knie und Ellenbogen dürfen sich knapp berühren.

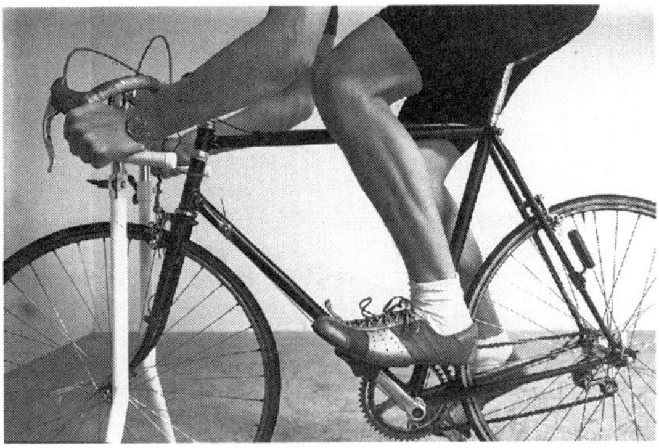

Es gibt drei Möglichkeiten der Messung:

1. Rennposition einnehmen. Die Arme sind leicht angewinkelt und die Tretkurbel steht parallel zum Schrägrohr. Jetzt darf der Ellenbogen das Knie knapp berühren (Bild 235).
2. Eine zweite Möglichkeit zur Überprüfung der Sitzlänge zeigt Bild 236. Der Fahrer berührt mit seinem Ellenbogen die Sattelspitze. Die gestreckten Finger zeigen in Richtung Vorbau. Zwischen den Fingerspitzen und dem Hinterrand des Lenkerrohres sollte höchstens ein zwei bis drei Finger breiter Abstand sein. Wenn der Vorbau länger als 15 cm sein muss, um dieses Maß einzuhalten, ist die Rahmenlänge zu kurz.

   Diese Messung ist allerdings sehr grob, denn die Unterarmlänge hängt nicht linear von der Oberkörperlänge ab. Außerdem bleiben die Lenkerhöhe (Bild 237) sowie die Baulängen verschiedener Sättel unberücksichtigt.

Bild 236

Grobmessung der Sitzlänge

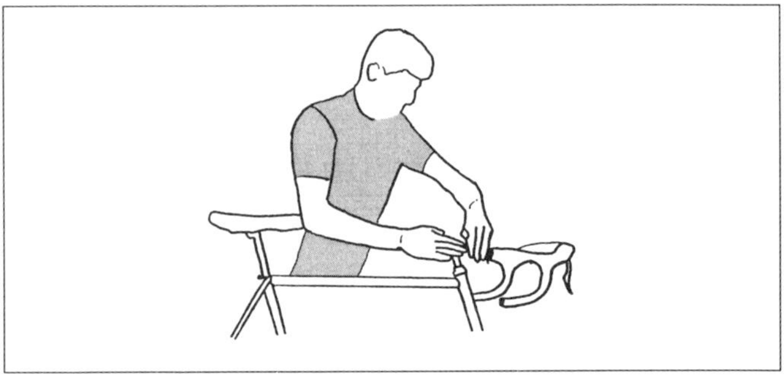

Nach Greg Lemond »Handbuch des Radsports« stellt der Fahrer die Tretkurbeln in Ein-Uhr/Sieben-Uhrstellung. Er nimmt Rennposition ein. Jetzt sollten sich die Ellenbogen den Knien zwischen 2,5 cm und 5 cm nähern. Bei größerer Annäherung braucht der Fahrer einen längeren Vorbau.

3. Inzwischen hat sich als Grobmessung die »Peilmethode« durchgesetzt: Nimmt der Fahrer in tatsächlicher Fahrhaltung die Unterlenkerposition ein, sollte die Vorderradnabe vor dem Lenkerrohr erscheinen. Im Oberlenkergriff erscheint bei korrekter Sitzlänge (und damit auch korrekter Vorbaulänge) der Nabenkörper unterhalb des Lenkerholmes. Auf den Bremsgriffen gefasst, verschwindet die Vorderradnabe hinter dem Lenkerrohr.

Ein zu langer Vorbau führt zu einem trägen Lenkverhalten, ein zu kurzer zu nervöser Lenkung.

Lenkerhöhe und Lenkerendposition

Unter der Lenkerhöhe versteht man den senkrechten Abstand der verlängerten Linie der (waagerechten) Satteloberkante zur Oberkante des Vorbaus (Bild 237). Sie wird begrenzt durch die Schaftlänge des Vorbaus, der üblicherweise nicht länger als 13 cm ist. Wir legen ein in der Länge passendes Brett hochkant (damit es sich nicht durchbiegt) auf den Sattel. Mit der Wasserwaage prüfen wir, ob Sattel und Brett horizontal liegen. Voraussetzung für die Messung ist natürlich, dass das Fahrrad selbst horizontal steht.

Jetzt können wir mit einem Lineal die Lenkerhöhe messen. Beim Rennrad sollte der Lenker nicht höher als der Sattel stehen. Anfänger stellen die Lenkerhöhe gleich der Sattelhöhe ein; der geübte Fahrer bis zu 8 cm unter die Satteloberkante. Bei zu tief eingestelltem Lenker kann die Atmung behindert werden.

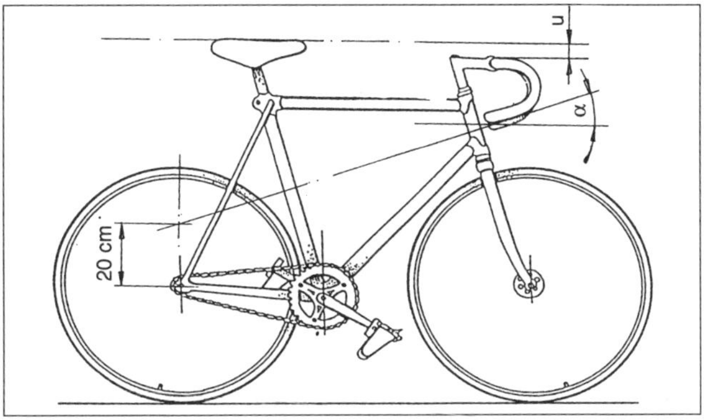

Bild 237

Einstellung von Lenkerhöhe und Lenkerendposition

u Lenkerhöhe

α Lenkerendposition

Normalbereich: u = 3 bis 10 cm unterhalb der Satteloberkante

Tourenfahrer bevorzugen eine aufrechte Sitzposition und stellen den Lenker deutlich höher als den Sattel. Bei niedrigen Geschwindigkeiten wird diese Position als angenehm empfunden, denn Nacken und Wirbelsäule werden geschont; bei höheren Geschwindigkeiten lässt sich aber die Muskulatur nicht mehr so ökonomisch einsetzen.

Aus Sicherheitsgründen sollte das Lenkerrohr noch mindestens 5 cm ins Steuerrohr ragen. Viele Lenkerrohre zeigen mit einer Markierung die Mindesteinstecklänge an.

Beim Mountainbike sind Sattel und Lenker auf gleicher Höhe.

Die optimale Drehung des Lenkers in der Vorbauklemmung ist Gefühlssache. Sie richtet sich vor allem nach der bevorzugten Griffposition, in der das Handgelenk nicht unnatürlich nach oben oder unten abgeknickt wird.

Die Stellung des Unterlenkerholmes kann zwischen waagerechter Lage (α = 0°) bis maximal α = 15° liegen. Andere Autoren meinen, dass eine Neigung zwischen 4° und 8° von Vorteil ist. Rob van der Plas schlägt vor, den Rennlenker so zu neigen, dass die verlängerte Linie des Unterlenkerholmes 20 cm über der Hinterradachse liegt (Bild 237). Greg Lemond bevorzugt parallel zum Boden gestellte Lenkerenden. Ergonomisch verfehlt sind nach oben weisende Lenkerholme.

Besonders wichtig ist in diesem Zusammenhang die Position der Bremsgriffe. Sie sollen so in der Mitte der Lenkerkrümmung angebracht sein, dass sich die Enden der Bremshebel ungefähr auf der gleichen Höhe wie die Lenkerenden befinden. So kann der Fahrer am besten seine Griffpositionen variieren.

- Greift ein Fahrer bei hohem Krafteinsatz auf flacher Strecke ausschließlich zu den Bremsgriffen, so ist das ein Zeichen dafür, dass seine Position auf dem Rad zu kurz ist (Sitzlänge zu gering). Eine Verlängerung des Vorbaus kann Abhilfe schaffen.

Lenkerbreite

Es hat sich die Regel durchgesetzt, dass die Lenkerbreite - gemessen von Rohrmitte zu Rohrmitte der Lenkerholme - der Schulterbreite entsprechen sollte (Bild 238). Gemessen wird der Abstand von der oberen Ecke des einen zur oberen Ecke des anderen Schulterblattes. Bei erwachsenen Männern liegen die Skelettpunkte meist zwischen 40 cm und 44 cm auseinander.

Bild 238

Die Lenkerbreite sollte der Schulterbreite entsprechen.

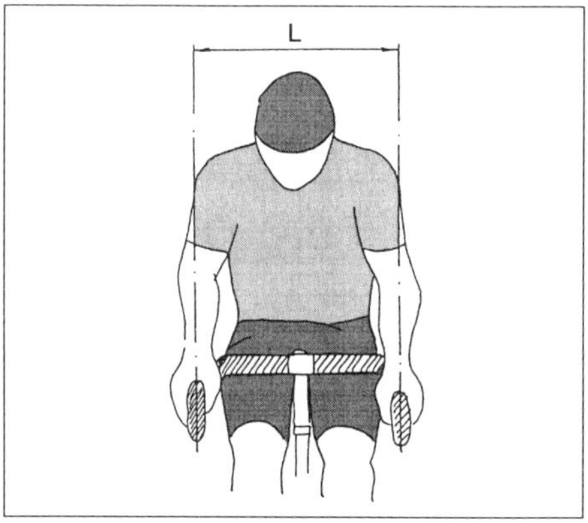

Bild 239

Alternativer Messvorschlag: Bei parallel laufenden Unterarmen misst ein Helfer den Abstand der Daumeninnenbeuge.

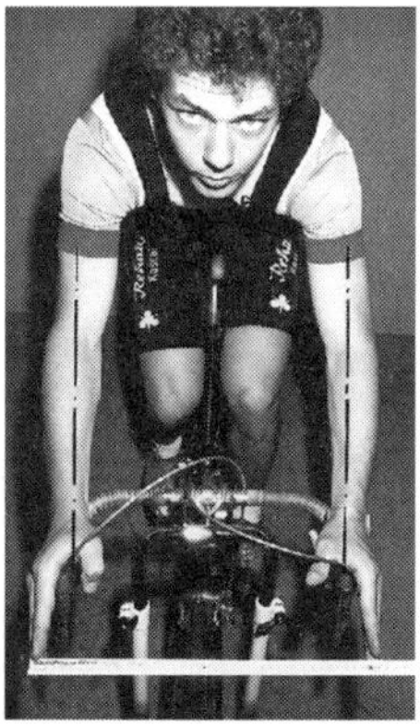

Fußstellung

Oft vernachlässigt, aber nicht minder wichtig, ist die richtige Fußstellung. Entscheidend ist, dass der Fußballen genau über der Pedalachse steht. So hat man die effektivste Krafteinleitung, denn auch beim Laufen wird die Kraft über den Fußballen an den Boden weitergegeben.

Sie bringen auf beiden Schuhen eine Markierung M in der Höhe des Fußballens (Großzehenballen) an. Dann ziehen Sie die Schuhe aus und befestigen sie auf den Pedalen. Die verstellbare Schuhplatte wird so fixiert, dass sie mit der Pedalachse fluchtet (Bild 240). Die Schuhplatte soll den Schuh parallel zur Rahmenachse führen (Bild 241). Am besten orientieren Sie sich am Kurbelarm, während der Schuh eine volle Kurbelumdrehung macht. Anschließend stellen Sie die Pedalhakenlänge (falls vorhanden) so ein, dass sich Schuhspitze und Hakenkrümmung knapp berühren.

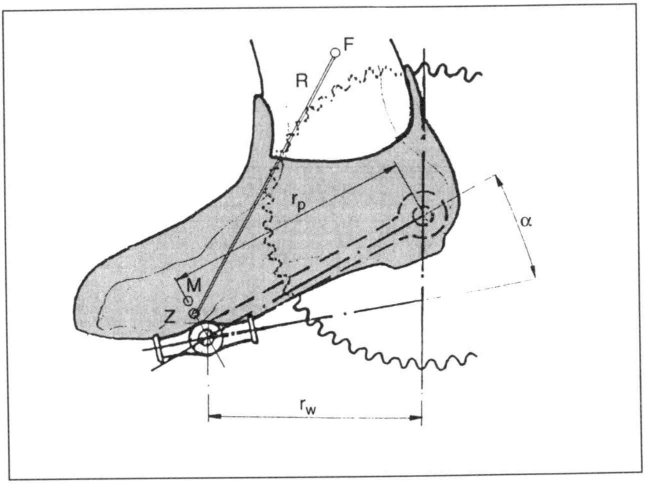

Bild 240

Fußstellung in Längsrichtung

M Markierung
α Pedalwinkel
Z Großzehengelenk
F Sprunggelenk
R Fußhebelarm
r_w wirksamer Kurbelhebelarm

r_p Kurbellänge

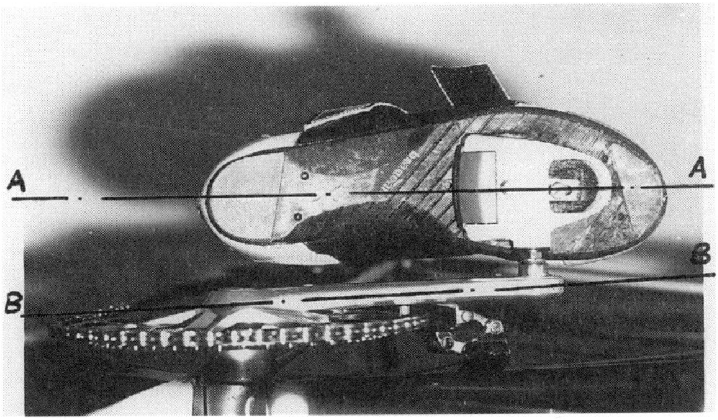

Bild 241

Fußstellung in Querrichtung

Hier verläuft die Schuhachse A-A nicht parallel zum Kurbelarm B-B. Der Fahrer muss einen Kraftverlust in Kauf nehmen.

Manche Bahnsprinter setzen den Fußballen etwas weiter nach vorn und vergrößern den Fußhebelarm R (Bild 240). Der damit erzielbare Drehmomentgewinn bei gleicher Kippkraft im Fußgelenk ist kaum von Bedeutung. Voraussetzung ist allerdings, dass der Fuß im Großzehengelenk Z als steif angenommen wird und die Schuhsohle absolut flach und unnachgiebig ist.

Ein Leser hat mir geschrieben, dass bei einem schief gehaltenen Fußgelenk (also nicht paralleler Fußführung) keine Kraftverluste auftreten, solange der Fuß steif gehalten wird. Es treten »nur« Querkräfte auf, die evtl. das Sprunggelenk belasten. Das gilt meines Erachtens aber nicht, wenn der Fahrer mit rundem Tritt fährt - also die Pianobewegung (siehe Seite 189) beherrscht. Hier wirkt sich eine schiefe Fußstellung nachteilig aus!

Dem folgenden Argument muss ich zustimmen: Er hält eine unverkrampfte Haltung, die einer schiefen Anatomie entspricht, für sinnvoller, falls beim Pedalieren die Lehrbuchhaltung Schmerzen verursacht.

"Mein rechter Fuß ist beim Gehen stark nach außen gestellt. Wenn ich ihn nach innen in die normale Position drehe, stehe ich auf der Außenseite (der Fußsohle), der Ballen hinter dem großen Zeh ist fast entlastet und das Knie »schaut nach innen«. Das hat zur Folge, dass ich den Fuß nach außen drehen muss, um Knieschmerzen zu vermeiden.

Wenn ich beim Radfahren meine Rennschuhe auf dem Pedal mit Haken und Riemen oder den schwarzen Look-Platten extrem fixiere, führt das nach 30 km zur Aufgabe. Es hilft nur die Kombination aus Time-Pedalen und orthopädischen Einlagen. Bei diesen Pedalen nutze ich die Verdreh- und Seitenfreiheit fast vollständig aus. Der Fuß dreht sich ohne mein Zutun bei jeder Pedalumdrehung um 5 bis 10° und ich entlaste das Knie."

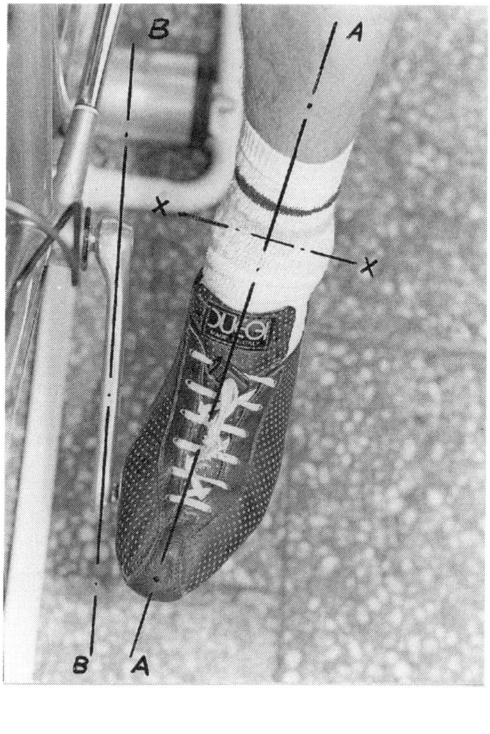

Bild 242

Kontrolle der richtigen Pedalstellung:

Hier zeigt die Abweichung der Schuhmittellinie A-A von der Kurbelarmlinie B-B deutlich die falsche Fußstellung an.

Neben einem Kraftverlust bei der sog. »Pianobewegung« wird das Sprunggelenk zusätzlich in Querrichtung x-x belastet.

Anlage A: Folienmodell

Bild 243 Die Einzelteile des Folienmodells:

R Rumpf O Oberschenkel U Unterschenkel F Fuß mit Pedal h Hilfslinie

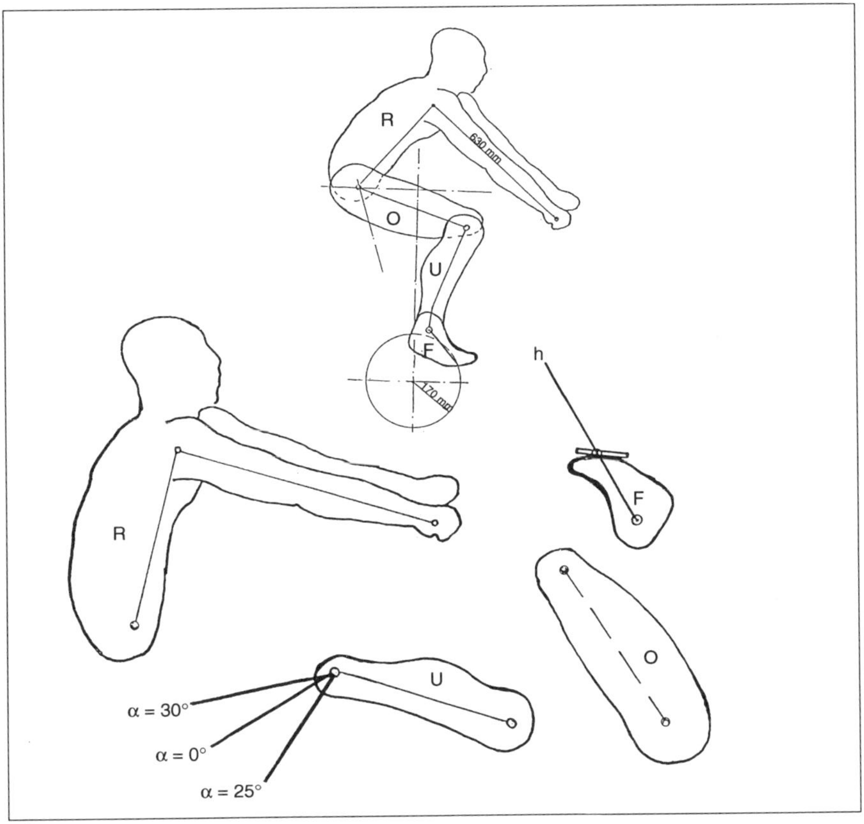

Mit diesem Modell simulieren Sie den Ablauf der Pedalbewegung bei verschiedenen Sitzpositionen. Das Modell besteht aus einem festen DIN A4- Blatt als Unterlage und den vier abgebildeten Körperteilen. Messen Sie an Ihrem Körper die Größe der Teile R, U, O und F und zeichnen Sie diese in einem entsprechenden Maßstab auf eine feste Klarsichtfolie. Als Vergleichsmaß dient die Kurbellänge von 170 mm.

Auf die Unterlage zeichnen Sie das Dreieck ABC aus Bild 244, wobei A der Durchstoßpunkt des Sattelrohres durch die Satteldecke und BC das Lot durch die Tretlagermitte C darstellt. (nehmen Sie die notwendigen Maße von Ihrem Rad). Mit C als Mittelpunkt zeichnen Sie den Kurbelkreis mit einem Radius von 170 mm (falls die Kurbellänge 170 mm beträgt) und tragen die Pedalpositionen 1 bis 8 ein. In Punkt A verstärken Sie die Unterlagenrückseite mit etwas Tesafilm und stecken einen kurzen Nagel hindurch. Um diesen Drehpunkt kann der Rumpf R schwenken.

Bild 244
Unterlage des Folienmodells

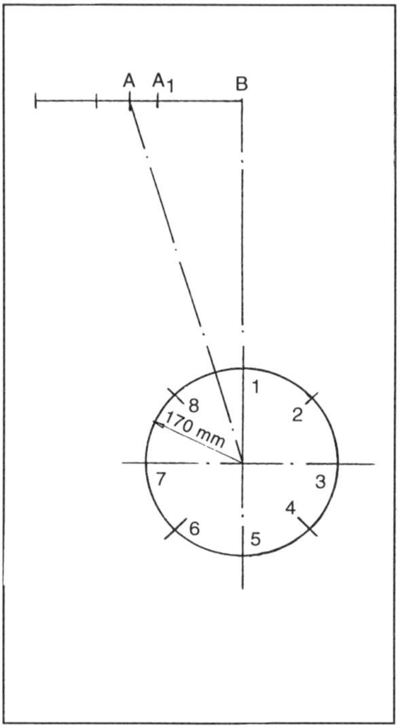

Bild 245
Simulation des runden Tritts bei kleiner Trittfrequenz und hohem Krafteinsatz

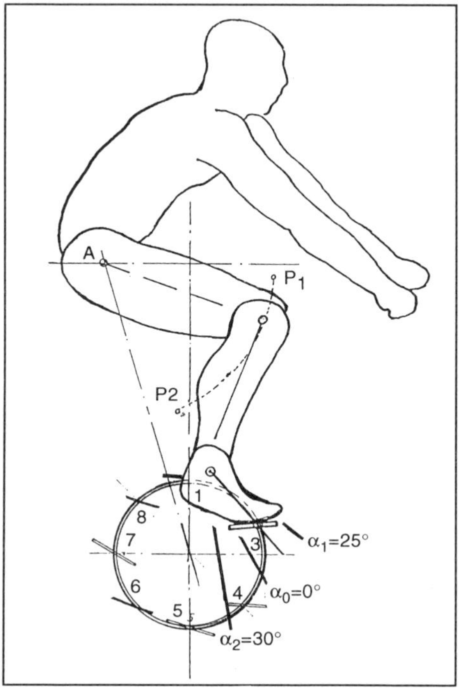

Die vier Körperteile werden nach der Vorlage Bild 243 auf Folie übertragen und mit einer Randzugabe ausgeschnitten. Durch Hüft-, Knie- und Fußgelenk wird ein kleines Loch gebohrt und mit kleinen Hohlnieten (zur Not tun es auch Stecknadeln) das Gelenk gebildet. Sie montieren die Einzelteile und das Modell ist fertig.

Sie machen mit dem Fuß eine volle Kurbelumdrehung, wobei Sie den Pedalmittelpunkt entlang des Kurbelkreises führen. Vorläufig findet im Sprunggelenk noch keine Schwenkbewegung statt. Die Hilfslinie h (siehe Bild 243) deckt sich während der Umdrehung mit der Null-Linie α = 0°. Das ist die Simulation des weitgehend unrunden Tritts aus »Hack- und Kickstil«.

Jetzt kippen Sie während einer Kurbelumdrehung den Fuß im Sprunggelenk nach oben und unten. Dabei nutzen Sie den vollen Schwenkbereich von α_1 = 25° bis α_2 = 30° aus. Beim langsamen Pedalieren mit rundem Tritt ist die Fußspitze in Stellung 1 angehoben. Hilfslinie h und Linie α_1 decken sich. In Stellung 2 hat sich der Fuß um etwa 10° gesenkt (wir können die einzelnen Pedalebenen mit Bleistift auf die Unterlage übertragen). Auch in den folgenden Positionen der Druckphase 3 und 4 ist die Pedalebene noch leicht nach oben gekippt. Erst ab Position 4 neigt sich die Pedalebene nach unten. In Position 5 deckt sich die Hilfslinie h mit der α_2 = 30° - Linie, der maximalen Absenkstellung der Fußspitze. Von Stellung 5 an bewegt sich der Fuß nach oben und unterstützt das Hochziehen des Pedals.

Auf dem Kreisbogen, den das Kniegelenk bei dieser Sitzposition beschreibt, markieren Sie die Umkehrpunkte P_1 und P_2 (Bild 245).

Bei höherer Trittfrequenz und geringerem Krafteinsatz wird nicht der ganze Schwenkbereich des Fußes in Anspruch genommen. Der Fuß pendelt etwa mit ± 5° um die Null-Linie.

Das Pedal soll in Stellung 3 stehen (Bild 246). Fällen Sie ein Lot von der Kniegelenkmitte, liegt es meist in Fahrtrichtung gesehen *hinter* der Pedalmitte. Wie ich beschrieben habe, müssen Sie in diesem Fall einen Kraftverlust in Kauf nehmen. Damit das Lot in der maximalen Druckphase auch tatsächlich durch die Pedalachse geht, lassen Sie den »Modellfahrer« nach vorn rutschen. Sie markieren den neuen Sattelpunkt mit A_1 (Bild 244) und befestigen hier das Hüftgelenk.

Wieder lassen Sie das Pedal kreisen und zeichnen die Pedalstellungen ein. Während des Pedalierens haben Sie dann die Pedalstellungen in den Phasen 1 bis 8 vor Augen und kommen so dem runden Tritt immer näher.

Bild 246

So finden Sie Ihre günstigste Sitzposition.

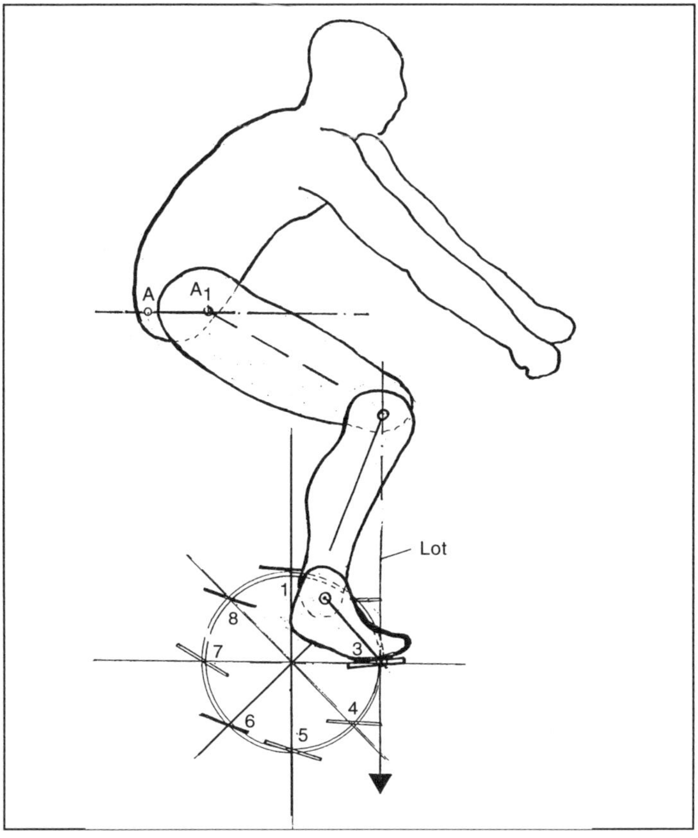

Anlage B: Messblatt

Name	Rad	Datum

G	Gewicht des Fahrers	
L	Körperlänge	
A	Armlänge	
R	Rumpflänge	
I	Innenbeinlänge	
AB	Außenbeinlänge	

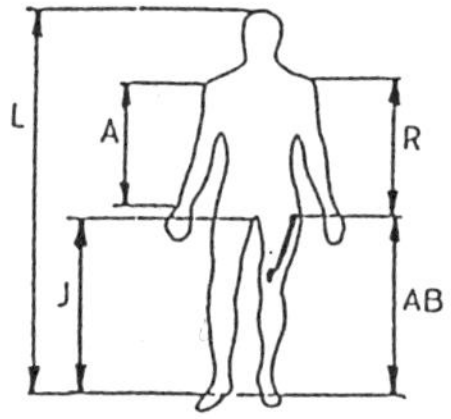

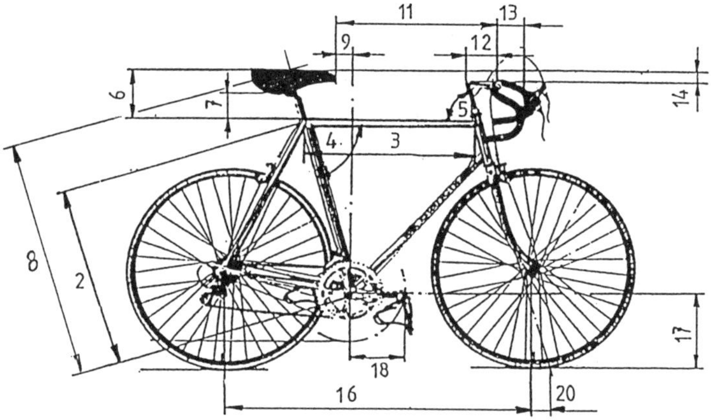

1	Gewicht, Fahrrad		12	Vorbaulänge	
2	Rahmenhöhe		13	Lenkervorlauf	
3	Rahmenlänge		14	Lenkerhöhe	
4	Sitzrohrwinkel		15	Lenkerbreite	
5	Lenkrohrwinkel		16	Radstand	
6	Überstand		17	Tretlagerhöhe	
7	Sattelstütze		18	Kurbellänge	
8	Sattelhöhe		19	Hakenlänge	
9	Sattelstellung		20	Nachlauf	
10	Sattelneigung		Zähnezahl Kettenblätter		
11	Sitzlänge		Ritzel		

Literaturauswahl

Edmund R. Burke: Science of Cycling, Champaign, Illinois 1986

Mc. Cullagh: Pedalkraft, Rowohlt, Hamburg 1980

Pryor Dodge: Faszination Fahrrad, Moby Dick Verlag, Kiel 2001

Thomas Henke: Zur biomechanischen Validierung von Komponenten der Fahrtechnik, Bundesinstitut für Sportwissenschaft, Köln 1994

Peter Konopka: Radsport, BLV, München 1990

Greg Lemond: Handbuch des Radsports

Karl Link: Radrennsport, CD- Verlag, Böblingen 1986

Peter Markworth: Sportmedizin, Rowohlt, Hamburg 83

Fred Milson: Fahrrad – Wartung und Reparatur, Moby Dick Verlag, Kiel 2001

Rob van der Plas: Radsport und Rennrad, O. Maier Verlag, Ravensburg

Jörnsen Reimpell: Fahrwerktechnik: Grundlagen, Vogel Buchverlag Würzburg 88

Jörnsen Reimpell: Fahrwerktechnik: Reifen und Räder, Vogel Buchverlag Würzburg 87

Jürgen Stoffregen: Motorradtechnik, Vieweg Verlag Braunschweig, Wiesbaden

Achim Schmidt: Handbuch für Radsport, Meyer & Meyer, Aachen 1994

Schmidt: Lehrbuch der Ergonomie, C. Hanser Verlag

Fritz Seidler: Einführung in die Aerodynamik, Stuttgart 1962

Gisela Sjogaard: Physiology in Bicycling, Mouvement Publications, Inc.,109 East State Street Ithaca, New York 14850, USA

Kurt Tittel: Beschreibende und funktionelle Anatomie des Menschen, Jena 70

Frank Rowland Whitt: Bicycling Science, The MIT Press, Cambridge/Mass. USA

Fritz Winkler, Siegfried Rauch: Fahrradtechnik, BVA, Bielefeld 1993

Zedler/Musch: Die Rennradwerkstatt, Moby Dick Verlag, Kiel 2001

Achim Zomoter: Fahrwerktechnik: Fahrverhalten, Vogel Buchverlag, Würzburg 87